孙良佐／著

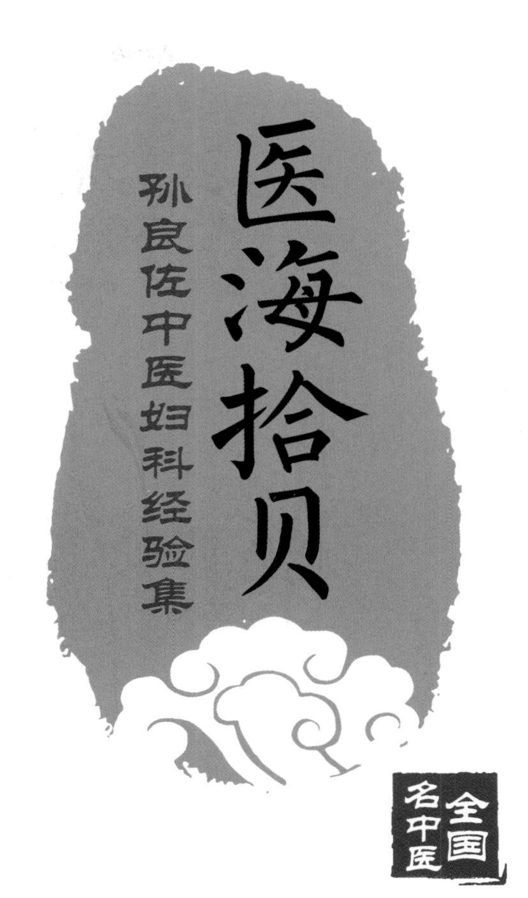

人民卫生出版社
·北　京·

图书在版编目（CIP）数据

医海拾贝 ：孙良佐中医妇科经验集 / 孙良佐著 . -- 北京：人民卫生出版社，2021.1
ISBN 978-7-117-29682-3

Ⅰ. ①医… Ⅱ. ①孙… Ⅲ. ①中医妇科学－中医临床－经验－中国－现代 Ⅳ. ①R271.1

中国版本图书馆 CIP 数据核字（2021）第 008650 号

医海拾贝——孙良佐中医妇科经验集

Yihai Shibei——Sun Liangzuo Zhongyi Fuke Jingyanji

著　　者：孙良佐
出版发行：人民卫生出版社（中继线 010-59780011）
地　　址：北京市朝阳区潘家园南里 19 号
邮　　编：100021
E - mail：pmph @ pmph.com
购书热线：010-59787592　010-59787584　010-65264830
印　　刷：三河市博文印刷有限公司
经　　销：新华书店
开　　本：710 × 1000　1/16　　印张：16　　插页：2
字　　数：246 千字
版　　次：2021 年 1 月第 1 版
印　　次：2021 年 2 月第 1 次印刷
标准书号：ISBN 978-7-117-29682-3
定　　价：52.00 元
打击盗版举报电话：010-59787491　E-mail：WQ @ pmph.com
质量问题联系电话：010-59787234　E-mail：zhiliang @ pmph.com

作者简介

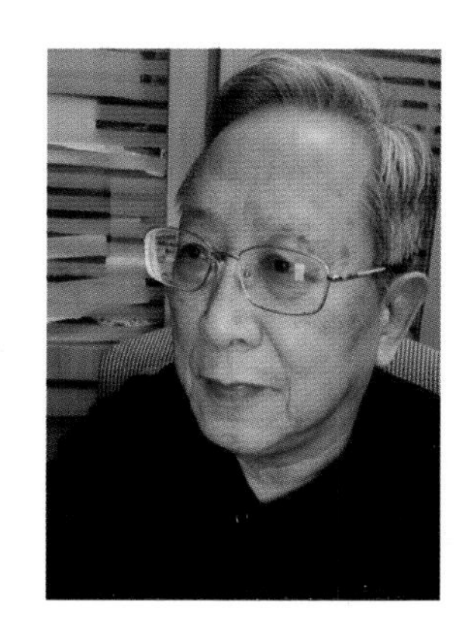

孙良佐，首届全国名中医，享受国务院政府特殊津贴专家，石河子大学医学院第一附属医院主任医师，二级教授，兵团科技进步奖一等奖、二等奖获得者。2019 年 9 月获石河子大学“建校 70 周年杰出贡献奖”。长期从事中医经典《伤寒论》及中医妇科学的理论研究与临床实践工作。主要出版的专著有《伤寒论导读》《新编中医妇科学》等。

前言

岁月如歌,从事中医学的教学、科研、临床工作一晃之间已经55年了,一路走来,其中甘辛冷暖只有自己清楚。回忆这么多年的努力和拼搏、成就与挫折,一路伴随自己的是对中医妇科学理论与实践的信仰和坚定。古人云:天地为炉,造化为工,阴阳为炭,万物为铜。人生之路就是锻炼之路、奋斗之路、拼搏之路。在求索医学理论与临床实践的路上,常是一个人、一本书、一张桌子的寂寞如雪的生活,借助方剂以消磨时光,孤单奋斗,其间也有成功的喜悦和快乐。几十年在中医妇科学中的耕耘,也多少有了一些属于自己的对理论与临床实践的心得与体会,但刚若有所得、若有所喜之际,回首不觉已入暮年,虽然古人言"烈士暮年,壮心不已",但毕竟时不我待,故唯有以只争朝夕的心态,把自己一些在中医妇科学上的体会和经验编写成书,以此留下些记忆和痕迹,供同道参考。在这里,要感谢为本书提供真诚帮助的石河子大学医学院第一附属医院兵团中医院的马利院长。

古人曰:善师者不陈,得鱼者忘筌。学习中医理法方药用之于临床实践的灵魂是辨证论治,即"观其脉证,知犯何逆,随证治之",这是上医治病的手段,但在实际临床的医治过程中,能参悟神会者谈何容易。故本书以个人对中医妇科在临床治疗中的一点体会和观点,或可成为同道随手翻阅参考启迪之用;若倘亦有千虑之一得,对读者能或有所用,则为余之一大幸事。

孙良佐谨书于
石河子大学医学院第一附属医院
2019年6月25日

目录

第一章　月经病

第一节　月经先期

月经周期提前7天以上，甚则10余日一行，连续2个周期以上者，称为月经先期。又称“经行先期”“经水先期”及“经水不及”等。若每次月经仅超前五六天，或偶尔提前一次，虽提前日期较多，但下次月经仍然如期者则不作先期论治。《景岳全书·妇人规》说：“所谓经早者，当以每月大概论”“勿以素多不调而偶见先期者为早”。

【溯源】

早在《金匮要略·妇人杂病脉证并治》中即有“经一月再见”的记载，仲景主以调营血、破瘀滞的土瓜根散治之，开创了论治月经先期之先河。

而“先期”之名则首见于宋代。《妇人大全良方》曰：“经者，常候也……故每月一至，太过不及，皆为不调。阳太过则先期而至，阴不及则后时而来……”月经先期，传统临床理论大多偏属于热，宋代许叔微《普济本事方》在妇科诸疾中提及本病病机为“阳气乘阴，则血流散溢，经所谓天暑地热，经水飞溢，故今乍多，而在月前”。

陈自明在《妇人大全良方》中率先提出“阳太过则先期而至”的病机认识。

后世医家亦多宗“先期属热”之说，如元代朱丹溪有“经水不及期而来者，血热也”的见解；赵养葵亦有“经水如不及期而来者有火也”之论，并由此建立了本病“血热”的病因病机观。

《丹溪心法》更进一步阐明“经水或前或后，或多或少，或逾月一至，或一月再至，皆不调之故”，并明确指出：“经水不及期而来者，血热也。”强调其病血热所致，治疗用四物汤加黄连，若因气血热，治宜凉气血，用柴胡、黄芩、香附、四物之属。朱丹溪对本病的论述较以往的医家更为详尽。此后医家也大多宗“先期属热”的观点。

明代医家对本病的认识和发展上亦有了长足的进步，如《万氏女科》率先将“不及期而先行”“经过期后行”“一月而经再行”“数月而经一行”等划分成不同病证，逐一论治，突破了既往将月经先期、月经后期、月经先后无定期、经期延长、月经过少合称“月经不调”的惯例，有利于对各病证进行细致及深入的研讨。

明代《景岳全书》不仅明确划分“血热有火者”“微火阴虚而经早者”等血热虚实之异，同时提出了“矧亦有无火而先期者”“若脉证无火而经早不及期者，乃其心脾气虚，不能固摄而然”的气虚不摄病机。首先提出“气虚”为月经先期又一主因。

清代《傅青主女科》云：“夫同是先期而来，何以分虚实之异……先期者火气之冲，多寡者水气之验。故先期而来多者，火热而水有余也；先期而来少者，火热而水不足也。”其所指出凡血热中亦可有虚热实热之分确是临床的实际体会，给后世在治疗上提供辨证方向，同时以量之多少辨虚实的经验之论，均沿用至今。

清代《医学心悟·月经不调》说：“方书以趱前为热，退后为寒，其理近似，然亦不可尽拘也。假如脏腑空虚，经水淋漓不断，频频数见，岂可便断为热？”《沈氏女科辑要笺正》亦说：“如虚不能摄，则虽无火，亦必先期。”

此外，古人尚有因血瘀而致月经先期之说，如《女科证治准绳·经候总论》即云：“经不及期有瘀血者矣……欲知瘀血有无，须以小腹满痛与不满痛别之。”则从多方面对月经先期的病因进行了探讨，可供临证时参考。

从以上历代医家对本病的认识可以看出，在病因方面多数主张为血热，也有主气虚不摄、肝脾郁滞、瘀血为病的。在治疗上主张清热凉血或养营安血，或补中气，或固命门，或调和肝脾等。至此，逐步建立了月经先期一症的病名，并逐步形成了完整的辨证论治方法。

【采撷与体会】

1. 对本病发病机制的认识，目前多趋向于血热，热扰冲任致血海不宁，或气虚不能统摄，或肾虚闭藏失职致冲任不固所致。

张景岳曰：“血动之由，惟火惟气耳”“经血内动不及期而潮，亦多由气虚和血热所致”。然气虚又有体质素弱，或饮食失节，或劳倦，或思虑过度以致脾虚气弱，或时值青春期，肾气未充，或绝经前后，肾气渐衰，或多产房劳损伤，或大病久病，穷而及肾，肾气不固之异。血热亦有素体阳盛，或过食辛辣燥热之品，或过服、误服辛热暖宫保健药物，或外感热邪，或抑郁恚怒木火妄动等致阳盛血热，或素体阴虚化热，或失血伤阴，或精血亏耗，终致阴虚内热而扰及胞脉伤络所致。此外，尚有经期产后、余血未尽，或为寒热所伤，或因气郁血滞，瘀血阻滞冲任，新血妄走而见经水先期而潮者。

同时肾脾为母子之脏，无论肾病及脾或脾病及肾均呈脾肾同病之机；此时亦可见月经超前，并常伴经血量多、经期延长等临床证候，日久者可继发气随血耗、阴随血伤而变生气虚、阴虚甚或气阴两虚诸候。血热中亦有虚实之分，气虚中又有属脾属肾之分。一般而言，凡体质壮盛的青春期女性，起病之初期多见血热；素体脾肾不足或久病不愈者，则多见气虚，而临床往往亦时见兼有虚实互见之患者。

2. 在临床具体辨证上，本病当以月经周期提前为主证。并可伴经量的多少变化进行具体分析辨证，临证时辨清疾病的属性是治疗的关键。主要以月经的量、色、质作为辨证依据，参合脉证，全面辨识。一般先期伴见经量偏多，经色鲜红或紫红、质稠，流出时有热感者属实热：先期量偏少，色红，质偏淡、质稀者当属虚热；先期量或多或少，质稠有块，排出不畅者属肝郁血热；先期量或多或少，经色淡或晦暗，质清稀则属气虚。张景岳则以经血色质结合脏气饮食喜热畏热作为辨别月经先期寒热属性之依据，如《景岳全书·妇人规》说："若形色多赤，或紫而浓，或去多，其脉洪滑，其脏气饮食喜冷畏热，皆火之类也。"

傅青主则主张以先期伴见经量的或多或少作为判断虚实的指征，如《傅青主女科·经水先期》云："夫同是先期之来，何以分虚实之异……先期者火气之冲，多寡者水气之验，故先期而来多者，火热而水有余也；先期而来少者，火热而水不足也。"前者属实，为肾中水火两旺，后者属虚，肾中火旺而阴水亏。这些论述为辨别月经先期的虚实寒热提示了辨证纲要。

其次，当注意分辨兼证。如月经先期者已具血热证的特点，又见体质壮盛，面红口渴，脉洪滑有力，属阳盛血热；若见心烦易怒，胸胁乳房胀痛，脉弦数，为肝郁血热；若伴见颧红口干，五心烦热，舌红少津，脉细数，为阴虚血热；若经色淡红，质稀薄，兼见神倦嗜卧，纳少便溏，为脾气虚弱；兼见腰痛尿频而值青春期或更年期则考虑肾气不固。

此外，血热、气虚亦可互见，脾虚、肾虚又可并存，同时均可夹瘀夹湿，使证候更加复杂，故应细心观察，辨清主次，权衡轻重，作出恰当处理。

3. 从临床体会中，月经先期的病因大都可分为虚、实、寒、热四大类。其中，因热而致的月经先期又可分实热、虚热两类。

月经先期由实热所致者，多为饮食不节、膏粱厚味、嗜食辛辣致内热壅结而伤及胞宫及冲任血络；或七情繁杂、情志不畅、诸事不顺，引动气郁伏热，即如清代张秉成于《成方便读》中所言“郁结之凝，必有伏阳”，因气郁化热而心肝火旺，导致肝藏血功能失调而引起血海藏血外溢，而致月经先期而至。此型在临床上除月经提前而行外，还伴有心绪烦躁，急躁易怒，平时生活起居失调，或诸事时有不顺，此类患者在形体上多偏瘦，平时常自感身热，大便干结，小便多见短赤，患者经色偏于鲜红，或有血块或量偏少。但在临床实践中，部分月经先期患者，亦可仅见月经周期提前，其他体征均不明显，病史资料亦难于提供有价值的参考，素体状况未见异常。此时，就应注意把握本病主体病机的普遍性规律，辨病论治，遣方用药。

在月经先期的治疗原则上，应重在调整周期，使之恢复常度，达到按月而至。因此，务须重视平时之调理，本着审证求因、辨证论治的原则，按其证候属性或补或清。阳盛血热者清热凉血，肝郁血热者疏肝清热，阴虚者滋阴清热，虚而夹火者则所重在虚，当以养营安血为主，无论虚热实热皆不宜过用寒凉。气虚者，或健脾益气，或补肾固冲。

【处方与用药】

1. 如月经先期偏阳盛所致，阳气过盛，热扰冲任，血海不宁，发为先期。热盛迫血妄行则出现月经量多；血为热灼，故经色鲜红、质稠、鲜明光亮、流出时有热感；热扰心胸故心烦不安；热灼津液，故见口渴、尿黄、便结。舌脉亦系阳气内盛之象，证候常可月经提前而量偏多，经色鲜红或紫红，质稠，流出时有热感。可伴面红、心烦口渴、尿黄便结等症，舌质红，苔黄，脉滑数或洪滑有力。在治法与选方上，则应以清热凉血为主，量多者佐以安冲止血。

临床经验方与体会：

(1)清经散(《傅青主女科》)加减：丹皮、地骨皮、白芍、生地、青蒿、茯苓、知母、黄柏。方中以丹皮清肝热，泻血分伏火；地骨皮、黄柏泻肾中相火；青蒿清虚热；知母清肝泻火；原方中的熟地在实际使用上改为生地或生熟地同用，以凉血养阴；白芍益阴敛肝；茯苓行水泄热。如量多可酌加山栀炭、黄柏炭、生地炭。本方以清热泻火为主，抑阳以配阴，少配滋阴养血之药，使火泻而阴不伤，用于火有余之实热证，火热泻后血海得以安宁则经自调。

（2）芩连四物汤加减：黄芩、黄连、当归、白芍、生地、地骨皮、柴胡、制军炭、黄柏炭。本方以凉血清热为主，治血热扰络而致血不归经所致的月经先期。一般患者身体体质较好，平时饮食偏于辛热或膏粱厚味。在临床证候上则常可见月经提前，或多或少，经色深红或紫红，质稠有块，经血排出不畅。可伴心烦易怒，口苦咽干或目胀头痛，或胸胁不舒，乳房及少腹胀痛，或见脘腹胀闷，或纳差便坚。舌质正常或偏红，苔多薄黄，脉弦数或弦滑。

2. 如因七情繁杂而致情志不畅，肝气郁结，郁而化火，热伏冲任，扰动血海以致经水先期而至者，因系肝郁血热所致，故见经色深红、质稠等血热共有之证。又因肝气郁滞，气机不畅，导致经量或多或少，伴见瘀块、经行腹痛等症状，且经血行遂感腹痛减轻。气滞肝经，故可见胸胁不舒，乳房及少腹胀痛等证。若肝木侮土，脾失健运则见脘闷腹胀，纳少便溏，余证如心烦易怒、口苦咽干、苔薄黄、舌质红、脉弦数等，均系肝郁气滞所致。如由肝郁血热所致月经先期者，临床上常除月经先行外，更可见到患者心急易怒，情绪烦躁不稳，量多或正常，经色深红或紫红，质稠黏，流出时有热感。或伴发热头痛眠差，舌尖红，脉浮；或兼面红唇赤，口渴心烦，小便短黄，大便干。

临床经验方与体会：

（1）当归、白芍、柴胡、茯苓、知母、丹皮、山栀、白术、旱莲草、女贞子、黄芩、生姜、大枣。本方以丹栀逍遥散为基础加减而成，清肝之郁热、凉血而调经，是临床上常用的治疗月经先期的方剂，并可灵活加减兼治其他兼症。白术、大枣内寓“见肝之病，当先实脾”之意，更加柴胡、丹皮清肝凉肝，解郁除烦，以疏肝热、清血热，热清而经自调。

热偏盛者，如偏于上焦肺热者加入连翘、桑白皮；偏于中焦郁热而见便干、尿赤等胃热者，可酌加石膏、黄连；偏于下焦湿热而兼见带浊、腹胀垂痛不适者，则可加黄柏、薏仁、夏枯草等。

(2)丹皮、当归、地骨皮、黄芩、黄柏、生地、银柴胡、青蒿、白芍、茯苓、生姜、大枣。方用丹皮、地骨皮、黄柏、青蒿、生地、白芍、茯苓等,取其养阴泻热与凉血并用,以清血中之伏热。其中生地亦可改为生地炭,用量宜大,亦可在方中加入二至丸以加强滋阴凉血之功。

(3)黄芩、黄连、当归、熟地、白芍、山栀、薄荷、地骨皮、银花、连翘、生甘草。本方以芩连四物汤为基础加减而成,用于月经先期偏于实热者。在具体使用上,一般多去川芎,因此时患者除月经先期外,常伴有经量偏多,血色较为鲜红。故临床上常酌加炭类药,如棕榈炭、生地炭、地榆炭等;还可加入一些收涩药,如煅龙骨、煅牡蛎、仙鹤草、旱莲草等以提高疗效。

3. 年轻女性月经先期者,多由肾虚不能摄精,而相火却易妄动所致,《傅青主女科》言"经水出诸肾",肾虚则经乱,但患者在此阶段正处于肾气初盛而未固,天癸已现而不稳,肾中相火易于躁动而不潜的状态,故在治疗上首须滋阴泻热,佐以潜降相火,处方上加知母、黄柏、生地之属,体质偏虚须补益者,则常可加入北沙参、太子参、生黄芪、麦冬之类,使其补而不燥,清降相火以降经中伏热,常用方以六味地黄丸为基础,参考以上方药随证加减变化。

临床经验方与体会:

(1)山药、阿胶、当归、白术、巴戟天、白术、山萸肉、地骨皮、生地炭、黄芩炭、甘草。此方常用于中青年女性出现月经先期者,除因平时七情繁杂所致肝旺内热外,临床上亦常见于多次人工流产后伤及冲任,最终导致肾气不固,或由七情肝郁化热扰及胞宫;亦可由积劳或饮食不节,过食辛热食物所致。治疗上如见以多次人工流产所致者,当固肾壮腰;如见血色偏红,血量不多而偏少者,宜去巴戟天,酌加丹皮、知母、连翘等;如量多而色偏红者,多为肾虚热扰,可加黄柏、旱莲草、夏枯草、山栀等以清热滋肾;如见血色偏暗,则可酌加炒灵脂、炒山楂、泽兰、益母草之属,以固肾疏肝化瘀。

(2)生地、制军、赤芍、归尾、枳壳、桃仁、龟甲、益母草、黄柏、黄芩、银花、连翘、蒲公英、红藤、丹皮。本方以《傅青主女科》逐瘀止血汤变化而成,常用于人工流产术后调理不慎、感受热毒者,亦可用于人工流产后宫内瘀血残留所致月经先期者,出血淋漓不净,量时多时少,或有血块及异物排出,并兼有少腹垂胀疼痛不适，伴带下黄浊异味、妇科检查可见附件盆腔有炎症感染，此多为湿毒影响胞宫所致。在临床上常去龟甲，加入大量清热化瘀、活血理气、软坚散结之药，如皂角刺、延胡索、木香、生山楂、山楂炭等，此时须保持患者大便通畅以泻下焦伏热。

（3）归身、川芎、白芍、生地、黄芩、蒲公英、鱼腥草、败酱草、制军、黄连、香附、生甘草。本方常用于摄生不慎，内生蕴热，以及外感湿毒所致月经先期者，色红淋漓，伴有便秘、带下黄浊异味，下腹垂痛，甚则可导致瘀阻胞脉而不孕。

4. 如若时值中年，世事纷杂，情绪多变，而致七情气滞，久郁化热，热扰胞宫而致月经先期而至者，治疗上则宜清肝柔肝养血。

临床经验方与体会：

（1）以丹栀逍遥散为基础，但此处肝郁之热多偏于实热，故在用药上宜偏于清泄，兼可参考清经散（《傅青主女科》），或用《万氏妇人科》中治不及期而经先行者方，常用归身、川芎、生地、条芩、黄连、香附、生草等加减治疗。

（2）清经散（《傅青主女科》）：丹皮、地骨皮、白芍、熟地、青蒿、茯苓、黄柏。本方主治月经先期并量多者，为清热之剂。方中凉血泻火之药多为退虚热之品，且佐以养阴之法，意在使热去而阴不伤，血安冲任固则经自调。对于“有余于气，不足于血”之女性，临床常见实热而致先期量多者，在具体运用时常加入黄芩、山栀以兼清三焦浮热。

5. 如兼有外感热邪，可酌加金银花、连翘、黄芩、桑叶、鱼腥草疏风清热。因偏嗜或药物酿生血热者，可酌加制大黄、知母、竹叶清胃泄热。经血量多，可加益母草、仙鹤草、地榆炭、炒槐花、茜草炭清热凉血止血。经血质稠有块，小腹灼热或疼痛不适，为热灼致瘀，处方中应酌加桃仁、延胡索、丹参、赤芍、益母草活血化瘀。

临床经验方与体会：

（1）当归、白芍、黄柏、知母、黄芩、黄连、川芎、生地、阿胶、艾叶、香附、炙甘草。本方为主治经水先期而设。方以芩连四物汤为基础组合而成，既能凉血清热以控制月经先期，又不寒凉凝滞影响经血外泄，可谓有祛邪安正之长，无遗正拾标之弊。经行量多之际，宜去当归、川芎。在临床使用时一般常去艾叶，如无明显血虚体征也不用阿胶，因二药均属性温，血热者不论虚实均宜慎用。

(2)柴胡、菊花、栀子、丹皮、当归、白芍、橘叶、橘白、薄荷、炙甘草。本方乃取俞根初之清肝达郁汤加减而成。何秀山按:"故以丹溪逍遥散法,疏肝达郁为君,然气郁者多从热化,丹溪所谓气有余便是火也,故又以栀、丹、滁菊清泄肝火为臣,佐以青橘叶清芬疏气,以助柴、薄之达郁。此为清肝泄火、疏郁宣气之良方。"此方于肝郁血热者服之,甚为妥帖。量少而自觉经行不畅,可加泽兰、丹参、益母草活血行滞。量多者,宜改当归为当归炭,加黄芩、仙鹤草、黄柏炭、大蓟、小蓟以清热凉血止血。胸胁、乳房、少腹胀痛,可酌加制香附、皂角刺、川芎、郁金、炒川楝、延胡索以行气止痛。

6. 月经先期如由阴虚血热所致者,常见症状有月经提前,经量一般不多或反见量少,色鲜红质稠,伴见两颧潮红,五心烦热,或潮热盗汗,咽干口燥,或心烦不眠,舌质红,少苔或光剥无苔,脉多细数。

本证多发生于素体阴虚之青春期或更年期妇女。由于阴虚水亏,内热偏盛,热扰冲任,血海不宁以致月经提前。病属血热,故同具经色红质稠等血热见证;水不足则虚火不静,故见咽干口燥;阴虚内热故见潮热或五心烦热;虚热上炎故颧红;虚热导致心火上炎,水火不济,而致心烦不眠、舌红少苔、脉细数等。

此类患者在治法上应以"壮水之主,以制阳光"之法滋阴降火,凉血止血。

临床经验方与体会:

(1)知母、黄柏、生熟地、玄参、麦冬、旱莲草、白芍、山萸肉、黄芩炭、山栀炭、丹皮炭。用其凉血滋阴之功,以清热止血。血多者可加仙鹤草、三七粉,旱莲草改炭用。

(2)生地、地骨皮、白芍、麦冬、阿胶、玄参、旱莲草、仙鹤草、黄连、黄芩。本方以《傅青主女科》中的两地汤加减变化而成,方中以玄参、麦冬、生地组成增液汤养阴滋液,壮水制火;地骨皮清虚热;黄芩、黄连清热泻火,白芍、阿胶养血,仙鹤草、旱莲草、阿胶益阴止血。阴液充足则虚火自平,经调如期。

(3)清化饮(《景岳全书》)加减:生地、石斛、麦冬、丹皮、赤芍、黄芩、茯苓、黄柏炭、山栀炭、生甘草。方中生地、石斛、麦冬养阴清热滋液,丹皮、赤芍清热凉血,黄芩清热,茯苓行水清热,黄柏炭、山栀炭清热泻火止血,本方较两地汤清热作用更强,用于阴虚而内热较甚之证较为合宜。如兼见虚阳上亢，出现头晕、耳鸣、冲热等证，可在方中加白蒺藜、钩藤、夏枯草、龙骨、牡蛎以平肝潜阳。如因兼有阴虚内热，热迫血行以致经量偏多者，则可在前方中加女贞子、旱莲草滋阴止血。

7. 如兼见虚阳上亢，出现头痛眩晕、耳鸣、烘热等证，可在两地汤中加白蒺藜、天麻、野菊花、钩藤、夏枯草、龙骨、牡蛎以平肝潜阳。如兼见阴虚内热，热迫血行以致经水过多者，则可在两地汤基础上加女贞子、旱莲草滋阴止血。

临床经验方与体会：

（1）太子参、丹参、地骨皮、银柴胡、白芍、黄柏、山栀、麦冬、五味子。此方养阴益气，清热凉血，治疗月经先期气虚偏热者。因血热所致先期多伴经血量多，且易继发气随血耗、阴随血伤的机变，本方不仅清热凉血，又针对血热的主体病机，用太子参伍麦冬、五味子含古方生脉散气阴双补之意。方药简约，多面兼顾，是以宜于月经先期无他证可辨者服之。

（2）桑叶、生地、地骨皮、槐米、丹皮、玄参、生白芍、炒玉竹、紫草根。临床常以此方治月经超前、量多色鲜者，以其具养阴清热凉血，与血热致月经先期的主要病机相宜，故选用于此。在实际临床使用中常加入黄芩、知母、旱莲草、连翘、大小蓟等。

（3）丹皮、茯苓、黄芩、生地、麦冬、芍药、石斛、知母、黄柏、旱莲草。治因内热火旺或七情繁杂致肝旺发热及血热妄行、阴亏诸火不靖而见月经先期等证。全方共奏清热泻火、凉血养阴之功，宜于阴虚内热、扰动血海的月经先期。此类出血之血色大都偏于鲜红，经量也较多。

（4）白芍、生地、大小蓟、墨旱莲、女贞子、茜草、槐花、炒蒲黄、丹皮、丹参、地骨皮、黄芩、玄参、麦门冬。全方滋阴清热凉血，滋而不滞，清而不凉。阴虚血热所致先期、偏于虚热甚，症见颧红潮热、咽干口燥、手足心热明显者，酌加知母、黄柏、银柴胡、鳖甲、白薇；兼见头晕、耳鸣、冲热等证，两地汤加龟甲、天麻、钩藤、牡蛎、夏枯草、菊花；若经血偏多，可配女贞子、墨旱莲、山楂炭、地榆炭滋阴止血。青春期患者，宜加菟丝子、旱莲草、制首乌、山茱萸滋肾益阴；更年期则常酌配党参、山药、白术。因少女宜偏于滋肾，老年宜偏于健脾。

8. 如因气虚不摄而致冲任失守、月经先期者，临床最常见的原因为脾气虚弱，气虚不能摄血而引起阴血外溢所致，临床常见为月经周期提前，经量时多时少，血色淡红，经质偏于清稀。同时伴有神倦乏力，精神倦怠嗜卧，气短懒言，小腹空坠喜按，纳少便溏等症。舌质常偏淡而苔薄白，脉细弱。此类情况多由素体禀赋不足，或将养失宜，或起居失常，耗精伤气所致。治宜补脾益气，摄血调经。

临床经验方与体会：

（1）党参、黄芪、甘草、当归身、橘皮、葛根、五味子、山药、柴胡、白术、甘草、大枣。本方以《脾胃论》之补中益气汤加减而成。补中益气汤全方甘温，补其中而升其阳，故主饮食劳倦所伤。基于本方功能补脾益气、升阳举陷，使气升则血升，而获摄血之效，故借用于脾虚失摄，中气升清乏力所致冲任不固，阴血下注而致之月经先期。方中更加葛根，助柴胡加强升提之力，五味子敛阴而能固涩，加之山药健脾以助参芪，如气虚甚者可去党参，改用人参。血偏多则可加益母草、仙鹤草、地榆炭。在临床上本方确有补气升清止血之效。

（2）人参、白术、黄芪、柴胡、龙骨、茯神、龙眼肉、当归、炒山药、酸枣仁、远志、木香、炙甘草、生姜、大枣。本方取归脾汤之意加减而成。取其补气益血宁神以调经，引血归脾以治月经先期，临床上用于因七情繁杂、思虑过度、劳伤心脾所致的健忘、怔忡，兼有月经先期者。全方为健脾益气，养心宁神，补气摄血之法，用于心脾两虚之月经先期。

（3）山药、白术、炙甘草、石莲子、川续断、熟地、椿根白皮、生牡蛎、乌贼骨。本方从《刘奉五妇科经验》之安冲调经汤变化而来，专治肝肾不足，夹有虚热所引起的月经先期，月经频至者。方中以山药、白术、炙甘草补脾；川续断、熟地补肾滋肾；石莲子、椿根白皮、生牡蛎、乌贼骨清热固涩。全方平补脾肾，补而不燥，使脾气充则能统血，肾气足则能闭藏，清补兼施，标本兼顾，气血调和而经水自安。脾肾两虚、月经先期量多者，服此为宜。

9. 若脾虚失摄，经血量多，则常用补中益气汤，去当归，改为当归炭，加乌贼骨、龙骨、牡蛎涩血宁神。腰膝酸软、夜尿频多，配用菟丝子、杜仲、乌药、益智仁。虚中夹瘀而见先期或血中见有小块，酌加益母草、山栀炭、山楂炭、王不留行以行滞调经。

10. 月经先期如由肾气不固摄而致者，体征上常可见月经提前，经量或多或少，舌暗淡，质清稀，神倦困乏，精神委顿，腰膝酸软，夜尿频多，色淡，苔白润，脉沉细。

本证多见于月经初潮不久或临近绝经期之妇女。由于青春期肾气稚弱或更年期肾气日衰，或由明显外因（多次人工流产或不当的手术等）直接损伤胞宫致肾气亏损，导致闭藏失职，冲任不固而发为月经先期。肾气不固，故伴经量偏多；肾虚精亏，精亏则化血力薄而亦可见量少。肾气不足，肾阳衰微，经血失于温煦，故血色暗淡质薄。腰为肾之腑，肾虚外腑失荣，故见腰脊酸软乏力、肾虚筋骨不坚，故腿软脚弱；肾气不固，开阖失职，膀胱失于制约，可见夜尿频多。舌淡嫩、苔白润、脉细弱等均为肾气不足之征。

临床经验方与体会：

（1）熟地、山药、山茱萸、茯苓、当归、枸杞子、杜仲、菟丝子。补益肾气，固冲调经。本方参考《景岳全书》之归肾丸，原方意为肾水真阴不足，精衰血少，腰酸脚软，形容憔悴，遗泄阳衰等证，有阴阳双补之功。景岳谓为左归、右归二丸之次者也。由于本方平补肾阴肾阳，亦可用于月经先期的治疗，为临床常用方。如见经色偏于暗淡、质清稀，肢冷畏寒者，宜加鹿角胶、仙灵脾、仙茅，温肾助阳，益精养血；量多加补骨脂、桑寄生、续断、焦艾叶，补肾温经，固冲止血；神疲乏力，体倦气短，加党参、黄芪、白术、五味子等。

（2）党参、黄芪、鹿角胶、艾叶、龟甲、白芍、炮姜、乌贼骨、炙甘草。本方治疗劳伤冲任的骤然下血，先红后淡，面色苍白，气短神疲，舌淡苔薄，脉大而虚。方中鹿角胶、艾叶补肾益精，温经止血；龟甲、白芍滋肾敛阴，益阴以守阳；党参、黄芪、炙甘草健脾以益气；炮姜炭、乌贼骨固冲止血，故宜于脾肾两虚之月经先期量多者服之。

（3）寿胎丸（《医学衷中参西录》）加减：本方以桑寄生、菟丝子、川断平补肾气，阿胶补肾养血，全方药味简单，补而不燥，补肾气兼可益精气，肾气足，精血旺，冲任调，可望月经恢复正常。如兼有腰痛甚，可在方中加杜仲；精血虚可酌加枸杞、熟地、山茱萸；烦躁血热者可加入女贞子、旱莲草、生地等。

11. 血瘀导致的月经先期者，临床除月经周期提前外，还可见到经量少而淋沥不畅，色暗有块，小腹疼痛拒按，血块排出后疼痛减轻，全身常无明显症状；舌质暗红，舌边有瘀点，脉涩或弦涩；小腹冷痛，不喜揉按，肢冷畏寒；胸胁胀满，小腹胀痛。此常可由瘀阻冲任，新血不能归经而离经下走，遂使月经先期而行。瘀阻冲任，未伤脏腑，是以身无他症。若因经期感寒，寒凝致瘀者，可伴小腹冷痛，不喜揉按、得热痛缓，或肢冷畏寒。血瘀则常兼气滞、胸胁胀满，乳房或小腹胀痛之候，其性格素性抑郁、情怀不畅。

临床经验方与体会：

（1）当归、熟地、白芍、川芎、桃仁、红花、延胡索、川桂枝、丹皮、炒山楂。本方从《医宗金鉴》桃红四物汤结合临床加减而成，为临床常用方，多用于月经先期而血多有块，色紫稠黏伴腹痛明显者。方中四物汤养血活血，补而不滞，桃仁、红花活血祛瘀。瘀血行、新血安，则冲任固而经自调。

（2）归尾、山楂、香附、红花、乌药、青皮、旱莲草、延胡索、刘寄奴、益母草、木香、泽泻。本方乃从《景岳全书》通瘀煎变化而成，治疗妇人瘀滞血积，经脉不利，痛极拒按，及产后瘀血实痛等证。临床上常联合逍遥散，共奏理气行滞，活血祛瘀之功，故气滞血瘀所致月经先期者，服此为宜。瘀阻冲任、血气不通的小腹疼痛，加蒲黄、五灵脂化瘀止痛。小腹冷痛，不喜揉按、得热痛缓，或肢冷畏寒者，宜用肉桂、小茴香、细辛、乌药，温经散寒，暖宫止痛。如血量多，酌加茜草、大小蓟、益母草化瘀止血。血瘀而致月经先期，活血化瘀不宜选用峻猛攻逐之品，恐伤冲任，反致血海蓄溢紊乱；化瘀之剂亦不可过用，待月经色质正常，腹痛缓解，即勿再服，并审证求因以善其后。

12. 补肾调周法　临床常调治因黄体不健，表现为月经先期者，月经提前是症，黄体不健是因。在中医辨证上仍应属肾气不足、肾中阳虚、温煦乏力所致，临床常用以下组方调周期，改善黄体功能：

经后期（周期第 4～11 天），滋肾调气血。基本方用药：女贞子、墨旱莲、生地、地骨皮、丹皮、当归、丹参、制香附、木香、乌药、泽泻。

经间排卵期（周期第 12～17 天），温阳通络，行气活血。基本方用药：桂枝、肉桂、葛根、红花、当归、黄芪、丹参、制香附、木香、乌药、泽泻。

经前期（周期第 18～28 天），滋肾温肾，气血双调。基本方用药：仙灵脾、仙茅、杜仲、桑寄生、菟丝子、女贞子、墨旱莲、当归、丹参、制香附、木香、乌药、泽泻。

每期均辅以随证加减，用于黄体不健。此法在实际使用中有一定效果，对青春期或更年期的月经先期效果较好。

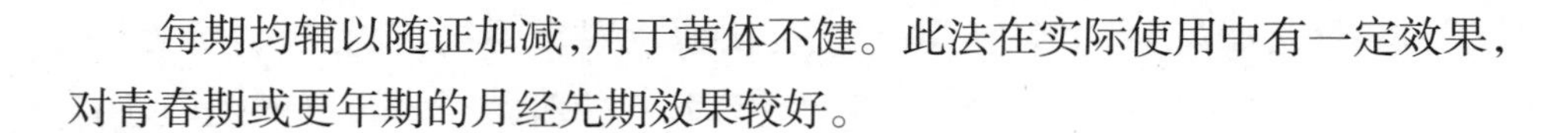

第二节　月经后期

月经周期每月推后八九天，甚至四五十天一潮，连续两个周期以上者称为月经后期。又称“月经延后”“经行后期”“经水过期”“经迟”等。若偶见月经延后一次，虽推迟日期较多，但此后仍如期来潮，或每月延后仅三五天，均不作后期论。本病和闭经有所不同，月经后期虽然周期延后，但仍有规律和周期可循，而闭经则是月经不潮且无规律。

【溯源】

本病最早见于《金匮要略·妇人杂病脉证并治》。张仲景称本病为“至期不来”，并采用温经汤治疗，由此开后世用温经活血治疗本病之先河。

唐代《备急千金要方》中即有“月经不调……或两月三月一来”的记载。

宋代《普济本事方》谓：“阴气乘阳则胞寒气冷，血不运行……故令乍少而在月后。”指出了外寒伤阳，胞寒气冷，血不运行则可致月经后期。

明代《万氏女科》除认为气血不足可致经行后期外，还可因“痰涎壅滞，血海之波不流，故有过期而经始行或数月而经一行”者。

明代吴崑《医方考》则总结“后期者为寒，为郁，为气，为痰”，此为月经后期实证之因。

明代《万病回春》则明确指出：“经水过期而来，紫黑成块者，气郁血滞也。”补充了“经水过期而来”的病机尚有“气郁血滞”一说。

张景岳《景岳全书·妇人规》认同“血寒者经必后期而至”，但同时指出之所以血寒，“亦惟阳气不足，则寒从中生，而生化失期，是即所谓寒也”，阐明了血寒既可由“阴寒由外而入”所致，亦可因“阳虚生内寒”。张景岳还认为血热不仅可以导致月经先期，亦可为月经后期的致病机制，谓：“其有阴火内灼，血本热而亦每过期者，此水亏血少燥涩而然。”

治疗方面，这一时期的治法方药也很丰富，如张景岳主张血少燥涩者治宜“清火滋阴”，无火之证治宜“温养血气”，寒则多滞，宜在温养血气方中“加姜、桂、吴茱萸、荜茇之类”。另外，薛己、万全等医家对月经后期尚有补脾养血、滋水涵木、开郁行气、导痰行气等治法。

至清代，如《医宗金鉴·妇科心法要诀》《女科辑要》《妇科玉尺》等著作，对月经后期的理论和辨证论治进行了整理，有的医家结合自己的经验还有所发挥，使月经后期在病因病机、辨证论治方面臻于完备。

【采撷与体会】

1. 历代医家对本病的认识总以属虚、属实概之。属虚者，常由阴精亏虚，血虚不足；或阳虚生内寒，寒从中生；或阴火内灼，水亏血少，燥涩而然。属实者，常由阴寒由外而入，阴气乘阳，胞寒气冷，血不运行；或气滞痰阻而致血滞等。治法当根据虚实、寒热属性而分别予以温补、清补、行气导痰、活血行滞。

2. 本病大都偏于寒伏阳虚，但有虚实之分。《景岳全书·妇人规》说："凡阳气不足血寒经迟者，色多不鲜，或色见沉黑，或涩滞而少，其脉或微或细，或沉滞弦涩，其脏气形气，必恶寒喜暖，凡此者皆无火之证。"《医宗金鉴》以月经后期是否伴有腹痛腹胀作为判断虚、实的标准。《傅青主女科》则以后期伴见经量的多少作为判断虚实的依据。

3. 关于月经后期的病理、病因，临床上将之归纳为寒、瘀、滞、虚四类。本病的发病机制可因机体营血不足，血海空虚不能按时满溢而致；或肾精不足，无精化血，冲任不盈，血海到时不满；或先天肾气不足，血海不能按时施泄而致，此三种属于虚。亦有因气血运行不畅，经脉涩滞，冲任受阻而致者，此属于实。虚证中有血虚、肾虚之分，实证中亦有寒凝、气滞、痰阻之异。

4. 其中以虚所致者，临床常见血虚所致月经后期，多为本身营血不足，冲脉不能按时盈满，无力行经。患者可有慢性失血病史，及多产、多次人工流产伤及胞宫营血病史。或见于久病体虚，或中焦脾虚化源不足，或由劳倦而致生化无源、营血不足。临床表现除月经后期外，还可见患者神倦乏力、面色苍白少华、头晕心悸，月经来潮量偏少、色偏淡而有块等体征。亦因先天不足，肾气未盛，冲任未充，初潮之后月经周期即延后；亦可因多产房劳，伤耗肾精，无精化血，血海不能按时盈溢而致后期，此即如《景岳全书·妇人规》中所言"妇人因情欲房室以致经脉不调者，其病皆在肾经"。少数患者亦可因肾阴不足，阴火内灼，水亏血少而致后期。

如由血寒所致，即因经期调摄失宜，冒雨涉水，或感受寒邪，或经行之际过食生冷食物，或过服寒凉药物，血为寒所凝，阻滞冲任，经血运行不畅，发为月经后期之实寒证。《女科证治约旨》有言:“经不调如因不慎口腹,恣食生冷,寒凝经脉致成经迟腹痛之候。”此属阴寒由外而入之寒滞证。

如因禀赋素弱,或素体脾肾阳虚,阳虚生寒,气血生化不足,冲任血虚,血海不充,虚寒所致者,不能按时而满,此属月经后期虚寒证。如《妇科玉尺》所云:“经水后期而行者,血虚有寒也。”由生活摄生不慎、将养失宜,或涉水淋雨,或过食生冷,或经前感受寒邪,而致血被寒扰、胞宫血滞不畅而见月经后期,此为月经后期之寒阻实证,还可伴行经前后少腹疼痛(以刺痛为常见),经血暗而有块。

如以气郁所致者,则常因精神抑郁,情志不畅,气郁血滞,经血运行失畅,冲任受阻,月经因而延后;或因痰浊阻滞,皆多素体脾虚,运化失职,聚湿生痰,下注冲任,经隧不利以致月经延后。或宿有痰饮,或肥胖妇女痰踞血海之地,阻碍经血下行,故而后期。如《景岳全书·妇人规》曰:“肥胖妇人,经事或二三月一行者,痰甚而脂闭塞经脉也。”

因寒所致月经后期在体征上常见月经延后,量少,色淡或暗,质清稀,面色萎黄或苍白无华,可有头晕眼花、心悸失眠,甚者小腹隐痛,绵绵不止而喜揉按,或肌肤不泽,唇舌淡,苔薄白,脉细弱。

如因于久病、失血,营血亏耗,血海不足,不能按时满溢,故见月经延后,经量过少,色淡质稀。血虚内不能荣于脏腑,外不能泽于肌肤,故面色萎黄或苍白无华,甚则皮肤无华、唇色淡红、头晕眼花、心悸失眠。血虚胞脉失养则小腹绵绵隐痛,血不充于脉则脉见细弱。

【处方与用药】

1. 若系脾虚,则化源不足,营血亏损,血海不能按时盛满,故而月经延后。

临床经验方与体会:

(1)归脾汤(《校注妇人良方》):白术、茯神、黄芪、桂圆肉、枣仁、人参、木香、当归、远志、甘草。

(2)人参、当归、川芎、白芍、桂心、莪术、丹皮、牛膝、甘草。本方从《妇人大全良方》之温经汤加减而成,如无明显虚证者可去人参,寒重者可加吴茱萸、炮姜之属,血色暗而腹痛甚者,常加入桃红四物汤、失笑散,并重用小茴香、熟附片、延胡索。

(3)人参养荣汤(《太平惠民和剂局方》):党参、黄芪、当归、白芍、熟地、肉桂、陈皮、白术、茯苓、五味子、远志、甘草、大枣、生姜。

(4)当归补血汤(《兰室秘藏》):黄芪、当归。此方用药仅两味,却体现了气血关系在用药方面的具体运用。本方原用量为黄芪一两、当归二钱,二者之比为五比一。这就体现了气与血的关系,即气为血之帅、血为气之母,在温补气血时,当先以补气为主,气旺则血旺,气为无形之精,血为有形之体。有形之血不能速生,无形之气所当急固。补气即是补血。

2. 临床上对于月经后期血虚证的治疗,应重用补气药以生血;在用补气药的同时可酌情加入行气活血药,因其毕竟是月经逾期,所以行气以助推送,活血以利通滞也是必要的,故不宜一味呆补而滞气;使用补血药时,凡过于滋腻、药性过于阴寒者均不宜使用。

临床经验方与体会:

(1)人参滋血汤(《产宝百问》):人参、山药、茯苓、熟地、当归、川芎、白芍。

(2)过期饮(《证治准绳》)加减:熟地、川芎、赤芍、当归、桃仁、红花、通草、香附、莪术、肉桂、甘草。在临床上常加入八珍汤,其中白芍常改为赤芍。

(3)艾附暖宫丸(《沈氏尊生书》)加减:艾叶、香附、当归、川断、吴茱萸、川芎、白芍、黄芪、生地、肉桂。临床上,常去生地而加入桃红四物汤。

3. 因寒气侵犯下焦冲任及胞宫,血为寒凝,而致局部气机运行不畅,冲任气血为之阻滞,血运迟缓而见月经后期而至。一般而言,其量必少,其经色必暗,并伴见血块增多,寒伏经脉,阳气随之壅阻而不宣,经脉随之失于温煦,故常见少腹冷痛拒按,得热则能缓解,寒束经脉,阳气不得宣达而见肢体冷感不温,患者面色时见青白,舌暗红,脉沉而紧。

4. 寒中见虚者,多见于体虚阳弱,或因禀赋素弱,先天肾气不充,或因受寒日久,伤及阳气,冲任之气不盛,而见经来后期,临床上多见经色偏淡而少,形寒身冷,身体倦怠乏力,多伴有不孕,此类患者很大一部分于青春期月经初潮之际即常见本症。此因先天不足、将养失宜,而致肾精不足,无精化血,月经源头减少,波及冲任不充,血海不足,不能按时充盈,无力推动,故见月经后期,常经量偏少、病程偏长。

在临床治疗上虽为同属寒伏,但用药上却有明显不同,一般不用温燥,而偏于温煦脾肾阳气、补火生土,使阳气旺而气血充,并兼以养血滋肾,使胞宫气血充足而经水自至，此即阴阳互根之法。古人常谓："善补阳者，必于阴中求阳，则阳得阴助而生化无穷；善补阴者，必于阳中求阴，则阴得阳升而泉源不竭。"

临床常用方剂与体会：

（1）熟地、怀山药、菟丝子、枸杞子、附片、肉桂、山萸肉、龟甲胶、鹿角胶、牛膝。此方以《景岳全书》左归丸加减而成，常用于胞宫虚寒、肾阳不振所致月经后期，对先天不足、天癸迟至的青少年月经后期患者尤为适宜，服用一段时间后月经周期渐趋正常，但经量偏少者，可予桃红四物汤加减。要领在于阴阳双补，做到以阳引阴、补阳为主，益火之源以消阴翳，以无形生有形。一味滋阴补血，反而达不到效果，因为无阳则阴无以生，更何况阴腻之药必助寒湿，反而易伤脾阳，中焦脾胃为生化之源，生血之本，中焦阳气一虚，生化无力。《灵枢·决气》曰："中焦受气，取汁变化而赤，是谓血。"此处的受气，即是指来自肺脾之宗气，一旦中焦脾阳一伤，气血不足，月经更易延迟、量少。

（2）当归、熟地、枸杞、杜仲、牛膝、肉桂、炙甘草。一般多配合八味地黄丸，对于肾阳虚寒之月经后期有较好效果。

（3）黄芪、肉桂、白芍、白术、柴胡、川芎、红花、山楂、鸡内金、小茴香。可治一般阳气不足而致月经后期者，本方在温阳益气的基础上，侧重活血通经，攻补兼施，适用于阳虚致寒而月经后期轻者。

（4）杜仲、桑寄生、巴戟天、菟丝子、淡附片、当归、川芎、丹皮、红花。适用于肾阳不振、命门火弱、冲任失于温煦而见月经后期者。临床上常用来治疗平素肾阳虚而寒扰胞宫之月经后期。

5. 血寒所致月经后期，临床上可分为虚实两类，其中由虚生寒者，即包括前述阳气虚弱、寒从中生等；由实寒所致者，多由外感寒邪或饮食生冷所致，一般病程较短，初起可无虚性体征，常伴有小腹冷痛、遇温可缓，月经经色偏暗，伴有血块等症。对于此类患者，治疗上主要从暖宫逐寒着手。

临床经验方与体会：

（1）温经汤（《校注妇人良方》）加减。本方以温经逐寒为主，寒重者可酌加吴萸、炮姜、小茴香、香附、乌药之属，血色暗而腹痛甚者，则可加入桃红四物汤、失笑散之类。

（2）少腹逐瘀汤（《医林改错》）加减：小茴香、干姜、延胡索、没药、当归、肉桂、赤芍、蒲黄、五灵脂。此方常用于腹痛较重的月经后期，偏于血瘀患者。

（3）麻黄、熟地、白芥子、炮姜、甘草、肉桂、鹿角胶。本方从阳和汤化裁而成，原方用于外科阴寒证。临床上借其温阳之性，用于感寒淋雨涉水而见月经后期伴痛经者，效果明显，同时常去熟地，而麻黄、肉桂用量以稍偏大为宜。

（4）川桂枝、当归、山楂、鸡内金、高良姜、小茴香、王不留行、瞿麦、益母草、牛膝、延胡索、枳壳。本方通经逐瘀、养血通络，药性偏温而走窜。

6. 肾精亏虚，多由素体肾虚不足，或久病及肾，或多产房劳伤肾。“经水出诸肾”，肾虚故经血虚少，色淡质稀，后期而至；肾虚则腰膝酸软；肾虚精亏，髓海温煦乏力则头晕耳鸣；肾气不足，膀胱失约，则小便清长或夜尿偏多。

临床经验方与体会：

（1）当归地黄饮（《景岳全书》）加减：当归、熟地、山茱萸、怀山药、杜仲、怀牛膝、甘草。本方原治肾虚腰膝疼痛等症。全方重在补肾益气，益精养血，故亦宜于肾气不足的月经后期。另加枸杞子，既可温肾养血，又可补肾填精。肾气不足，日久伤阳，而见腰膝酸冷，可酌加菟丝子、巴戟天、淫羊藿等温补肾阳、强壮腰膝。肾阳不足，殃及脾运者，加补骨脂、肉豆蔻补火生土、温肾止泄。夜尿频多，甚或小便失禁者，加益智仁、桑螵蛸等固肾缩尿。

（2）熟地、山药、枸杞子、山茱萸、川牛膝、菟丝子、龟甲胶、鹿角胶。本方由左归丸加减而成，临床上用其治真阴肾水不足，不能滋养营卫，渐至衰弱；或虚热往来，自汗盗汗，神不守舍；或虚损伤阴，遗淋不禁；或气虚头晕，眼花耳聋；或口燥咽干，腰酸腿软。全方滋补肝肾，填精益血，宜于肾精不足之月经后期者。

（3）生地、芍药、麦冬、熟地、知母、丹皮、玄参、黄柏、地骨皮、炙甘草。本方治水亏火盛而火之甚者。全方重在补阴滋液，清热生津，壮水制火，宜于阴虚内热，灼津耗血，阴血燥涩，经行延后，量少色红或暗，质稠，伴见颧红潮红，骨蒸盗汗，舌红苔少，脉细数者。另可酌加北沙参、天冬，养阴清热、润燥生津；阿胶、当归，滋阴补血调经。

（4）熟地、山药、山茱萸、枸杞子、杜仲、肉桂、附子、甘草。本方从右归饮加减变化而来，专治肾虚命门火衰，阳虚阴盛之月经后期。方中熟地滋阴补血填精；枸杞子、杜仲、山茱萸补肝肾之精血；肉桂、附子温命门之火；山药、甘草补肾健脾。全方合用，有温肾填精之功，宜于月经后期，阳虚而又精血不足者。病程较长，去甘草，加菟丝子、鹿角胶、当归即成右归丸，温肾填精之力更著，可以长期缓缓服之。

7. 因七情不畅、诸事繁杂导致肝郁气滞之月经后期者，临床见证常有月经周期延后，经血色质正常，或行而不畅，色暗有块，或小腹胀痛，按之不减，情志抑郁，时欲叹息，胸胁乳房胀痛不适，舌质正常或红，苔薄白或微黄，脉弦或涩。本证多见于患者素性抑郁，或突遇精神刺激，情志不畅导致肝气郁结，疏泄失职而致月经后期而量时多时少，经血色质正常；若肝郁气滞，冲任滞涩，血行受阻，血海不能按时满溢，则月经后期而量少，经血色暗有块。临床上常伴有胸胁乳房胀痛、中脘饱胀、胸闷太息等症，脉弦或涩，在治法与方药上则以开郁行滞、活血调经为主。

临床经验方与体会：

（1）加味乌药汤（《证治准绳》）加减：乌药、缩砂仁、香附、木香、延胡索、甘草、当归、川芎。在实际使用时，本方常与逍遥散、桃红四物汤配合变化使用。方中乌药辛开温通、顺气行滞，散寒止痛；香附理气解郁，调经止痛；延胡索辛散温通，行血止痛；木香调畅肠胃气机，行气止痛；砂仁调中行气，醒脾养胃；甘草和中，调和诸药。加当归、川芎增强行气活血调经之力，气畅血和，病自可愈。若气郁日久化热，加丹皮、栀子清泄郁热。两胁痛者加青皮、白芍理气柔肝止痛。此为治疗肝郁气滞所致月经后期的常用方药。

（2）当归、赤芍、益母草、枳壳、香附、青皮、柴胡、郁金、丹参、川芎、红花、泽兰、延胡索、川楝子。本方为桃红四物汤加减变化而来，当归、柴胡用量宜大，方中香附、青皮、柴胡、郁金疏肝行气解郁，丹参、川芎、红花、泽兰活血化瘀通经，延胡索行气活血止痛，赤芍凉血止血，益母草活血化瘀，枳壳、川楝子行气止痛。诸药合用有行气活血止痛之功，用于气滞所致经迟也当有效。如气郁化热加黄芩、知母、连翘、山栀、丹皮清解郁热；便坚者可加制军、川朴以通便泄热；经血量多者，则可去川芎，加地骨皮、茜草、地榆以凉血止血。

（3）柴胡疏肝散加减：柴胡、香附、枳壳、白芍、川芎、甘草、陈皮、延胡索、当归。本方有疏肝解郁、活血行滞之效。在临床运用时,可酌加桂枝通络。

8. 月经延后,经量偏少,色正常或暗红有块,排出不畅,精神郁闷,或少腹胀痛,或见乳胀胁痛,舌质正常或稍暗,脉弦或涩。情志不畅,气机郁滞,气郁血滞,故经行后期、量少、色暗、排出不畅;气机不舒,肝气不达,故常见有少腹、胸胁、乳房胀痛。脉弦或涩亦为气机阻滞、经来不利等症。

临床经验方与体会:加味乌药汤合佛手散、柴胡疏肝散。方中香附、乌药疏肝气之郁,木香、砂仁理中焦之气滞,延胡索行气活血止痛,槟榔下气通降,甘草和中,佐入当归、川芎活血通经。宜于气滞后期胀痛甚者。

9. 痰湿阻滞所致月经后期,患者常见体形肥胖,月经周期推后,甚则可致闭经不潮,经量或多或少,色淡夹黏涎,或带下量多黏腻,或胸闷呕恶纳差,口腻痰多,舌体胖,苔白腻,脉滑或沉弦。

痰湿内盛,流注下焦,壅阻滞塞冲任,血海不能按时满溢,而致月经后期量少;痰湿溢于经血之中,混杂而下,故经血色淡夹黏涎;痰湿中阻则胸闷呕恶,纳差或口腻;痰湿下注则带下量多,形体肥胖。

在治疗上当以健脾理气,燥湿化痰,活血调经为主。

临床经验方与体会:

(1)川芎、当归、泽泻、藿香、苍术、益母草、桃仁、红花、半夏、橘红、茯苓、炙甘草、生姜。本方有燥湿化痰、理气和中、活血调经之效,宜于月经后期,量少质黏,平素白带较多、色白,饮食正常而体不虚者。如形体肥胖、舌苔厚腻者,酌加香附以增强燥湿行气之效;痰湿化热者加黄连,苦寒燥湿清热。

(2)芎归二陈汤、归芍六君子汤加减。方中以二陈汤燥湿化痰,健脾和胃,当归、川芎养血活血调经。

(3)归芍六君子汤加减。方中六君子汤健脾益气,祛痰除湿;当归、白芍养血。用于脾气虚而痰滞经络者,使脾气健而运化有常,则痰消而经水自调。治以健脾除湿,祛痰活血调经。

(4)六君子合归芎汤加减:人参(用党参代)、白术、茯苓、陈皮、法半夏、归身、川芎、香附、生姜、炙甘草。本方以《万氏女科》经过期后行方加减而成,治饮食不节、痰湿壅滞而致肥胖湿重之月经后期。全方益气健脾,燥湿化痰,兼理气解郁调经,亦宜于脾胃虚弱,痰湿内盛之人。如脘闷呕恶,酌加砂仁芳香化浊醒脾;痰湿甚者,可加枳壳、苍术、苡仁健脾燥湿;大便偏干结者，则可加川朴、制军。同时，在临床应用时一般不用人参或党参，恐其补而助湿，致痰浊更盛。

（5）导痰调气汤：当归、丹参、橘红、菖蒲、竹茹、红泽兰。本方主治月经后期属痰湿阻滞者。方中橘红、竹茹理气化痰；建菖蒲芳香和中，辟浊化湿；当归、丹参养血活血；红泽兰活血调经。全方共奏养血活血、燥湿化痰之功。

10. 因感寒或饮食失宜、嗜凉饮冷，或涉水淋雨而致寒伏冲任，胞宫失煦所致寒实月经后期者。临床可见月经延后，量少，色暗有块，小腹冷痛拒按，得热痛减，畏寒肢冷，舌质紫暗，苔白，脉沉紧或沉涩。寒客下焦，血为寒凝，气血运行不畅，冲任阻滞致月经后期，量少色暗有块；寒邪在里，阻遏阳气，经脉失煦，故小腹冷痛，拒按；得热寒邪稍抑，故疼痛稍减；阳不外达，故畏寒肢冷。此外，面色常见苍白或青白，舌暗红、脉沉紧均为阴寒内阻，阳气郁遏之象。若为阳气不足、寒从中生的虚寒证，则因阳虚不能化气以生血、行血，故见月经周期推后、量少、色淡、质薄；血虚而寒，胞脉失于温养，故小腹隐痛，喜温喜按；阳虚不能温煦，故腰痛背冷或尿清便溏，脉沉迟无力亦为阳虚之象。本证多见于经行、产后调摄失宜，或感受寒邪，或过食生冷寒凉食品，血被寒凝，冲任滞涩者。寒与血搏，血为之凝滞，冲任滞涩，血海不能按时满溢，故月经周期延后，且量少；寒凝胞中，阻遏阳气，经脉失煦，故小腹冷痛，得热则寒散而痛减；寒伤阳气则畏寒肢冷；舌质紫暗、脉沉紧或沉涩等，均为寒邪内阻之证。治疗上则宜温经散寒，活血行滞。

临床经验方与体会：

（1）人参、当归、川芎、赤芍、桂枝、益母草、鸡血藤、淡附片、小茴香、莪术、丹皮、川牛膝、甘草。本方由《妇人大全良方》温经汤变化而成，可温经散寒、暖宫止痛，对寒阻胞脉所致的月经后期、少腹冷痛有很好疗效。如经量多则去活血之莪术、川牛膝，酌加炮姜、焦艾以温经止血；腹痛拒按、时下血块者，加山楂、桃仁、五灵脂等以化瘀止痛。

（2）柴胡疏肝散加当归、鸡血藤、姜黄、台乌、桂枝、红花、丹皮。方中柴胡、香附、枳壳疏解肝经气郁；川芎活血行滞，开肝经血郁；白芍、甘草平肝缓急；加当归、鸡血藤养血活血通络；台乌温经行气；姜黄行气活血止痛，共收开郁、行气、活血调经之效，宜于肝郁气滞者；桂枝通络逐寒，红花、丹皮活血祛瘀。

(3)当归、肉桂、小茴香、良姜、香附、枳壳、姜黄、白芍、延胡索、牡丹皮、莪术、红花、川芎。本方治胞宫久冷,月水不调,脐腹刺痛。以姜黄破血行气,通经止痛;小茴香、良姜、香附、枳壳温中暖宫,理气止痛;莪术辛散温通,行气血之滞;丹皮活血行瘀;延胡索辛散温通;红花活血通经,祛瘀止痛;当归、肉桂温经养血逐寒,诸药合用以行气活血,化瘀通络止痛。宜于寒凝血瘀,经色暗红,量少有块,小腹冷痛拒按之月经后期证。阳虚甚者,加补骨脂、巴戟天、鹿角霜等以温补肾阳。

(4)杜仲、续断、桑寄生、台乌药、附片、延胡索、当归、川芎、山楂、红花、补骨脂、菟丝子、焦艾叶、炒狗脊。本方从温肾调气汤(《中医妇科治疗学》)变化而成,适用于下焦寒伏,伤及肾阳者,诸药合用有补肾助阳、散寒暖宫止痛之意,于寒扰胞宫兼有阳虚内寒之月经后期者,极为适用。

第三节　月经先后无定期

月经来潮周期前后不定,超前或错后1周,连续3个月经周期者,即可称为月经先后无定期。初潮1年内月经周期尚未建立者,或45岁后进入更年期的妇女,若月经发生上述改变,但无其他不适,均不做月经先后无定期诊断。本病为气血失于调节,血海蓄溢失常所致。因肝主疏泄,所以本病肝失疏泄为总病机,在临床上大致可分虚实两类,属实者,多由肝而起,七情气滞、疏泄失常、气血运行不时;虚者则多由肾虚血弱、气化失司、血海蓄溢失时所致。

【溯源】

本病在明代以前论述极少,仅在月经不调中有类似描述。首见于唐代《备急千金要方·月经不调》:“妇人月经一月再来,或隔月不来。”

宋代《圣济总录·妇人血气门》则称为“经水不定”。

明代万全《万氏女科》始提出“经行或前或后”的病名,并提出“月水或前或后”的名称,和“悉从虚治”的治疗原则,并提出治疗方药以“加减八物汤并宜常服乌鸡丸”。万氏的论述虽简,但却提示了对本病从虚论治的治疗大法。

明代张景岳在《景岳全书·妇人规》中将本病称为“经乱”,亦赞同万全对本病“悉从虚治”的观点，但进一步将虚明确分为血虚和肾虚，而有“血虚经乱”和“肾虚经乱”之说，认为“凡女人血虚者，或迟或早，经多不调”“凡欲念不遂，沉思积郁，心脾气积，致伤冲任之源而肾气日消，轻则或早或迟，重则渐成枯闭”，又特别强调因情欲房室所致者“其病皆在肾经”，此证最多。治法，血虚者或补气血，或补肝脾，告诫不可妄行克削及寒凉之剂；肾虚者宜兼治心脾肾，或扃固命门。并提出务使“情舒愿遂”和“勇于节欲”等调养方法，不能全赖药饵。张氏所论，至今仍为临床所遵循，并认为思郁不解致病者非得“情舒愿遂”，多难取效，提及了情志变化是引起本病的重要因素。

清代《医宗金鉴》称本病为“愆期”，对本病又有了进一步的辨证，认为提前为有热，延后属血滞，血滞之中又有气虚血少、涩滞不足，和气实血多、瘀滞有余之别，进一步阐明本病并非“悉然属虚”，尚有属实者。

清代《傅青主女科·调经》将本病称为“经水先后无定期”，这个提法一直沿用至今。并提出“经来或前或后无定期”为肝气郁结，由肝及肾所致，认为“经水出诸肾，而肝为肾之子，肝郁则肾亦郁矣，肾郁而气必不宣，前后之或断或续，正肾气之或通或闭耳”，更加进一步强调肝郁为本病之主因，并提出“疏肝之郁而开肾之郁”的治疗法则。并以“定经汤”为治疗本病的首选方剂。傅青主在张景岳“心脾气积”“肾气不守”的基础上有了更进一步的发展，认为本病在肝肾之郁，重在肝郁，由肝郁而致肾郁，强调肝气郁结为经水先后无定期的重要病机。这为后世认识本病病机重在肝失疏泄、气血失调，提供了理论依据，至今在临床上具有十分重要的指导意义。

清代《叶天士女科》认为本病可因脾胃虚弱、气血不匀所致。脾土不温、不思饮食以致血衰，故月经经期往后；次月饮食多进，月水又往前矣。治法主张理脾，脾旺则血匀气顺，月经自然应期。叶氏此说只能阐明月经延后之理，但其以饮食多进，月水提前解释似难令人信服。

综上各医家所论，对月经先后无定期病因病机的认识，由“悉然属虚”到有虚有实，渐趋全面完善，调肝、补肾、健脾的观点为后世医家所遵从至今。

【采撷与体会】

1. 在病因病机的认识上，气血失调、血海蓄溢失常导致冲任功能紊乱是造成本病的主要机制，而导致气血失调、血海蓄溢失常的原因又与肝、脾、肾三脏功能失常有密切关系。因肝主藏血，主疏泄，司血海；肾主闭藏，主施泄；

脾主气血生化，主统摄。如肝的疏泄失职，肾的启闭失常，脾的统摄无权均可累及气血、冲任，造成血海蓄溢失于常度而致月经周期先后无定。

2. 从临床实践中体会到，本症之因实为肝郁气滞。常见于情志失畅，肝之疏泄功能失调而见气郁及血，症见月经前后无定，气滞则血滞而见后期；气郁而化热则见先期，其经期前后之变须视其肝之疏泄变化而定，所以治疗上首重疏肝之气机，务必使肝气条达，则月经周期自然正常。

3. 青春期肾气未盛，更年期肾气日衰，或多产房劳伤肾，或久病及肾，肾精亏虚，无精化血，经血蓄期延长则经行后期；阴虚相火偏旺，迫血妄行，则经行先期。肾气不足，或肾精亏虚，进而致肾的阴阳偏盛偏衰，均可致月经周期先后无定。如《傅青主女科》云“经水出诸肾”“前后之或断或续，正肾气之或通或闭耳”。

4. 在本病的治疗原则上，应遵循疏肝固肾、健脾益气、调理气血、调理冲任为主，并当重视肝在本病病机中的作用。傅青主认为肝气郁结是乱经的主要病因，疏肝理气，调畅情怀，恢复肝之正常疏泄功能，月经自可如期而至。但妇女经、孕、产、乳屡伤精血，血虚不能养肝、柔肝，又可加重肝气之郁。且疏泄之品，其性常偏温而燥，过用则克伐精血，反过来可加重肝气之郁，故对此型者，在运用疏肝理气药时，注意不要过于香燥，同时遵循肝肾同源、精血互生，益精以生血、养血以柔肝，标本兼治的治疗原则。

5. 补肾调冲亦是治疗本病的关键。但运用此法时须注意不可过用补阴或补阳之品，以影响肾之阴阳相互间的平衡，当遵循阳生阴长、阴阳互根的特点，使肾精充足，肾气健旺，达到阴阳平衡、冲任调畅，重建肾主藏精的功能。

6. 在健脾方面，月经偏于先期者，当重视补脾益气，以增强摄纳功能；月经偏于延后者，当重在健脾养血，以增加月经的物质基础，促使月经按期而至。又脾虚可因于肝郁，亦可因失于肾阳温煦，故对本型患者，尤当处理好脾与肝肾的关系。视其证候，或疏肝调经，或固肾调冲，或健脾益气，总宜注意气血调顺，使之经候如期。

7. 肝失疏泄、气机逆乱是导致本病的主要原因。因于肝郁，情志不畅而致郁结，郁怒则伤肝，以致肝之疏泄功能失常，血海蓄溢失度，疏泄太过则月经先期而至，疏泄不及则月经后时而来。或时而太过，时而不及，病初时多见太过，病久则多见不及，以致经行先后不定。又肝之疏泄可直接影响气血的冲和条达，疏泄失常可导致气血紊乱，气乱血乱而致“乱经”。如《傅青主女科》云：“妇人有经来断续，或前或后无定期，人以为气血之虚也，谁知是肝气之郁结乎！”

8. 肝郁证候表现及分析。月经周期不定，或先或后，经量或多或少，行而不畅，有块，色正常。可见少腹或乳房胀痛，或连及两胁，心烦易怒，或郁郁不乐，或时欲太息，或嗳气食少，舌质正常，苔薄白，脉多弦。郁怒伤肝，肝失疏泄，血海蓄溢失常，故月经时前时后，经量或多或少；肝郁则气滞，甚者血滞，故经行不畅或伴瘀块；气郁血滞、经脉壅阻，故见少腹、乳房、胸胁胀痛；肝喜条达，郁则失其条达之性，故心烦易怒或郁郁不乐，或时欲叹息；木旺侮土可见嗳气食少。

【处方与用药】

1. 由肝郁所致月经先后无定期者，大多有七情失调病史，尤以思虑恼怒、诸事不顺、性情压抑为常见，体征除月经先后无定期外，并可伴有胸满、乳房胀痛、脘胀便闭等症，在治疗上，以行肝达木为主，故不宜使用温补药物，用药应偏于清降。

临床经验方与体会：

（1）丹栀逍遥散（《内科摘要》）加减：当归、白芍、柴胡、云苓、白术、甘草、生姜、薄荷、丹皮、山栀。本方的主要作用是清肝解郁，常用于先后无定期之偏于先期为主者。方以柴胡疏肝解郁为主药，薄荷、柴胡疏达气机，当归、白芍养血，丹皮活血通经，山栀清热，白术、茯苓、生姜、甘草健脾和中。诸药合用，肝舒脾旺，气机舒畅，疏泄功能正常，月经自能调顺。如见因肝郁化热而月经超前，扰及上焦者，酌加黄芩、地骨皮、桑叶；肝热扰及中焦者，则兼见口苦、便坚、苔黄，可酌加黄连、知母、夏枯草等；如肝热扰及下焦者，则兼有便坚、尿赤、带浊等，可酌加黄柏、知母、泽泻之属。如肝郁血滞而偏于落后者，则以逍遥散合桃红四物汤加减变化为主。经来腹痛者，酌加香附、延胡索；夹有血块者，酌加泽兰、益母草；脘闷纳呆者，酌加枳壳、厚朴、陈皮；兼肾虚者，酌加菟丝子、熟地、续断。

月经先后无定期主因在肝，以肝郁而致气郁，气郁而致血郁，气血郁滞、疏泄不畅，以致胞宫之血不能按时而下。所以在辨证时，应始终侧重于“肝主疏泄”这一病机，但是也要考虑到其他脏腑对肝失疏泄的影响。

（2）制半夏、陈皮、茯苓、香附、川芎、青皮、莪术、木香、黄芩、山栀、槟榔、甘草、苍术、生姜。此方由《万氏妇人科》中开郁二陈汤变化而来，用于月经先后无定期中偏于痰湿肥胖，同时肝郁化热也较明显的患者。

（3）旱莲草、仙鹤草、茜草、侧柏炭、地榆、生地、阿胶、黄芩、丹皮、贯众。本方治疗偏于肾阴虚，并见经量较多、色红者。

（4）柴胡、丹皮、生地、地骨皮、远志、菖蒲、龙骨、龟甲、太子参、当归、黄连、肉桂。本方交通心肾，安神宁志，疏肝，可治精神紧张、情绪不稳所致月经先后无定期者。

（5）北沙参、麦冬、地黄、当归、枸杞子、川楝子、柴胡、玉竹、石斛、地骨皮、黄芩。本方由《名医类案》一贯煎加减而成，为临床治疗因阴虚肝旺所致月经先后无定期之常用方，症见月经先后无定期、量少色红、胸胁攻痛、胸腹胀、咽干口燥、舌红少津、脉细弱或虚弦者。方中北沙参、麦冬、玉竹、石斛、地黄、枸杞子、当归滋阴养血；柴胡、川楝子疏肝理气，地骨皮、黄芩清理阴虚肝盛之浮热，解郁止痛。全方合用则肝肾之阴血得养，肝气之横逆可平，尤适于阴虚肝郁之月经先后无定期。

2. 因肾虚所致月经先后无定期者，临床上常见于初潮之年，肾气未盛、天癸已动而不稳，或年届七七，肾气日衰，天癸将竭所致。另外，房事过度或久病失养，均可亏耗肾气。肾气既虚，则致封藏施泄失职，冲任功能紊乱，血海蓄溢失常，该藏不藏，则月经提前，藏而不泻，月经又见推后。

临床经验方与体会：

（1）人参、熟地、山药、山萸肉、菟丝子、远志、五味子、炙甘草、柴胡、枳壳炭。本方从张景岳固阴煎变化而来，在滋阴益气方中加入柴胡、枳壳炭，以疏肝止血而去经中余热，为治月经先后无定期、肾气阴双调之法的通用方。临床上可再根据先期偏多或后期常见，而分别加减用药：以先期为主者，常加入生地、旱莲草、女贞子、地骨皮、丹皮；如以后期偏多者，则可加巴戟天、仙茅、杜仲，在实际使用上一般宜去人参以防增热扰经。

（2）《傅青主女科》定经汤加减：柴胡、炒荆芥、当归、白芍、山药、茯苓、菟丝子、熟地。本方治疗由肝肾兼病所致的月经先后无定期，即既有肝郁，又有肾虚体征，在临床上又可按具体情况而加以扩充，比如常可加入黄芩、山栀、丹皮，并改炒荆芥为荆芥炭。

（3）生熟地、山药、菟丝子、杜仲、乌贼骨、煅牡蛎、五味子、知母、山萸肉。本方治先后无定期而又偏于血量较多者，甚则可加蒲黄炭、茜草、制军炭；偏肝郁化热者常加入黄芩、柴胡、地骨皮。

（4）仙灵脾、肉苁蓉、川断、紫石英、党参、当归、杞子、枳壳、芡实、煅龙牡。本方偏治肾气虚，气不摄血、封藏失职所致的月经前后错乱者。一般临床上或多或少均伴有肾虚体征，如形体比较单薄、面色少华、腰膝困软、眩晕耳鸣等症。所以在治疗上偏重于治肾。

（5）枸杞子、续断、桑寄生、菟丝子、阿胶、当归、熟地、柴胡、山萸肉。本方由寿胎丸（《医学衷中参西录》）变化而成，全方合用以补肾益气，健旺精血，为治疗月经先后无定期的常用方。伴症常见肾气虚弱表现，如经色暗淡、质薄，腰脊酸痛，或腿软足弱，或夜尿频多，舌质淡嫩，苔白润，脉细弱等。肾精不足可加制首乌；腰脊酸痛、腿软脚弱加杜仲、怀牛膝，以补肝肾、强腰膝；夜尿频多加益智仁、桑螵蛸、覆盆子、桑椹子以滋补肝肾；有阴虚表现者，可加六味地黄丸、二至丸（女贞子、旱莲草）等辨证使用。

（6）旱莲草、女贞子、山萸肉、仙鹤草、黄芩、丹皮、生地炭、连翘、阿胶、地骨皮、柴胡。本方疏肝泄热，滋阴养肾，用于月经先后无定期以肝郁为主，偏于肾阴虚者。

（7）熟地、山药、枸杞子、山茱萸、川牛膝、菟丝子、龟甲胶、鹿角胶、杜仲炭、川断、山萸肉。本方由左归丸加减而成，治肾中真阴肾水不足，不能滋养营卫，渐至衰弱，或虚热往来，自汗盗汗，神不守舍；或虚损伤阴，遗淋不禁；或气虚头晕，眼花耳聋；或口燥咽干，腰酸腿软。全方滋补肝肾，填精益血，宜于肾精不足之月经先后无定期中偏于后期者。

3. 因肝肾阴虚而致月经先后无定期者，常伴有经来淋漓不尽、量少色红、五心烦热、眠差梦多。

临床经验方与体会：

（1）生地、山药、菟丝子、杜仲、乌贼骨、煅牡蛎、五味子、知母、山萸肉。治先后无定期又偏于血量较多者，甚则亦可加入蒲黄炭、茜草、制军炭或十灰散等。

（2）仙灵脾、肉苁蓉、川断、紫石英、党参、当归、杞子、芡实、煅龙牡。治肾气偏虚者。但目前临床已很少使用紫石英之类。

(3)旱莲草、仙鹤草、茜草、侧柏炭、地榆、生地、阿胶、黄芩、丹皮、贯众炭。治偏于阴虚并见经量较多、经色偏红者。

(4)柴胡、丹皮、生地、熟地、地骨皮、远志、菖蒲、龙骨、龟甲、太子参、当归、黄连、肉桂。本方交通心肾,安神宁志疏肝,治精神紧张,情绪不稳所致月经先后无定期者。

(5)经验固经汤:旱莲草、女贞子、山萸肉、仙鹤草、黄芩、丹皮、生地炭、连翘、地骨皮、阿胶、柴胡。

(6)固阴煎:人参、熟地、山药、山萸肉、菟丝子、远志、五味子、炙甘草。取其肾气肾阴双调之法,在临床上可根据先期居多或后期偏多分别加减用药:其中以先期居多者,常加入生地、旱莲草、女贞子、地骨皮、丹皮、黄芩等;如以后期居多者,则常加入杜仲、巴戟天、枸杞子等。

4. 脾主运化,统摄血液,脾气健运则生化有常,统摄有节,月经按时而下。若劳倦思虑过度,影响中焦运化统摄功能,而致运化乏力,生化无源而致月经先后无定期者,由脾虚生化不足,血海不充则经行后期量少;脾气虚弱,统摄无权则经行提前,经量时多时少,生化不足,气血俱虚,故经血色淡,质清稀。临床常有月经先后无定期,经量或多或少,经血色淡,质清稀,伴见面色萎黄不华,气少懒言,四肢倦怠,消瘦,纳少腹胀,大便稀溏。

临床经验方与体会:

(1)归脾汤加减:主要临床体征为经行或先或后,量多,色淡质稀,神倦乏力,脘腹胀满,纳呆食少,舌淡,苔薄,脉缓。有饮食失节,思虑劳倦伤脾病史。在治法与方药上,当以补脾升清益气、养血调经为主,并应重用黄芪。若食少腹胀者,酌加麦芽、砂仁、陈皮。

(2)人参、白术、柴胡、葛根、当归、香附、茯苓、砂仁、苡仁、山药、莲子、扁豆、桔梗、炙甘草。本方由参苓白术散变化而成,治脾胃虚弱,纳食不香,困倦乏力,中满痞噎等症。全方合用,甘淡实脾,脾健则气旺血充。亦宜于经来先后无定期,经量时多时少,色淡、质清稀,纳少腹胀,便溏,肢困体倦,舌淡,苔薄或白腻,脉缓弱者。

(3)党参、白术、茯苓、陈皮、半夏、生姜、大枣、炙甘草、当归、川芎、山药、葛根、鸡内金、谷麦芽。本方从《医学正传》六君子汤加减而成,治中焦脾虚不运，运化无力，饮食不思，或胸膈不利，或膨胀呕吐吞酸，大便不实等症，常见于肺脾气弱、宗气不足、生化之源不足。统摄乏力时亦可见到月经先后无定期，此时患者兼有神倦气短、四肢不温、纳少便溏、经色淡质稀。兼有便溏者，可酌配参苓白术散。兼有血虚见月经先后无定期、面色苍黄无华、心悸少眠者，则前法中合入归脾汤，血虚甚者可去黄芪加熟地，或单加熟地，名为黑归脾汤。

5. 若兼见气短懒言，小腹下坠，经期以提前多见者，加黄芪、升麻以升举阳气，并见经量增多，加乌贼骨、棕榈炭以固涩止血。如因血气化源不足，经期以推后为多见，伴见经量过少者，加熟地黄、枸杞子、制首乌以补益精血。

月经先后无定期属月经周期异常较为严重的疾病，其病或因肝郁，或因肾虚，或因脾虚，且各证型间还可相互转化，亦可两脏或三脏同病。当相互兼夹时，应分辨主次，在针对主要疾病的方药中，根据兼证予以相应加减化裁。

第四节　月经过多

经血较常量明显增多者称“月经过多”，又称“经多”“经水过多”。女性正常的每月经量应在30～50ml，但也因人而异。经量增多，月经周期和持续时间基本正常，连续出现两个月经周期以上者，称月经过多。常与周期、经期异常合并发生，如先期量多、后期量多、经期延长伴经量过多。故治疗时应参考有关并发症，综合施治。

【溯源】

月经过多，最早见于《金匮要略》，称“月水来过多”。《素问病机气宜保命集》谓：“经水过多别无余证……”取用“经水过多”为病名，并提出可用“四物内加黄芩、白术各一两”的治法方药。

隋代《诸病源候论》谓：“若寒温乖适，经脉则虚……寒则血结，温则血消，故月水乍多乍少……”

宋代《妇人大全良方》也沿用此说，并将其病因责之阴阳盛衰所致。

元代《丹溪心法》则将月经过多的病机分为血热、痰多、血虚，确定了月经过多辨证分型论治的基础，并偏重于痰湿，提出“痰多占住血海地位，因而下多者……”明代《万氏女科》则以血热立论，认为“凡经水来太多者，不论肥瘦皆属热也”。

明代《证治准绳》认为“经水过多，为虚热，为气虚不能摄血”，可谓抓住两大纲领。

清代《妇科玉尺》则认为本病有属虚寒者，如说：“平日肥壮，不发热者，体虚寒也。”

清代《医宗金鉴》提出以血色立论：“经水过多，清稀浅红乃气虚不能摄血，稠黏深红为热盛有余之象。”根据经血的质、色、量、气味及带下特点，辨别月经过多的寒热虚实，则更为周详确当。

清代《傅青主女科》提出本症为“血虚而不归经”，当从血虚论之。并提出用加减四物汤补血，“血足而归经，归经而血自静矣”。

对于月经过多，历代的认识不断发展，病因方面提出了血热、气虚、血虚、痰湿、瘀血之说，但证之临床，因由痰湿而致经多者实属少见。在治法上或清热凉血，或益气摄血，或补血止血，或祛痰，或逐瘀，为后世治疗本病积累了丰富的经验。

【采撷与体会】

1. 笔者结合临床，对月经过多的认识，与前人相比有明显变化，认为本证起因主要有血热、气虚、瘀阻三类。在辨证上要以经量多为特点，重在辨别月经的色、质、量上，结合全身表现及舌苔脉象。一般经量多、色淡、质稀，气短乏力，面白脉虚，则属气虚；量多、色鲜红或紫红稠黏，唇红口干，便结尿黄，舌红脉数，则偏属血热；量多、色暗有块，伴小腹疼痛，舌紫脉涩，属血瘀；量多、色暗红或淡红，质清稀而有血块，伴形寒畏冷，小腹冷痛，舌淡苔白，脉沉迟，多属虚寒。

在月经过多的治疗上，重在止血固经，因其病因病机不同而辨证论治。气虚者，治宜补气摄血固冲；血热者，宜凉血清热止血；血瘀者，宜活血化瘀止血；虚寒者，宜温经摄血。在此基础上，酌加止血药，有助于减少出血。

2. 以血热为主因的月经过多中，实热居多，此多由情绪不宁、诸事繁杂而导致心肝火旺、经来量多，色鲜红或紫红质稠，间有小血块，流出时有热感。可伴见面红，口渴，尿黄，便结，苔黄，脉滑数；或见小腹胀痛，胁痛，心烦口苦，脉弦数；或见咽干口燥，手足心热，舌红少苔，脉细数。

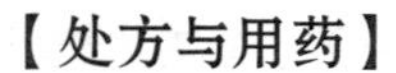

【处方与用药】

1. 冲任伏热，热迫血行，故而经量增多。血为热灼，故血色鲜红或紫红质稠，流出时有热感，热壅气滞可见小血块，并有小腹疼痛。热灼津液，故尿黄便结，口渴。舌红、苔黄、脉滑数为血热内盛之象。如因情志过极而致肝郁血热，则可见心烦口苦、胁痛、脉弦数等证。阴虚血热者则可见阴虚内热证象。热扰胞宫血络所致血热妄行、血不归经。其来血色鲜红而量多，质稠兼有小血块，自觉经至有热感，伴心急易怒，少腹时有胀痛，或咽干口燥，舌红脉数。在治疗上多以清热凉血为主。

临床经验方与体会：

（1）荆芥炭、柴胡、丹皮、黄芩、黄连、制军、益母草、侧柏炭、乌贼骨、生地炭、连翘。本方治肝郁化热，及五志化火、心肝火热、扰动胞宫而致的月经过多，重点在清心肝二经之火热。

（2）生地、黄芩、丹皮、知母、黄连、女贞子、旱莲草、益母草、地榆、生石膏、夏枯草。本方治热甚所致月经过多。

（3）先期汤加减：生地、当归、白芍、川芎、黄柏、知母、黄连、黄芩、阿胶、艾叶炭、香附、炙甘草。临床上用本方清热止血，凡血热所致月经过多者均可用之。在实际使用加减上，常去川芎、艾叶炭，当归量也宜酌减，并可加用大小蓟炭、地榆炭、山栀炭等。

（4）乌贼骨、五味子、炒龙骨、炒牡蛎、地榆炭、仙鹤草、黄芩炭、赤石脂、花蕊石。本方为治月经过多之通用方，临床上常与清热凉血方剂连用，加入黄柏炭、山栀炭等效果较佳。

（5）生地炭、制军炭、旱莲草、乌贼骨、炒龙牡、仙鹤草、贯众炭、阿胶、夏枯草、三七粉。本方治月经过多，出血较甚偏于血虚者。

（6）生地炭、熟地炭、阿胶、荆芥、五味子、五倍子、侧柏炭、山萸肉、黄连。本方治月经过多，证属血热夹瘀者。兼可重用益母草，或可加入三七粉、大小蓟、鸡内金、荷叶炭、茜草炭、黄柏炭、地榆炭等加减变化。

2. 治血热量多兼有血瘀者。

临床经验方与体会：

（1）固经丸加减：黄芩、黄柏、龟甲、白芍、香附、椿根白皮、柴胡、升麻、葛根、槐花、蒲黄、黄芪、五味子。适于偏血热者。

（2）十灰散：大蓟、小蓟、荷叶、侧柏叶、茜草根、白茅根、栀子、大黄、丹皮、棕榈炭。亦可诸药均炒炭用，还可加入煅龙骨、煅牡蛎、益母草、炒蒲黄、黄芩炭、旱莲草。可用以治疗血热量多而体实者。

3. 月经过多，血热且偏于阴虚者。

临床经验方与体会：

（1）加减十灰散：黄芩炭、栀子炭、生地炭、黄柏炭、制军炭、地榆炭、仙鹤草、益母草、茜草炭、炒山楂。本方通治一切月经过多而尤以血热为主者，在临床具体运用上，侧重于治标（止血固涩），多与其他治本的处方配合使用。

（2）益母草、贯众炭、茜草、生山楂、炒红花、墨旱莲、生地榆、藕节、三七粉（另冲服）。月经过多、经期延长、子宫肌瘤患者，于月经第2天服此方3～5剂，能减少出血，缩短行经时间。气虚者加黄芪、党参、白术炭、升麻；热象重者，加黄芩炭、黑栀子、黄柏。

（3）生地、熟地、黄芩、黄柏、白芍、山药、续断、甘草、地榆、槐花、益母草、大小蓟。本方从《景岳全书》保阴煎加减而成，在原方熟地、生地、山药、白芍养阴生津基础上，另加益母草、大小蓟清热凉血止血；黄芩、黄柏苦寒泄火，清热止血。大便秘结者，加知母、大黄泻火通便，还可加强止血作用；口燥咽干者，加沙参、麦冬、玉竹。

（4）炙龟甲、炒黄柏、炒白芍、炒香附、炒黄芩、炒椿皮、乌贼骨、益母草、地榆炭、旱莲草、生地炭。本方由原长春中医学院陈玉峰教授清热止血汤变化而成。治血热经漏，出血量多，色深红，面赤口干，烦躁少寐，舌质红，苔黄或少苔，脉洪数。

4. 因肝郁化火，阴液耗伤，血失所藏而致者，治宜平肝清热，固经止血。方用保阴煎加减：龟甲、黄柏、白芍、香附、黄芩、椿根皮、海螵蛸。其中，龟甲、黄柏、白芍平肝滋阴，香附理气调经，黄芩、椿根皮、海螵蛸清热固经。以上诸药均可炒成炭，既可清热平肝，又增止血之力，收事半功倍之效。

5. 因气虚体弱所致月经过多者，患者素体虚弱，中气不足，或饮食劳倦，伤及脾气，脾虚气弱，经血失于统摄，冲任不固而致经多。或脾病及肾，或劳伤冲任，或流产手术损伤肾气，以致脾肾气虚，冲任失固，导致月经过多。《景岳全书·妇人规》云："若中气脱陷及门户不固而妄行者亦有之，此由脾肾之虚，不得尽言为火也。"临床上亦可见由久病伤气，或体质素虚，先天不足，或后天失养，患者肺脾肾功能不足，生化力薄，导致阳虚不能摄血，月经偏多。常见于原本体虚又兼月经偏多者，临床上除见经量偏多外，更有明显的气虚症状，如身体倦怠、精神不振、面色苍白无华、神倦畏寒，稍一活动则汗出少气。亦见于月经过多、时日过久、体质由实转虚之患者。当此情况，在治疗上除控制血量外，更须偏重于补气固本，因气能摄血，补气即是补血、生气即是生血，用药上须加大补气药的运用。重点在肺脾，其次在肾。

6. 在治疗气虚不能摄血所致的月经过多时，要遵循“急则治标，缓则治本”的原则，经期以止血为主，务在减少经量，根据病机采用清热凉血止血或益气止血，平时则可采用补肾安冲、补脾固冲以治其本，少用温燥动血之品，使“冲气安而血海宁”。同时对疾病发展过程中出现的虚实转化等变证，又须随其变化，作出相应处治。患者平时当忌服辛温动血之品及辛燥食物，避免情志过极，经期不宜负重及操劳太过。

临床经验方与体会：

（1）四君子汤合归脾汤加减：党参（或人参）、黄芪、白茯苓、白术、熟地、陈皮、炙甘草、远志、枣仁、龙眼肉、益母草、地榆炭、大小蓟、五味子、升麻、柴胡。本方补摄肺脾宗气以摄血，为临床常用之方，还须根据具体症状加减变化。

（2）四君子汤合二仙汤（仙茅、仙灵脾）法，配合前基础方加减调理，以此调治肺脾气虚又见肾气不摄者。除上述诸症外，更有形冷身寒、少腹冷痛、喜温喜按等肾阳气不振症状。

（3）人参、黄芪、白术、升麻、炙甘草。本方为《景岳全书》举元煎加减而成。临床用来补气摄血，重用益气升清之药，但在实际使用中，常去升麻而重用黄芪，并酌加鹿角胶、阿胶、乌贼骨、艾叶炭、炮姜炭等标本兼治。

（4）淡附片（先煎）、仙灵脾、肉苁蓉、鹿角胶、黄芪、党参、白术、山药、仙鹤草、炒蒲黄、夏枯草、贯众炭、地榆炭、鸡内金、神曲。本方常用于阳虚畏寒气弱之月经过多，尤适宜于经断前后阳虚之月经过多伴淋漓者。

（5）熟地、黄芪、白术、当归、五味子、杜仲、川断、桑寄生、益母草、黄芩。本方是在《傅青主女科》固本止崩汤基础上加减而成的常用经验方，多用于肺脾气虚、升清乏力、气不摄血的患者。除可见月经过多外，还常伴有纳差形倦、便溏气短等运化力薄之体征。

本方在实际使用中需注意三点:①宜加入温性炭类止血药,标本兼施;②宜加入健脾消导之品,如山楂、鸡内金等以固守中焦,并加重补养固摄宗气的药物,如黄芪、党参类。③不宜过用滋补类药物,如熟地、阿胶之类。如必须用,也以熟地炭代之为宜,以防伤及中焦功能,中焦为气血生化之源,中焦受损而气血不足,终将导致病后恢复困难。

(6)党参、黄芪、五味子、白术、葛根、柴胡、大小蓟、乌贼骨、益母草、阿胶、黄芩炭。本方治气血两虚,无力摄血,伴见贫血之患者。出现气短者,还可加枸杞子、龙眼肉等。

此类患者血止后也不要轻易停药,可以用归脾汤或补中益气汤加熟地、阿胶、鹿角胶,并重用黄芪、白术加减调理,巩固一段时间。用药组方时仍遵循气能摄血、气为血帅的指导原则。

7. 如久病不愈,脾病及肾,或气损及阳则见腰部冷痛,胞脉失煦则见小腹不温。

临床经验方与体会:

(1)党参、黄芪、五味子、白术、葛根、柴胡、大小蓟、益母草、阿胶、乌贼骨、黄芩炭。本方多用于气虚无力摄血、气血两虚所致月经过多并见贫血患者,如患者食欲较好,还可酌加桂圆肉、枸杞子等。

(2)贯众、杜仲炭、炒川断、鹿角胶、旱莲草、黄芪、补骨脂、赤石脂、花蕊石、制军。本方常用于青春期及更年期妇女月经过多者。

(3)当归、生地、艾叶、阿胶、白芍、杜仲炭、生茜草、桑寄生、山楂、益母草、黄芪、炒灵脂、炒蒲黄。本方临床用于人工流产或上环后月经过多者,在止血固经基础上,兼有祛瘀生新之功。

(4)黄芪、太子参、五味子、陈棕炭、桑寄生、茜草、银花、蒲公英、黄芩、制军炭。本方在临床上用于产后、人工流产后、上环后因感染而致月经过多者。

(5)举元煎加炮姜炭、焦艾、乌贼骨。方中以人参、黄芪、白术、甘草补中益气,黄芪、升麻升阳举陷,炮姜炭、焦艾温经止血,乌贼骨收涩止血。根据临床经验,本方在用炮姜炭时用量须偏低。

(6)黄芪、白术、陈皮、升麻、柴胡、党参、甘草、当归、杜仲炭、川断炭。本方为补中益气汤变化而成,补气以摄血,升清以固脱。如脾病及肾,出现腰部冷痛，则治以健脾益气，补肾固冲，以举元煎加味合寿胎丸，再加桑寄生、补骨脂，脾肾同治，于益气中行温补之法，脾肾气足，冲任煦固，经血得以控制。同时，还需加入止血摄血药，常用的有旱莲草、熟地炭、陈棕炭、地榆炭、艾叶炭、阿胶、三七等。

（7）白术、黄芪、升麻、三七粉、生龙骨、生牡蛎、生地、白芍、海螵蛸、益母草、茜草根、续断。本方为张锡纯《医学衷中参西录》之安冲汤加升麻、益母草、三七粉而成。其中，黄芪、白术、升麻补气升提，固冲摄血；生龙骨、生牡蛎、海螵蛸、益母草、三七粉、续断固冲收敛止血；生地、白芍凉血敛阴，茜草根止血而不留瘀。全方共奏补气升提，固冲止血之效。若经行有血块或伴有腹痛者，酌加泽兰，并重用益母草、三七；兼腰骶酸痛者，酌加鹿角霜、补骨脂、桑寄生；兼头晕心悸者，生地易熟地，酌加制首乌、当归、五味子。

8. 月经过多由血瘀所致者，在治疗上应兼顾止血、祛瘀，但对证候之轻重缓急一定要仔细掌握。病急血多之时，则侧重在止血固本，佐以化瘀，待血渐见减少，则可逐步加大行瘀用药力度。此类患者，其主要证候常为经行量多，色紫暗，质稠有血块，经行腹痛，或平时小腹胀痛，舌紫暗或有瘀点，脉涩有力。治疗法则为活血化瘀，固冲止血。

临床经验与体会：

（1）桃红四物汤（《医宗金鉴》）加三七、茜草、当归、熟地、白芍、川芎、桃仁、红花。方中桃仁、红花活血化瘀；当归、川芎活血养血调经；熟地、白芍补血养阴以安血室；瘀去则冲任通畅，血循常道。若经行腹痛甚者，酌加延胡索、香附；血瘀夹热，口渴心烦者，酌加黄芩、黄柏、炒地榆。

（2）贯众炭、杜仲炭、炒川断、黄芪、补骨脂、旱莲草、赤石脂、花蕊石、龟甲胶（形寒身冷者改龟甲胶为鹿角胶）、黄芩炭、制军炭。此方多用于经断前后所见月经过多者（更年期功能失调性子宫出血）。

（3）当归、生地、艾叶、阿胶、白芍、杜仲炭、川断炭、陈棕炭、桑寄生、茜草、银花、连翘、黄芩、蒲公英、益母草、制军炭、生山楂、山楂炭。本方临床常用于产后、人工流产后、上环后，胞宫恢复不良及伴有瘀热内扰者。

（4）失笑散（《太平惠民和剂局方》）加益母草、血余炭、茜草炭、山楂炭、黄芩炭之类。本方蒲黄与五灵脂合用，有活血止痛，散瘀止血之功。加益母草、血余炭、山楂炭、茜草炭活血祛瘀止血，黄芩炭清胞宫浮热，止血不留瘀。

(5)黄芪、桂枝、茯苓、丹皮、桃仁、三棱、莪术、牛膝、益母草、山楂、赤芍、延胡索、三七。本方用于胞宫内有伏热瘀结而见月经过多者。

(6)银花、连翘、菊花、荆芥、知母、柴胡、霜桑叶、黄芩、生地炭、制军炭、侧柏炭。本方治外感风热或内有瘀热,扰动胞宫血脉而致血不归经所引起的月经过多。

第五节　月经过少

月经周期基本正常,但经量明显减少,甚则见红即尽;或经期不足两天,经量减少连续出现两个周期以上者,称之为月经过少,又称“经水少”。

【溯源】

最早提出“月经过少”一症者,当推金代《河间六书》:“如经水少而血色和者,四物四两,加熟地、当归各一两。”

元代《丹溪心法》提出“经行微少”“经水涩少”,治疗上亦以四物汤加味治之。

明代《万氏妇人科》将月经过少的病因,归之为血虚和痰湿。并提出瘦人经水来少者,责其血虚少也,四物加人参汤主之;肥人经水来少者,责其痰碍经隧也,用二陈加芎归汤主之。

明代《医学入门》提出“来少色和者四物汤,如点滴欲闭,潮烦,脉数者,四物汤去(川)芎(熟)地,加泽兰叶三倍,甘草少许”。

民国初年的《女科证治约旨》更进一步认识到有“因形瘦多火,消烁津液致成经水衰少之候”。

【采撷与体会】

引起本病的原因甚多,虚实各异。虚者或因肾虚精亏血少,血海不盈;或因化源不足,血海亏虚。实者多因瘀血内停,或痰湿壅盛,阻碍经隧。亦有先天不足,肾气不充,肾精亏损者。

月经过少的病因病机虽有血虚、肾虚、血瘀、痰湿之不同,但临床上以肾虚为主。肾精不足,气血生化无源,致胞脉空虚,血海不盈,发为本病。肾虚为病,无论肾阴精血不足,还是肾阳中气虚损,均可因虚致瘀。瘀血内停,经隧阻滞,血行不畅,而见量少。《景岳全书·妇人规》谓:“五脏之伤,穷必及肾,此源流之必然,即治疗之要着……脾肾大伤,泉源日涸,由色淡而短少,由短少而断绝。”虚实二类，虚者以血虚、肾虚为常见；实者则以血瘀、气滞、痰湿多见。

因血虚所致月经过少者，经少只是患者诸多症状中的一种表现而已，多由摄生不慎，寒邪内侵，与血搏结，气血运行受阻，以致经行不畅，经来涩少。常表现为经血量少，或由常量而逐渐减少，甚或点滴即净，经血色淡红、质稀薄，经行小腹绵绵隐痛，得温则缓，面色萎黄，头晕眼花，心悸气短，爪甲苍白。舌淡红，苔薄白，脉细弱无力。

本病亦可因堕胎多产或素伤于血，或久病未复，营血亏耗，或素禀脾虚，化源不足，以致血虚。血既虚少，月经源流衰少，血海不满而致月经逐渐减少。因此，临床上除治以补血养血外，更重要的是找出引起血虚的原因以治本。

【处方与用药】

1. 血虚证的治疗重在濡养精血，根据病因或补血养血，或健脾益气养血，或补肾养血。即《女科证治准绳·调经门》所云：“经水涩少，为虚为涩，虚则补之，涩则濡之，不可妄行攻破。”

临床经验方与体会：

（1）八珍汤（《正体类要》）加减：熟地、川芎、白芍、当归、党参（或人参）、白术、茯苓、甘草。亦可根据症状轻重，以十全大补汤（《太平惠民和剂局方》：党参、白术、白茯苓、当归、白芍、川芎、熟地、黄芪、肉桂、炙甘草等）随症加减。此二方为治疗血虚所致月经过少的通用方，后世医家在治疗血虚经少时多以此二方为基础。

（2）当归、黄芪、党参、川芎、丹参、泽兰、白茯苓、山药、五味子、葛根、肉桂。本方在补血的基础上更偏于补气，取其阳生阴长、补气即是补血、生气即是生血之义。

（3）党参、茯苓、焦白术、炒山药、生山楂、鸡内金、砂仁、鸡血藤、红花。本方为健脾益血之方，内寓补土生血之义，少佐活血宣通。但在临床体会中，任何分型都可酌加活血通络药，效果会更好。

（4）人参、山药、黄芪、白茯苓、川芎、当归、白芍、熟地。本方从滋血汤（《证治准绳》）变化而来，方义与上方相似，但更偏重于益气，所谓补气生血之法。

(5)当归、黄芪、川芎、丹参、泽兰、川牛膝、红花、党参、茯苓、焦白术、炒山药、山楂、鸡内金、砂仁、鸡血藤、红花。本方健脾益血,补土生血,少佐活血宣通。

(6)黄芪、当归、人参、熟地、枸杞子、山药、神曲、鸡内金、红枣、甘草。本方为治疗血虚所致月经过少的常用方,以当归补血汤为基础,酌加温补中下二焦之药及健脾消导之品,寓补土生气、气壮生血之义。

2. 经来量少亦可由血寒所致,或阳虚生寒,或涉水遇冷,或摄生不慎,遭受寒邪,经来量少,色暗有块,排出不畅,小腹冷痛,得热则减,舌质淡白,苔白,脉沉紧。此因寒邪阻滞,与血搏结,经血运行不畅,故而经少;寒为阴邪,阻遏阳气,阻滞气机,故经色暗有块,排出不畅,腰腹冷痛;得热则寒邪被抑,故疼痛缓减。

临床经验方与体会:艾附暖宫丸(《仁斋直指》)。艾叶、香附、吴茱萸、川芎、白芍、黄芪、续断、生地黄、官桂、当归。方中吴茱萸、肉桂温经散寒,艾叶温经暖宫止痛,香附行气活血,四物养血活血调经,黄芪益气养血,川断补肾。全方温经散寒,养血活血,对血寒经少者较为适宜。

3. 肾虚所致月经过少者,病情较重。先天胞宫虚寒者,天癸迟后,月经本身来潮偏晚,初潮起即见经量少、色偏淡,甚则月经稀发、后期。此类患者常有受孕困难,甚则终生不孕。

临床经验方与体会:

(1)紫河车、丹参、熟地、当归、山茱萸、杜仲、巴戟天、仙茅、仙灵脾、山药、牛膝、甘草。方中熟地、山茱萸、当归、紫河车补肾益精养血;当归、丹参养血活血调经;仙茅、仙灵脾为古方二仙汤,壮阳祛寒;杜仲、巴戟天、牛膝补肾强腰膝;山药补脾滋生化之源;甘草调和诸药。全方共奏补肾填精,养血益经之效。但目前紫河车已不常用,多以鹿角胶、阿胶同用代替。若形寒肢冷者,酌加肉桂、人参;夜尿频数者,酌加益智仁、桑螵蛸。

(2)菟丝子、枸杞子、川断、五味子、鹿角胶、巴戟天、肉桂、杜仲、山萸肉、熟地、当归、山药、茯苓、神曲。本方补肾而兼健脾土,治肾固本,以温养冲任。常用于青少年月经初起即见月经偏少者,亦用于久病阳虚所致胞宫虚寒不温者。在实际运用中,常加入温养奇经八脉的药物如老鹿角、桑寄生、怀牛膝之类。

（3）熟地、怀山药、菟丝子、枸杞子、五味子、制附片、肉桂、鹿角胶、杜仲、山萸肉、当归、红花、桃仁、赤芍、丹参。本方取法亦是温养奇经，用于肾阳偏虚患者，再佐以通经活血药物，标本兼治，药力应优于前方。

（4）当归、川芎、枸杞子、香附、仙灵脾、仙茅、老鹿角、鸡血藤、泽兰、益母草。本方温阳通经，临床上用于青春期即见月经过少，以及中年女性肾气不振、冲任二脉及肾虚宫寒、天癸不足、胞宫早衰者。

（5）黄芪、杜仲、菟丝子、川断、牛膝、当归、肉苁蓉、三棱、莪术、川桂枝、山楂、生麦芽、红花、赤芍。本方治肾虚精亏、血脉不畅，影响阳气推送而见月经过少者。

（6）桑寄生、川断、赤芍、丹参、丹皮、怀牛膝、益母草、月季花、老木香、焦神曲、焦山楂、鸡内金、砂仁、紫河车粉。本方功用如上方，兼有脾虚胃弱者用之，其中山楂、鸡内金除消导中焦外，更有通经之功。

（7）菟丝子、杜仲、枸杞子、山萸肉、当归、阿胶、黄芪、五味子、熟地、山药、茯苓、红枣、甘草。方中熟地、山萸肉、枸杞子、菟丝子、五味子、杜仲补肾养肝；山药、茯苓健脾和中，补后天以养先天；当归、阿胶、熟地养血调经；黄芪补气生血。全方既补益肝肾以治先天，又兼顾脾胃以补后天，使任通冲盛，经血自盈。若小腹腰骶酸冷、尿频、夜尿多者，可加入补骨脂、覆盆子、巴戟天等温补命门，鼓舞肾阳。

（8）熟地、枸杞子、山萸肉、鸡血藤、菟丝子、当归、党参、黄芪、益母草、黄芩炭、黄柏炭。本方适用于产后或人工流产后月经过少或闭经者，其因大都为流产后胞宫受损，伤及肾气，最终导致胞宫气血不充。

4. 临床上因瘀滞而致月经过少者，以血瘀、气滞、痰湿最为常见。其中，血瘀所致者尤为多见。在治疗上，除应用活血通经等常规治疗外，更宜寻找引起血瘀的原因，对因治疗才能收到较好效果。

临床经验方与体会：

（1）桂枝茯苓丸（《金匮要略》）：桂枝、茯苓、赤芍、丹皮、桃仁。本方为经典名方，功能活血化瘀，通经散结。临床上用于血瘀性包块，亦用于闭经及月经过少者，需结合临床加减变化。

（2）桃红四物汤（《医宗金鉴》）：桃仁、红花、当归、白芍、熟地、川芎。此方为治疗血瘀所致月经过少的基础方，需结合临床加减变化。

（3）制附片、艾叶、淡吴茱萸、肉桂、延胡索、益母草、山楂、川芎、刘寄奴、当归。本方用于因寒致血运不畅、瘀滞而见月经量少者，如腹痛明显，可加用失笑散（蒲黄、五灵脂）、琥珀散。

（4）当归尾、山楂、香附、红花、桃仁、益母草、延胡索、枳壳、乌药、青皮、木香、泽泻。此方为《景岳全书》通瘀煎加味而成。归尾、山楂、红花活血化瘀；香附理气解郁调经；乌药、青皮、木香行气止痛；泽泻利水行滞；益母草、桃仁增加活血化瘀之力；寒瘀胞宫必有腹痛，故加延胡索、枳壳行气活血止痛。全方共奏活血化瘀，理气逐寒调经之效。若兼少腹冷痛，脉沉迟者，酌加肉桂、吴茱萸；若平时少腹疼痛，或伴低热不退，舌紫暗，苔黄而干，脉数者，酌加丹皮、栀子、泽兰。

（5）当归、白芍、熟地、川芎、桃仁、红花、香附、莪术、通草、肉桂、甘草。此方由《女科准绳》过期饮加减而成，为临床常用方。方中肉桂，如未见明显寒证，常以桂枝代替；通草、川芎则有行气破血功效。

（6）生山楂、鸡内金、刘寄奴、瞿麦、丹皮。本方为治疗月经过少、闭经的通用方，临床上常与其他方剂合用。

5. 因气滞所致月经过少者，多与情绪失调有关，患者素多忧恚，情志不畅，气机郁滞，血运不畅，甚者气滞血瘀，以致经来涩少。在脏腑辨证中，大多责之于肝。因肝主疏泄，七情失调而致气滞肝郁、疏泄失常，则表现经量过少。所以治疗重点应以疏肝行气为主，所谓气行则血行。

临床经验方与体会：

（1）丹栀逍遥散（《内科摘要》）加减：丹皮、栀子、当归、芍药、柴胡、白术、炙甘草。本方以疏肝理气为主，佐以活血的丹皮，在临床上如无肝郁化热则可去栀子，同时可加强行血药的运用。笔者临床常以本方配合桃红四物汤、佛手散（佛手、川芎、当归）等使用。

（2）柴胡疏肝汤（《景岳全书》）加减：柴胡、白芍、枳壳、川芎、香附、甘草、橘红。本方以疏肝为主，其中芍药配甘草，缓中止痛；川芎行血中之气，临床上常用来治疗气滞所致月经过少者。伴脘腹胀痛或有痛经者，尤为适宜，方中川芎用量宜大（15g 以上）。

（3）清肝引经汤（《中医妇科学》）加减：当归、白芍、生地、丹皮、枸杞子、

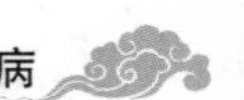

黄芩、川楝、茜草、白茅根、牛膝、甘草。临床上用本方治肝郁化热兼有月经过少或周期不调者；如无明显郁热，则可去川楝、黄芩，另酌加川芎、香附、益母草。

6. 因痰湿所致月经过少，多由脾肾阳虚，或素属痰湿之体，痰湿壅滞，阻遏气机，致痰湿阻于经络，气血运行不畅，经血下行受阻。常见症状有经行量少、色淡，甚则伴有月经延期、闭经等证候。此类患者婚后常可不孕，并见形体肥胖，胸闷呕恶，倦怠乏力，或带多黏稠，舌淡胖，边有齿痕，苔白腻，脉滑等症。痰湿阻络，与血相搏，气血运行不畅，血海不盈，故经行量少，色淡而夹黏液，且常与月经后期并见。痰湿内阻，中阳不振，则形体肥胖，胸闷呕恶，倦怠乏力。带脉受损，则带下量多黏腻。血运不畅，患者大部形体肥胖，或者先见月经量减少，继则身体逐渐肥胖。本证多与脾肾两脏有关，在治疗上重在温肾健脾而化湿浊。

临床经验方与体会：

（1）黄芪、茯苓、法半夏、陈皮、甘草、苍术、香附、胆南星、枳壳、生姜、神曲、泽泻。本方由苍附导痰丸（《叶天士女科诊治秘方》）合二陈汤加减而成，健脾燥湿，和胃化痰。苍术、香附、枳壳理气健脾，燥湿行气。胆南星、神曲、生姜温中化痰，和胃健脾。脾健痰消，气机宣畅，则月经自调。在实际使用时，本方只是治痰湿经少的通用方，针对不同情况，还要酌加温肾、健脾药物。笔者临床体会，应重用黄芪，增其益气化湿之力。同时，在使用此类方剂时，需加活血行气药。

（2）半夏、香附、苍术、陈皮、神曲、茯苓、川芎。本方方意同上方，但已加入川芎活血行气。

（3）云苓、苍白术、制半夏、山楂、制军、淡附片、熟地、鹿角胶、川桂枝、丹参、泽兰、木香、鸡内金、当归。本方燥湿健脾中佐以温阳降浊法，以附子配制军温其脾肾、逐其经脉之闭。常用于痰浊所致月经过少，尤其对临床上常见的卵巢功能衰退而见月经量逐渐减少，形体渐见肥胖的中年妇女，用之常获佳效。

（4）越鞠丸（《丹溪心法》）：香附、川芎、苍术、神曲、栀子。本方原为“六郁”而设，有化痰除湿，行气活血之功，借用于此，亦颇相宜。

第六节　经期延长

月经周期基本正常，但行经时间超过一周以上，甚则淋漓超过十天半月者，称为月经经期延长。

【溯源】

本病始见于《诸病源候论》："妇女月水不断者……劳伤经脉，冲任之气虚损，故不能制其经血，故令月水不断也。"并已指出其病因。

宋代《校注妇人良方》："妇人月水不断，淋漓腹痛，或因劳损气血而伤冲任，或因经行而合阴阳，以致外邪客于胞内，滞于血海故也。"并提出相关治法及注意事项："但调养元气而病邪自愈，若攻其邪则元气反伤矣。"

宋代《圣济总录》亦以"月事来而不断"责之于"冲任气虚不能制其气血"。

宋代《陈素庵妇科补解》："妇人经行，多则六七日，少则四五日，血海自净。若迟至半月或一月，尚淋漓不止，非冲任内虚，气不能摄血，即风冷外感，使血滞经络，故点滴不已，久则成经漏，为虚劳、血淋等症。若经行合房，以致血漏，尤为难治。"

清代《女科经纶·月经门》强调了本病有虚实之异，指出"妇人经行每月一至……或三日，或四五日即应止。而淋漓不断，非冲任气虚不能约制，为内伤不足，即劳伤气血，外邪客胞，而外感有余。有余不足，当参以人之强弱也。"

清代《沈氏女科辑要笺正》则专列"淋漓不断"一节，认为本病"总是属虚"，系下元虚衰，失其固摄之权，有开无阖所致，并提出本病如治疗失宜，"淋沥之延久，即是崩陷之先机"，容易导致崩漏之症。

民国的《女科证治约旨》，观点与《沈氏女科辑要笺正》相似，治法提出"封锁滋填，气血并补"，对本病的病机、转归、论治提出了较系统的看法，认为经水不断乃因"气虚血热，妄行不摄"所致。并已确立本症分型有虚实两大类，但认为本病总属于虚，则有失之于片面。

【采撷与体会】

本病成因可分虚实两类，虚者多为阴虚，相火不靖，热扰冲任，伤及胞宫；实者则常为气滞血瘀，瘀热内结，伤及胞宫血络。

本病的辨证要点在于月经周期大致正常，只是经来时间延长。

本病的辨证须注意月经的量、色、质的变化，结合全身证候综合分析。一般经血量多、色淡质稀，倦怠乏力，气短面白，舌淡脉细，多属气虚或脾肾阳虚；经血量少、色鲜红，质黏稠，形瘦颧红，口干心烦，舌红少苔，脉细数，多属阴虚内热；若经血色偏暗有块，夹杂黏液，阴中灼热，兼见平素带下黄浊臭秽，舌红、苔黄腻，脉数者，则多属下焦湿热蕴结；如见月经血块多而色暗，伴小腹疼痛拒按，舌紫暗，脉沉弦，多属气滞血瘀为病。

本病之根本在冲任，病位在胞宫。本病的发病机制，临床常见有气虚、血热、血瘀等导致冲任失约，经血失制。外感内伤引起脏腑气血功能失调，阳气不充，气虚冲任不固，导致经血失于制约；或热邪内扰，冲任血海不宁，致血不循经；或瘀血阻滞胞宫胞络，瘀血不去，新血难安，皆可导致经期延长。

治疗原则重在消除病因，调理冲任。经期尚需注意相应止血药的合理使用，以达到缩短经期之目的。另外，上环后引起的经期延长主要是因为郁热蕴于胞宫，诱发肝郁化火，进而影响肾水不足，故治疗宜滋肾养阴、清热柔肝。

【处方与用药】

1. 阴虚血热所致者多见于久病伤阴，或多产伤肾，或人工流产手术过多，或性格偏急、情绪不稳的患者，引动心肝内热，扰及胞宫，冲任受扰，血海不宁，则经血延长不止；火热灼血津亏，则经量不多而色鲜红，形瘦颧红，潮热口干，舌红少苔，脉见细数。月经来潮，血色偏红、量少淋漓，并伴有阴虚体征，诸如五心烦热、咽干口燥、舌偏红等症，治疗上以滋阴降火、养阴止血为主。

临床经验方与体会：

（1）知柏地黄丸（《症因脉治》）加味：知母、黄柏、熟地、山萸肉、白芍、茯苓、泽泻、丹皮、益母草、黄芩。本方治阴亏相火不宁，邪热扰动胞宫、血不归经而致经期时间延长者。

（2）生地、知母、旱莲草、丹皮、炙龟甲、黄芩、连翘、黄柏、银花、益母草、玄参、麦冬、地骨皮、白芍。本方由《傅青主女科》两地汤加减而成，滋阴清虚热，为治经期延长量偏多之常用方。方意取壮水以制虚阳之法。在使用时常配用二至丸；如血量偏多者，亦可加入清热止血药如生地炭、制军炭、丹皮炭、侧柏炭等。

（3）熟地黄、生地黄、黄芩、黄柏、白芍、山药、续断、旱莲草、女贞子、五味子、益母草、甘草。本方为《景岳全书》保阴煎变化而成，功效清热凉血，固冲止血。用来治疗经期延长兼有血热心烦、血色偏红质稠、口渴饮冷、尿黄便结者。

（4）黄芩、白芍、龟甲、椿根白皮、黄柏、香附、黄芩、知母、地榆、益母草。本方取固经丸（《医学入门》）加减而成。临床用于长期经期延长，兼见阴虚血热、经量偏多、经色偏红者。

（5）知母、黄柏炭、熟地、白芍、茯苓、泽泻、丹皮、山萸肉、黄芩炭、生地炭。本方由知柏地黄汤加减而成，对体质偏于阴虚、相火偏旺所致血热扰络胞宫，不能固摄而致经期延长者，有一定治疗作用。其症状表现为平时心绪烦躁，经血偏于鲜红，兼有口干、便秘等。

（6）当归、生地、丹皮、熟地黄、生地黄、黄芩、黄柏、白芍、山药、续断、甘草、地骨皮、白芍、炒蒲黄、山楂炭、太子参。本方临床常用于清热凉血、固冲止血，治疗月经先期或经期延长，经量少且淋漓，色紫暗兼夹瘀块者。

（7）固经丸（《中华人民共和国药典》）：本方滋阴清热，固精止带，主治阴虚血热，热扰胞宫之月经经期延长，伴有量多、经色紫黑，赤白带下。与虚热所致经期延长亦颇为相宜，但在临床上常配合有关汤药同时服用，单独使用总有药效偏小的体会。

（8）生地、知母、旱莲草、丹皮、龟甲、黄芩、连翘、黄柏、银花、山栀、益母草、地榆。本方侧重于清胞宫之伏热夹瘀者，所以在养阴的基础上加入清热散瘀药物，临床上也用其治疗伴有下焦及胞宫湿热（慢性宫内感染、慢性子宫内膜炎）等所致经期延长的患者。

2. 虚热所致经期延长者，临床可由阴虚内热，热扰冲任，冲任不固，经血失约而致，主要证候则见经行时间延长，量少，经色鲜红、质稠，咽干口燥，潮热颧红，手足心热，大便燥结，舌红苔少，脉细数。治疗法则为养阴清热，凉血调经。

临床经验方与体会：生地、丹皮、白芍、黄芩、玄参、银柴胡、地骨皮、知母、黄柏、女贞子、旱莲草、益母草。本方取自知柏地黄丸合二至丸加减变化。方中黄芩、黄柏、丹皮、地骨皮、银柴胡清热凉血；生地、玄参、旱莲草、益母草凉血止血；知母、旱莲草、女贞子滋养肾阴；白芍敛肝阴。全方共奏滋阴清热，凉血调经之效。若月经量少者，酌加熟地、丹参；潮热不退者加白薇、胡黄连。

3. 血瘀气滞所致经期延长者，在临床辨证上有以下特点：常见经来淋漓，经期延长至一周以上，甚则十余日始净，量少，经色紫暗有块，小腹疼痛拒按，精神抑郁，面色晦暗，有瘀斑，舌紫暗，有瘀点、瘀斑，脉沉弦或涩；有气滞血瘀病史，伴抑郁不乐，或嗳气叹息，或素生抑郁，或恚怒伤肝而致肝气郁结。

临床经验方与体会：

（1）桃红四物汤（《医宗金鉴》）加柴胡、枳壳。本方养血行气，活血化瘀，止血调经，治疗经期延长之轻症。常加入延胡索、益母草、炒蒲黄、炒五灵脂等；因瘀致热者常和芩连四物汤、二至丸配合使用。

（2）当归、大黄（血偏多者改用大黄炭）、生地、赤芍、丹皮、枳壳、桃仁、大小蓟。本方活血化瘀，行气止痛。血量偏多者，宜去赤芍；腹痛明显者，可酌加三七粉、益母草、延胡索；如血多兼有异味者，可加银花、黄芩、黄柏、知母。

（3）棕榈炭、蒲黄炭、秦艽、归身、炒白芍、川芎、生地、丹皮、泽兰、杜仲。本方由《陈素庵妇科补解》方加减变化而成。其中，丹皮、泽兰活血祛瘀；生地、白芍凉血和阴，清泄血分之热；秦艽活血通络；当归、川芎活血调经；杜仲壮腰补肾，固摄冲任；蒲黄炭、棕榈炭活血止血。全方活血祛瘀，凉血止血而调经。但在临床中还宜加入益母草、桃仁之属。

（4）黄芩、黄柏、赤芍、红藤、山楂炭、益母草、柴胡、荆芥炭、延胡索、枳壳。本方常用于瘀热互结所致经期延长者，与芩连四物汤、失笑散同用可提高疗效。

（5）当归、当归尾、山楂炭、益母草、香附、乌药、青皮、木香、延胡索。本方适于因瘀致经期延长、淋漓不尽、血块偏多者。

（6）肉桂、当归、赤芍、川芎、生蒲黄、丹皮、五灵脂、延胡索、白芷、小茴香。本方是由《济阴纲目》起枕饮变化而来。治疗偏于寒凝、血瘀胞宫所引起的经期延长。此类患者临床上常兼有少腹冷痛，喜按，但又不敢重按的状。

临床上，如因气滞血瘀所致者，在疾病发展过程中常可见由寒凝气滞日久转化为瘀热的病理变化，即清代张秉成《成方便读》中所言“郁结之凝，必有伏阳”。此由瘀成郁、由郁化热、瘀热互见的病理变化，反映在临床上则除经期延长外，还伴有少腹胀痛或刺痛，经血时有血块，血色却较为鲜红，或忽红忽暗。在治疗上，除化瘀理气外，更须注重清其郁结之热，随时关注“瘀热”二字。常用的清散伏热的药物有黄芩、知母、丹皮、黄柏、山栀、制军或制军炭、银花、连翘、茜草、紫花地丁、蒲公英之属。

4. 湿浊所致经期延长者，临床多见经血淋沥，日久不净，量少，色暗如酱，混杂黏涎，气味秽臭。腰腹胀痛，平时带多色黄，并有臭味。舌质正常或偏红，苔黄腻，脉濡数。此类患者平时多有生活不慎或不洁性生活史，感受湿浊邪热，化热扰动胞宫血脉，血海不宁以致经血淋沥，日久不净。湿热郁遏，与血相结，而见月经量少，色暗如酱，混杂黏涎，气味秽臭。湿热阻滞，气机不利，而见腰腹胀痛。湿热下注任带二脉，故平时带多色黄，并有臭味。在治疗上多偏重清热解毒、燥湿通降为主。

临床经验方与体会：

（1）黄柏、山栀、黄芩、柴胡、生苡仁、藿香、车前草、赤苓、泽泻、薄荷、益母草、桃仁。用此方以清理胞宫湿热、排浊升清，为临床常用方剂，如见大便干结，可加入生大黄。

（2）银花、连翘、红藤、蒲公英、败酱草、生苡仁、延胡索、丹皮、当归、益母草、仙鹤草、山楂炭、制军。本方治疗下焦湿热偏重而月经经期延长者，效果明显。

（3）黄芩、黄柏、山栀、柴胡、龙胆草、车前草、泽泻、益母草、红花、延胡索、川楝子、柴胡。本方治疗经期延长偏于肝胆湿热下注者，临床上常与前方加减变化，疗效肯定。

5. 因虚而致经期延长者，在临床上也不少见，多与肺脾肾三脏有关，患者身体素弱、将养失宜，或劳倦过度，或房事不节而导致宗气不固、脾气不升、肾气不守，最终导致气之摄血功能下降，月经一旦来潮，固摄升清不力，出血时间延长。

因气虚所致经期延长者，经行逾期7天以上，血色淡，质清稀，疲倦乏力，动则头晕目眩，腹满食少，舌淡，苔薄白，脉细弱。此由气虚下陷，冲任不固，经血失约，不能按期而止，故经期延长；脾气虚弱，化源不足，则经血色淡，质清稀。

临床经验方与体会：

（1）归脾汤（《校注妇人良方》）加减：白术、茯神、黄芪、龙眼肉、木香、酸枣仁、人参、甘草、当归、远志。归脾汤始载于《济生方》，主治思虑过度，劳伤心脾，健忘怔忡。元代危亦林《世医得效方》既载明了原方所治诸证，又增补了脾不统血而妄行之吐血、下血。明代薛己《校注妇人良方》在原方中增加了当归、远志二味，从此沿用至今。全方心脾同治，气血双补，脾气充则统血复，月经自调。如伴月经量多，可加乌贼骨、棕榈炭、茜草；血少淋漓而腹痛者，乃虚中夹瘀，加蒲黄炭、三七粉、益母草之类。

（2）黄芪、党参、葛根、柴胡、白术、山药、五味子、阿胶、当归、益母草、红枣、甘草。本方补肺脾之气而升清阳，属补气摄血之法。此类患者大都体虚无力、形倦纳差，所以固守中焦、温养宗气当属首务。

与上方相似的经典方剂还有：①补中益气汤（《脾胃论》）：人参、黄芪、当归、升麻、柴胡、甘草、陈皮、白术。②当归补血汤（《兰室秘藏》）：黄芪、当归。③十全大补汤（《太平惠民和剂局方》）：八珍汤加黄芪、肉桂。

（3）熟地、杭芍、龟甲、黄芪、当归、旱莲草、白术、椿根皮、芡实、阿胶。本方临床用于月经经期延长甚至淋漓不断，色淡或紫黑；经间期出血亦可用，宜加女贞子、生地炭；血寒者加姜炭、荆芥炭。

6. 如属脾肾阳虚患者，临床常见经行逾期7天以上，月经过期不净，量少，色淡，质清稀或有水迹。伴见神疲乏力、倦怠嗜卧、肢软无力，或头昏眼花、心悸少寐，或纳少便溏，舌质淡，苔薄白，脉缓弱或虚细等症。

脾虚气弱，统摄失职，冲任不固以致月经淋沥，过期不净。脾虚气弱，脾虚则中气不足，经血难以化赤，故经色淡、质清稀。脾阳不运，水湿渗入，故经血中夹水迹。阳气不布，故神倦嗜卧，肢软无力。脾虚化源不足，营血衰少，血海所溢不多，故经量少。血虚脑失所养则头昏眼花。血不养心，故心悸少寐。脾虚运化减弱，故纳少便溏。舌脉亦为脾虚气血不足之象。

临床经验方与体会：

（1）党参、白术、茯苓、薏苡仁、巴戟天、补骨脂、乌贼骨。本方由健固汤（《傅青主女科》）加减而成，以达温肾健脾，摄血调经之功。方中党参、白术、茯苓、苡仁益气健脾，巴戟天、补骨脂温肾扶阳，乌贼骨固涩止血，使脾气健运，肾气温固，自能制约经血。腰冷痛者，加杜仲、川断、菟丝子；小便频数、夜尿多者，加益智仁、覆盆子、桑螵蛸；气短懒言者加黄芪；水肿便溏者加泽泻。

（2）党参、黄芪、白术、枳壳、柴胡、当归、菟丝子、杜仲炭、桑寄生、巴戟天、补骨脂、贯众、艾叶。肾为元气之根，益气补肾乃治本之道。全方益气温阳，止血固冲，适用于月经过多、经期延长、崩漏等。

第七节　经间期出血

凡在两次月经之间，有周期性出血者，称为经间期出血，本病相当于现代妇科学中的排卵期出血。一般出血量较少，时间在1～3天，但也有因其他因素干扰而达到5～7天者。

【溯源】

中医学历代医籍中未见有此病名的记载，相关论述散见于月经先期、月经量少、经漏、赤白带下等记载中。1982年全国中医妇科学术交流大会上，首次出现经间期出血的专题文章，1986年正式被收入统编教材《中医妇科学》，列为教学内容。

【采撷与体会】

中医认为，整个月经周期中，其阴阳之气彼此是在不断变化的。一般而言，在月经来潮至月经中期期间属冲任二脉与胞宫阴气渐长至盛的过程，这段时间内以阴气为主导，阳气为辅助，直至月经中期前后，至此阳气由衰渐盛，转向以阳气为主导、阴气为辅助的过程。阴阳之气盛衰相互转化之际，即称为氤氲期。氤氲期是冲任阴精充实，阳气渐长，由阴盛向阳盛转化的生理阶段。若肾阴不足，脾气虚弱，湿热扰动或瘀血阻遏，阴阳转化不能协调，遂发生本病。此时亦是最易受孕之时。此时期的生理状态，为月经周期肾气生理性消长变化的充盛阶段，阳气易动，阴精易泄，冲任气血亦由经后暂虚渐至充旺，若素体阴阳偏胜，或阴不足，或阳偏旺，或虚热内扰，或因伏邪扰动，或湿邪留着，或冲任瘀滞，则易扰动血海血气而发生出血。但由于这段月经中期的变化时间不长，阳气虽盛但不强，所以虽伤及阴络，出血却一般不多，持续时间也不会太长，待其阴阳变化渐趋平衡，气血由此调匀，则出血即可自止。

有关经间期出血的研究起步较晚，相关资料亦少，发病机制有待进一步深入研究和阐明。现代医学关于本病的病理生理研究显示，因其一般不会发生在无排卵型的月经周期，因而推论认为本证发生与排卵有关。排卵期间体内相关激素的增减变化失调，如果雌激素的下降超过了能够维持增生晚期子宫内膜的阈值水平，则可引起子宫内膜表层的少量剥脱而发生突破性出血，随着黄体形成后，孕激素的分泌和雌激素水平的再次上升，增生晚期子宫内膜向分泌期内膜转化而少量流血自然停止。

从中医角度讲，本病多与肾虚、肝热有关，亦可由脾虚气弱或湿郁化热，伤及血络，或瘀阻胞络、血不归经所致。

本病临床上可分为肾虚肝郁、脾气虚、湿热和血瘀四型。

肾阴虚所致者，患者素体阴虚，房劳、多次人工流产，或性格差异，素本肝旺易怒体质，导致肾中精血亏损，阴虚内热，热伏冲任，于氤氲之时，阳气内动，如阳气偏盛乘阴，迫血妄行，导致出血；血出之后，阳气得泄，阴阳又趋平衡，故出血停止，下次周期，又再反复发生。

患者因七情繁杂，或诸事不顺，导致肝郁化热，郁怒伤肝，气不调畅，郁而化热，热伏扰于冲任。时值经间期阳气内动偏旺之时，扰及血海，伤及血络而迫血妄行，以致经间期出血。

脾气虚而致经间期出血者，则常由忧思抑郁、劳倦伤气，或饮食不节，损伤脾气，脾气虚弱，脾失统摄，而致冲任不固，于氤氲之时，阳气内动，但阳气不足，血失其统，故而出血；血泄之后，阴阳又趋平衡，故出血停止，下次周期，又再复发。

亦有因湿热所致，常可见于外感湿热之邪，或情志所伤，肝郁犯脾，脾失运化而致水湿内生，湿热互结，蕴于冲任，于氤氲之时，阳气内动，引动湿热，扰及胞脉，遂致出血；湿热随经血外泄，冲任复宁，出血停止，下次周期，又再复发。

由血瘀所致者，则可见于原本患者或因伤气、情志内伤，或因血阻导致冲任或胞脉时有瘀阻不畅，余血内留，于氤氲之时，阳气内动，引动蓄血，血不循经，遂致出血；瘀随血泄，冲任暂宁，出血停止，下次周期，仍可反复。

周期性的经间期出血是本病的典型特征。在具体临床表现上，可见出血有规律地发生在氤氲期间，一般出血少于正常月经，或于少量出血的同时伴有透明黏液样白带流出，持续 2～7 天，出血自行停止。部分患者可伴有一侧少腹部轻微疼痛。

鉴别诊断方面，月经先期是周期提前、月经周期缩短，而不在氤氲期，经量正常；月经过少主要表现在月经的量少而周期基本正常；经漏则无周期性，且出血淋漓难尽，迁延日久不净；赤白带证一般有黏稠血带相杂，且病程较长，无规律性。

本病治疗以调摄冲任阴阳平衡为大法，选用滋肾阴、补脾气、清肝、利湿热或消瘀血之方药，随证治之。目的是使其阴平阳秘、阴阳平和，气血调匀。应采取分期调治：在经间期出血时，宜标本同治，在审因论治的基础上酌加固冲止血之品；在平时当求因治本，选用滋阴、疏肝、清热、利湿、化瘀、补气等方药随证治之，直至病因消解。出血少而无他证者，可不予治疗，而注意观察其出血的量和持续时间。若经间期出血量多、出血时间偏长，或经间期出血的频率较高，则须重视和治疗。应该在月经来潮时即按周期辨证治疗，一般2～3个月经周期为1个疗程。忌服温燥助阳动血药物及酒浆辛辣之品，注意患者心理健康，保持情绪稳定，出血期间禁房事。

【处方与用药】

1. 由肾虚而致者，以阴虚为多见，肾中阴虚，阳气易于萌动，月经周期中期，阳气偏胜扰动胞宫，故伤络出血，血色鲜红而量少，此类患者以青春期及中年妇女多见，治疗上以滋阴凉血为主。

临床经验方与体会：

（1）两地汤（《傅青主女科》）：生地、地骨皮、玄参、麦冬、阿胶、白芍。本方取补水消火之法，为治本症的通用方，在临床上常配合二至丸、六味地黄丸、知柏地黄丸及丹栀逍遥丸等使用，效果较好。

（2）当归、熟地、白芍、黄芩、地骨皮、知母、旱莲草、丹皮、茯苓、黑荆芥穗，本方在临床治疗上有一定疗效。

（3）生地、石斛、玉竹、沙参、旱莲草、女贞子、山萸肉、荆芥炭、制军炭。本方取天一生水、金水双调、壮水制火之法，是治疗阴虚火旺型经间期出血的首选方。

（4）生地、地骨皮、丹皮、黄芩、黄柏、制军炭、地榆炭、荆芥炭、旱莲草、山萸肉。本方一般用于偏阴虚血热体质者。

（5）墨旱莲、藕节、丹皮、黄芩、益母草、生地、白芍、麦冬、知母、地骨皮、甘草、怀山药、玄参、枸杞子。本方用于阴虚阳亢之体，正值经间期出血时，壮水之主以制阳光，滋阴壮水以制阳亢之火热，使阴阳转化协调，气血平和，以期达到从根论治，防止再出血的目的。治疗期间，凡是辛热香燥、动阳助火之品，一律禁忌；已婚妇女，则应禁止房事。

(6)生地、白芍、麦冬、熟地、甘草、知母、地骨皮、黄柏、山栀、柴胡、旱莲草。方中生地、熟地、旱莲草、知母滋肾益阴；黄柏、地骨皮清热泻火；白芍和血敛阴；麦冬养阴清心；甘草调和诸药。全方合用，功能滋肾益阴，泄热止血，固冲调经。方中黄柏合柴胡透热降火，临床上效果明显。

(7)知柏地黄丸：熟地、山萸肉滋肾益阴，山药补脾固肾，佐茯苓甘淡实脾、丹皮清血中伏热、泽泻通利水湿，知母、黄柏滋阴泻火。诸药合用，共奏滋肾养阴清热之功。用治经间期出血，宜去泽泻，加玄参、生地、五味子、黄精、龙骨、牡蛎。

(8)仙茅、淫羊藿、菟丝子、巴戟肉、紫石英、熟地、怀山药、山萸肉、当归、红花、泽兰、益母草。本方温肾活血、温补肾阳、活血化瘀。治肾阳不足，不能蒸腾肾精，化生肾气，影响胞宫固藏，同时胞脉血行瘀滞，新血不能归经，以致子宫出血。全方温肾活血以治其本，本固则经间期出血自愈，亦为临床治疗经间期出血之常用方。

(9)生地、熟地、玄参、旱莲草、地骨皮、大小蓟炭、益母草、藕节炭、炒黄芩。出血期间使用本方，取其滋阴壮水以制火之功，效果较为明显。若头晕耳鸣者，酌加珍珠母、黄芩、钩藤；夜寐不宁者，酌加远志、五味子、酸枣仁；出血期，酌加黄芩炭、炒地榆、三七等凉血止血。

(10)党参、北沙参、玄参、麦冬、玉竹、五味子、生地炭、熟地、旱莲草、益母草、女贞子。

2. 如因脾弱气虚，中焦固摄力薄所致经间期出血者，临床上常见证候有经间期出血，量少、色淡、质稀，神疲体倦，形冷气短懒言，食少腹胀，舌淡，苔薄，脉缓弱。此皆为患者脾气虚弱，生化之源不足，导致冲任不固，于氤氲期间，阳气更显不足，不能统摄气血而见出血。治疗法则上以健脾益气，固冲升清摄血为主。

临床经验方与体会：

(1)黄芪、太子参、五味子、白术、柴胡、补骨脂、葛根、地榆炭、荆芥炭、茜草炭、黄芩炭。本方补肾健脾，固冲摄血，用于气虚，中气不足，升清乏力之经间期出血者。临床表现有经间期出血量少，色淡、质稀，神疲体倦，气短懒言，头昏耳鸣，腰膝酸软，尿频，或见食少腹胀，大便溏等症状。

（2）健固汤（《傅青主女科》）加减：党参、茯苓、旱莲草、巴戟天、炒苡仁、白术、怀山药、菟丝子、桑寄生、炒续断。本方补肾扶脾，固护阳气，统摄经血，以助子宫冲任的固藏，不止血而血自止。出血期酌加炒艾叶、炮姜炭、荆芥炭等温经止血。

（3）毓麟珠（《景岳全书》）加减：党参、白术、茯苓、黄芩炭、炙甘草、当归、熟地、菟丝子、杜仲炭、鹿角霜。全方具有益气生血、补肾助阳的作用，出血期可酌加补骨脂、覆盆子。

（4）黄芪、党参、柴胡、白术、当归、山药、旱莲草、黄芩炭、生地炭、地骨皮、生姜、大枣。本方为治疗脾虚兼有虚热的经间期出血的常用方，以归脾汤为基础，补脾气以摄血，参以黄芩炭、生地炭、旱莲草清冲任及胞宫伏热，治阴阳变化中由阴转阳，浮热扰伤血络所致的经间期出血。

（5）生地、白芍、麦冬、熟地、知母、丹皮、地骨皮、黄芩、女贞子、怀山药、玄参、甘草、大枣。本方调和气血，清泄浮热，使阴阳转化协调而止血。

3. 由热所致的经间期出血，大致有两种情况：一为七情繁杂，五志化热而致肝郁化热，扰动胞宫血络，血色较鲜红；一为外在因素干扰，致肝郁化火，临床可见经间期出血，量或多或少，色紫红而黏稠，夹小血块，烦躁易怒，胸胁满胀、乳胀，或口苦咽干，善叹息，舌红，苔薄黄，脉弦数。

临床经验方与体会：

（1）丹栀逍遥散加减：去当归，加黄芩炭、荆芥炭、制军炭。

（2）龙胆泻肝汤（《医宗金鉴》）加减：龙胆草、山栀、黄芩、柴胡、生地、车前子、泽泻、通草、当归、白芍、甘草。

（3）清肝散（《傅青主女科》）加减：丹皮、地骨皮、白芍、熟地、青蒿、茯苓、黄柏。血较多者可加丹皮炭、黄芩炭、侧柏炭；阴亏火旺者加二至丸，以清泄肝热，凉血止血。

（4）丹栀逍遥散（《内科摘要》）加减：煨姜改生姜、丹皮、栀子、当归、芍药、柴胡、白术、茯苓、炙甘草。全方使肝气疏达，热清血宁，冲任调畅，出血自止。出血多时加茜草根、乌贼骨、大蓟、小蓟；血中夹有小块者，酌加丹参、赤芍、三七；胸胁、乳房、少腹胀痛者加郁金、炒川楝、橘叶、蒲黄；烦躁易怒者加夏枯草、灯心草、竹叶。

（5）滋水清肝饮（《医宗己任编》）：熟地、山药、山茱萸、丹皮、茯苓、当归、泽泻、柴胡、白芍、栀子、大枣。本方能使肾水足，郁热清，冲任固，则血能自止。

4. 如因患者内有湿热，在月经氤氲期间，湿热扰动胞宫而见经间期出血。症见出血量不多，色暗红、质稠腻，或平时带下量多，色黄或夹少量血色，或平时少腹疼痛，疲惫纳差，舌偏红，苔黄白而腻，脉弦或濡。治宜清热除湿止血。

临床经验方与体会：

（1）茯苓、泽泻、地榆炭、荆芥炭、白芍、生地炭、柴胡、当归、丹皮、黄柏、牛膝、香附、泽泻。本方由《傅青主女科》清肝止淋汤变化而成，方中黄柏、茯苓、泽泻清热解毒，利水除湿；香附、丹皮、牛膝理气活血止痛；当归、白芍养血柔肝，缓急止痛；地榆炭、荆芥炭、生地炭凉血止血。全方共奏清热除湿，凉血止血之效。出血期间量偏多时，可去当归、牛膝，酌加茜草根、山栀炭、旱莲草、乌贼骨；带下量多者，酌加马齿苋、炒黄芩、银花、连翘。

（2）当归、白芍、生地炭、知母、黄柏、苍术、藿香、炒苡仁、柴胡、益母草。本方以四物汤改生地为生地炭，加入二妙丸法，方中更加柴胡、藿香疏泄气机、通阳化湿，治湿热内扰所致经间期出血之轻者。

（3）黄柏、砂仁、茵陈、地榆、土茯苓、薏仁、生栀子、柴胡、白茅根、侧柏叶。偏于热盛者加黄芩、连翘、丹皮；偏于湿重者加猪苓、泽泻、藿香、佩兰；肾阴亏加女贞子、墨旱莲。

5. 如因血瘀所致经间期出血者，可见血色紫暗，夹有血块，量少，少腹疼痛，或有痛经史，舌质正常或有瘀点，脉弦或涩。治疗法则为活血化瘀，理血归经。

临床经验方与体会：

（1）加味泽兰汤去当归。方中泽兰、丹参、白芍养血活血；五灵脂、蒲黄活血止痛，化瘀生新；通草通气；甘草和中。

（2）当归、川芎、生地炭、赤芍、白芍、山楂炭、益母草、三七粉、制香附、枳壳炭、桃仁、延胡索、鸡内金。全方具有活血化瘀，理气止痛，引血归经之效。出血多时赤芍、当归用量宜减，或可改当归为当归炭，酌加炒蒲黄、山栀炭；腹痛较剧夹热者，酌加黄柏、知母。

(3)失笑散加减方：蒲黄、五灵脂、丹皮、香附、乌药、延胡索、桃仁。方中蒲黄、五灵脂止血活血，丹皮活血凉血，香附理气调经，乌药调气和血，延胡索、桃仁祛瘀止痛。

(4)逐瘀止血汤(《傅青主女科》)加减：大黄、生地、当归尾、赤芍、丹皮、枳壳、龟甲、桃仁。全方具有活血化瘀、理气行滞、固冲止血之效。瘀血去则新血归经，出血自止。出血期间，去赤芍、当归尾，酌加三七粉、制军炭、炒蒲黄；腹痛较剧者，酌加延胡索、小茴香、香附、蒲黄、五灵脂；瘀而化热者，酌加黄柏、知母、地骨皮。

(5)出血轻者，亦可单用云南白药以活血化瘀止血。用法：每次0.5～1.0g，口服，每日2～3次。每于出血前2天开始服用，连服1周左右。3个月经周期为1个疗程。

第八节　崩漏

崩漏系指月经非时暴下或淋漓不尽，前者称之崩，淋漓不断谓之漏下或经漏。崩与漏义虽不同，然“崩为漏之甚，漏为崩之渐”，由于二者之间关系密切，常交替出现，故统称崩漏。

【溯源】

此病最早见于《黄帝内经》。《素问·阴阳别论》曰：“阴虚阳搏谓之崩。”王冰注曰：“阴脉不足，阳脉盛搏，则内崩而血流下。”

张志聪、马莳在《素问灵枢合注》中进一步指出：“以指妇女血崩而言，血是从胞宫来。”由此可见，《黄帝内经》所言“阴虚阳搏谓之崩”，是指女性的血崩证。

漏之名始见于东汉张仲景之《金匮要略·妇人妊娠病脉证并治》：“妇人有漏下者，有半产后因续下血都不绝者，有妊娠下血者……”其中，“因续下血不绝者”即为后世的“漏证”。

巢元方所著《诸病源候论》又提出“五崩”的说法，并在书中归纳总结“崩中候”“漏下候”的分型和含义，明确指出了“崩中漏下属非时之经血”，并提出崩漏其由为“劳伤气血”或“脏腑损伤”，以致“冲任脉虚损伤”，或由“冲脉任脉血气俱虚……不能制约其经血”所致。

李杲《兰室秘藏》提出崩主脾胃之虚，治法重在温补，并专门解释了《黄帝内经》"阴虚阳搏谓之崩"的病机:"肾水阴虚,不能镇守胞络相火,故血走而崩也。"首次提出肾阴虚损,致相火妄动,扰伤胞络是崩漏的主因之一,并一直沿用至今。

《丹溪心法》提出了崩漏"补阴泻阳"的治疗法则。此治法至今仍为治疗本病的重要手段。

明代医家对崩漏又有进一步论述。方约之在《丹溪心法附余》中提出:"初用止血以塞其流,中用清热凉血以澄其源,末用补血以还其旧。若只塞其流不澄其源,则滔天之势不能遏;若只澄其源而不复其旧,则孤阳之浮无以止……"临床虽未截然分成三步,但塞流、澄源、复旧已被后世医家视为论治崩漏的大法。

薛己《女科撮要》提出"论崩主肝脾",认为"患因脾胃虚弱不能摄血归源;或因肝经有火,血得热而下;或因肝经有风,血得风而妄行;或因怒动肝火,血热而沸腾;或因脾经郁结,血伤而不得归经;或因悲哀太过,胞络伤而下崩也"。并提出了有关治疗方药。

王肯堂在《古今医鉴》中提出"治崩漏初,不问虚实,先用四物汤加荆芥穗、炒防风、升麻煎服;如不止加炒蒲黄、白术、升麻诸止血药止之"。由此开治崩先治血的先河。

对本病论述更为明确的当推张景岳,他在《景岳全书·妇人规》中首先将本病归之于"经病""血病""为经乱之甚者也"。提出:"凡阳搏必属阴虚;络伤必致血溢。"在理论上本于《黄帝内经》,而又有所发挥,如指出"五脏皆有阴虚,五脏皆有阳搏……伤心则血无所主;伤肺则血无所从;伤脾则不能统血摄血;伤肝则不能蓄血藏血;伤肾则不能固闭真阴。故病阴虚者,单以脏气受伤、血因之而失守也。病阳搏者,兼以火居阴分、血得热而妄行也"。并提出"凡血因崩去,势必渐少,少而不止,病则为淋",由漏而淋,由淋而崩,相互间可以转化。

马莳在注解《黄帝内经》时说:"妇人血崩,是从胞络宫来……然胞络下系于肾,上通于心,故此证实关心肾二经。"指出了血崩病位在子宫,本源在心肾。

清代《傅青主女科》亦提出治血崩之疾,"人莫不谓火盛动血也,然此火非实火乃虚火耳"。提出崩从虚火论治的观点,主张"止崩之药不可独用,必须于补阴之中行止崩之法”。

吴谦编撰的《医宗金鉴·妇科心法要诀》总结为“淋沥不断名为漏，忽然大下谓之崩，紫黑块疼属瘀热，日久行多损冲任，脾虚不摄中气陷，暴怒伤肝血妄行，临证审因须细辨，虚补瘀消热用清”，分析得甚为清楚。

唐容川《血证论》提及“血乃中州脾土所统摄”。故示人治崩“必治中州也”“治法总以治脾为主”，提出了至今仍在应用的治崩之法。

严鸿志所著《女科证治约旨》，详列了崩中漏下诸条，概括了崩漏的病机、证候、治法及用方，纲目清晰，但无新意。

张山雷在《沈氏女科辑要笺正》中评论某些医者不识崩漏：“心目中只有当归补血，归其所归之空泛话头，深印脑海，信手涂鸦，无往不误。”此类心得，亦为一家之言，有一定参考价值。

【采撷与体会】

本证的病机病理不外热、虚、瘀三类。七情、饮食、劳伤、生活、环境、地理、气候等因素，或个体体质因素，或他病影响，均可成为崩漏的病因或诱因。

年少之时，肾气未充，或年老之际，肾气渐衰，肾气益损，均可导致天癸源少不足，影响冲任功能，以致经血蓄溢无以约制，发为崩漏。临床表现多样，但不出肾气虚证或肾阳虚证的范畴。

或因多产，亏耗肾精，或因饮食劳倦，忧思伤脾，先后天失养，气血亏虚，肾气、天癸及冲任二脉失养，对调节月经的功能产生不良影响，造成月经紊乱，发为崩漏。此在临床多由肾阴亏虚、阴虚血热、脾肾气虚及肝郁气滞等所致。

因情志因素困扰，肝气郁结，气机失于条达，冲任失于通畅，反侮于肾，以致肾气、天癸、冲任失调，导致子宫非时下血而成崩漏，临床多为肝气郁结或肝郁化热，热伤血络。

因热致崩，其机制为热扰胞宫，伤及冲任，迫血妄行而致病。但临床上须分清虚实，其因于实热所致者多为阳盛之体，或心肝火旺，或七情繁杂，或素多抑郁，气郁为热，热甚化火，伤及冲任，火盛则迫血妄行而成肝郁血热崩漏，此即《张氏医通·妇人门》所谓“血崩之为患……或因肝经有火，血热妄行，或因怒动肝火，血热沸腾”。

亦有诸事纷扰，思虑万千，心火过盛，下移胞宫，伤及血脉，迫血妄行而成崩漏。

因外感非时之热，热扰血海，胞宫血热妄行。亦可因感受寒邪，客于冲任，滞于胞宫，寒凝血瘀，冲任瘀血不去，则新血不得归经，导致寒滞胞宫之崩漏。

亦可因饮食不节、膏粱厚味，由湿化热，湿热下注；或过食辛辣炙煿之品，酿成实火，阳盛血热，热扰冲任，乃成崩漏。

因虚而致崩漏者，可分为脾虚不能统血、肾虚不能藏纳，或因肝肾亏损，或因气血两虚，或因脏腑内虚，均可导致冲任亏损，不能统摄经血，而成崩漏重症。此即《诸病源候论》云“崩中漏下是由劳伤血气、气血俱虚、脏腑损伤冲任二脉虚损之故”。

若先天禀赋不足、肾气稚弱、天癸不足、冲任未充，或于经断前后之时，肾气渐虚、阴阳失于平衡。也有多产伤肾、房劳不当，或由手术损伤，或久病伤肾，最终导致封藏失职，肾精不固，冲任不能制约经血而致崩漏。

亦有经期骤然用力，劳伤气陷，冲任失守以致经血忽然大下，继之淋漓不净，或房室不慎，导致肾精暗耗，肝失濡养，肝肾亏虚，冲任固摄无力，势必经乱不调而成崩漏。

或由中焦运化力薄，脾胃生化之源不足，不能化生气血，气虚则统摄无权，清阳不升，无力摄血；血虚则濡养不力，冲任失于调固，下注成为崩漏。亦有思虑过度，心阴暗伤，脾失运化，心虚则血无所主，脾虚则统摄无权，最终不能制约经血，下注为崩漏。此即《妇科玉尺》所言“思虑伤脾，不能摄血，致令妄行”。

因瘀致崩漏，多由情志不畅或有所隐曲，肝郁气滞，木失条达，肝失疏泄，气病及血，血瘀不能归经而成崩漏之证。

本证病因繁多，不同证型表现有所不同，临床上常虚实互见，要点在于“阴虚阳搏”。其病在冲任，症在胞宫，根源在肾，变在气血。其中气滞肝旺、肾虚脾弱、寒滞血瘀种种变化相互影响，相互转化，由实变虚，由气及血，变化多端。正如《女科证治约旨》所言：“盖血生于心，藏于肝，统于脾，流行升降，灌注八脉，如环无端，至经血崩漏，肝不藏而脾不统，心肾损伤，奇经不固，瘀热内积，堤防不固，或成崩，或成漏，经脉运行失其常度。”

崩漏发病常非单一原因，而是因果彼此影响。怒动肝火，肝不藏血，冲任蓄溢失度，发为崩漏之始，但同时又因肝火侮脾及肾，又可使脾虚失统，肾虚失固。又如阴虚阳搏成崩，病起于肾，而肾水阴虚不能济心涵木，以致如《女科正宗》所言："心火亢盛，肝肾之相火夹心之势亦从而相煽"，导致"血脉泛滥，错经妄行"，而成为心、肝、肾同病之崩漏证。

在辨证要点上，首先要明确崩漏的主证是血证。根据血证呈现的量、色、质的变化，辨其寒、热、虚、实。

经血崩下非时，量多势急，多属实；继而淋漓不止，色淡质清者，多属虚。

经血非时暴下，血色鲜红或紫红，血质稠黏多属热；若淋漓漏下，色紫质稠多为瘀热，若色紫黑有臭味或有血块多属湿热。

经血非时而至，时来时止，或时闭时崩，或久漏不止多有瘀滞，若血色晦暗而质清稀多属虚寒。

血势骤急多为气虚血热，淋漓不断多为血瘀气滞，久崩久漏多是气血虚弱或兼瘀滞；瘀血不去，新血不得归经，久崩不止，气血耗损可转为漏，久漏不止，病势日进，亦可逆转为崩。前人有漏轻崩重的说法，其实并不尽然，久漏不尽，来势虽缓，气血耗失，岂能属轻？新病暴崩，来势虽急，正气未衰，未必属重。辨证时当视其转化，判断证情的轻重缓急。一般而论，崩漏虚证多，实证少，因热者多，因寒者少，即便是属火热，亦是以虚火居多。

对崩漏而言，肾的功能失调在崩漏的病机上占有重要地位，此从《傅青主女科》"经水出诸肾"、《医学正传》"月经全借肾水施化"等观点中可以体会。

根据本病的发病机制，还应注意有无肾的阴阳失衡，肝的疏泄失度，脾的统摄无权等证象。青春期患者有无肾气不足、冲任未充之征；育龄期患者有无冲任受损的病史；更年期患者有无肝肾亏损的见证。一般在出血之际多见标证，血势缓和或出血停止后常显本证。但本病标本错综，故在审证求本中当掌握辨证要点，结合四诊辨证论治。

本病的治疗原则，历代医家提出过不少理论和经验，如《兰室秘藏》的"补阴泻阳法"；《证治准绳》的"治崩先以养血升提，加诸止血药止之"之法；《景岳全书·妇人规》主张用甘药生血养营，以益发生之气；《丹溪心法附余》提出"初用止血以塞其流，中用清热凉血以澄其源，末用补血以还其旧"；《傅青主女科》认为不可独用止血药，当于补阴之中求止崩之法；《血证论》重在补中州；今人卓雨农的《中医妇科治疗学》则重视调补肝脾，出血时不用当归；《蒲辅周医案》主张不宜一见血即用固涩之品，宜调复冲任并消瘀滞。

本人在临床上治疗崩漏采用的是朱丹溪塞流、澄源、复旧分步论治的方法。塞流即是止血。崩漏以失血为主，止血乃是治疗本病的当务之急。具体运用止血方法时，还要注意崩与漏的不同点。治崩宜固摄升提，不宜辛温行血，以免失血过多导致阴竭阳脱；治漏宜养血行气，不可偏于固涩，以免血止成瘀。塞流之药可酌用十灰散、云南白药、紫地宁血散等。澄源即是求因治本。崩漏是由多种原因引起的，针对引起崩漏的具体原因，采用补肾、健脾、清热、理气、化瘀等法，使崩漏得到根本上的治疗。其中，塞流、澄源两法常常是同步进行的。

在临床治疗上，由热致崩漏者：属实热者多与心肝火旺或肾中相火不靖有关，亦可因平时摄生不慎，或过服温热助阳之药物，致热扰冲任、胞宫迫血妄行，其来经血血色较红，而质稠量多，并伴有其他实热证候。即如《伤寒明理论》所说："冲之得热，血必妄行。"临床上又分实热、虚热，以虚热多见。实热又有肝郁血热、外感热邪及湿热之别，以肝郁血热多见。

肝郁血热所致崩漏者，临床常见肝气郁结，胸胁满闷，乳房、少腹等部位胀痛。肝主疏泄，司理血海，肝气抑郁，久郁化火，疏泄失职，故见月经失期，闭崩交替，或淋漏不止。气滞导致湿阻，故有四肢胀而不适。情怀不畅，肝气不舒，少腹及胁肋为肝经循行之途，故有胸胁满闷，或乳房、少腹等肝经循行部位胀痛。气郁若致血瘀，则血色可呈暗红，有血块，舌质暗，尚兼胁痛、乳胀、两侧少腹胀痛等肝郁气滞之证象，脉弦亦为肝气失舒之脉。

冲任不调，血海蓄溢无常，进而郁久化热，迫经妄行，故经乱无期，时而大下，时而淋漓，或乍来乍止，热结滞血，故质稠有块，并兼口苦、咽干、舌红苔黄等热象。

肝郁气滞碍脾，亦可兼脘闷纳差等脾虚不运之证，经乱无期，时淋漓时崩下，或时来时止，血色正红或质稠有块，两侧少腹胀痛，或胁肋疼痛，或乳胀，心烦易怒，舌质红，苔黄，脉弦数。

由虚热所致者，素体阴虚或更年期阴精渐亏，故重伤于阴；或多产、房劳，或久病营阴亏耗；或暴伤阴血，阴虚内热，虚热扰血。肾阴虚则不能镇守相火，亦不能上济心火或涵养肝木；肝阴虚则木火亢旺；心阴虚则心火内炽。血海为虚热所扰，阴虚阳搏，扰动经血，致调节失常，发为阴虚血热崩漏。虚热致病者，多由阴亏火旺，心肝失养，虚火内生，扰动冲任，灼伤胞宫所致。

按年龄不同分别用药论治。对于青春期患者，宜着重调肾，佐以疏肝健脾；对中年妇女则侧重调肝，佐以健脾补肾；对经断前后患者，则宜侧重调理肝肾，佐以补肾健脾。治疗期间要调和肝脾肾三脏的关系，以治其本。解决因崩漏导致的体虚贫血，防止复发。注重健脾养血善后，保持患者正常、规律的月经周期，以防复发。

【处方与用药】

1. 属实火所致者，皆由血热内盛，冲任失固，故见经血非时暴下或淋漓难尽。或因热邪随经血下行，迫扰冲任使其失于约制，而使月经过多，发展为崩中下血。热为火之类，烁血而见经血红、亮、黏稠。热邪内扰则身热心烦，热邪外攻则阴部不适，热邪伤津，故口渴喜饮、便干、尿黄而少，舌红苔黄、脉数有力均是血热内炽之征。

临床经验方与体会：

（1）固经汤加减：龟甲、乌贼骨、黄芩、黄连、黄柏、山栀、龙胆草、陈棕炭、地榆炭、大小蓟、夏枯草、益母草（益母草用量宜大）。

（2）黄芩、栀子、生地炭、荆芥炭、制军炭、地榆炭、侧柏炭、连翘、益母草、山楂炭、丹皮。

（3）先期饮加减：生地、当归、白芍、川芎、黄柏、山栀、知母、连翘、黄芩、香附、阿胶、大小蓟、旱莲草炭。

以上三方，均取其苦寒直折之法，泄其火而清其热，血热得清则血自止。更以炭类药止血，重加益母草，取其祛瘀生新之效，临床上再对症加减用药，治血热崩漏常可收到一定效果。

（4）保阴煎（《景岳全书》）加减。保阴煎中黄芩、黄柏苦寒泄火，直折热邪；熟地、生地、白芍养阴益阴，补偿阴血之损耗；续断固肾止血；山药、甘草健脾补中。用于血热之经崩，宜加仙鹤草、紫草、侧柏炭、地榆炭等凉血止血药。血热崩漏病程已久，还当伍以天冬、麦冬等滋水生津制阳之品。嗜辛热者，药中可加生石膏、山栀炭、知母。感受暑热者，可用生大黄、金银花、菊花。

（5）生地黄、焦栀子、黄芩、黄柏炭、山栀炭、地榆、地骨皮、炙龟甲、牡蛎、藕节炭、棕榈炭、益母草、阿胶、甘草。方中生地黄、焦栀子、黄芩、地榆、益母草性寒凉而能清血热，地骨皮退虚热，龟甲、牡蛎潜阳，黄柏炭、山栀炭、藕节炭、棕榈炭、止血，阿胶养血止血，甘草和中。与保阴煎相较，本方滋阴养血止血之力更优。适用于血热崩漏有阴分受损者。若血热之中又夹湿热，症见经血紫稠，有臭气，或时伴少腹胀、口腻者，应去阿胶、棕榈炭，加红藤、败酱草、金银花、连翘除湿清热。若血热崩漏，阴伤较甚者，应与肾阴虚证崩漏互参。

（6）银花、连翘、黄芩、败酱草、红藤、益母草、黄柏、荆芥炭、制军炭、生苡仁、丹皮、冬瓜子、地榆炭。本方治疗肝胆湿热下注，热盛下焦，或上环后不慎感受湿毒。如有下腹胀痛，可加延胡索、香附、枳壳。本方为治疗实证崩漏及月经过多的临床常用方。这种情况的崩漏，血多不止，在病理上可参考“瘀热互结、血不归经”。

2. 在祛瘀止血的方法上，常用塞流、澄源、复旧三法。一般在崩漏初中期，出血明显者，可采用以下三个处方加减变化。

（1）山楂、山楂炭、黄芩、黄芩炭、鸡内金、刘寄奴、益母草、桃仁、红花、泽兰、炮姜、银花、连翘、蒲公英。本方临床上常用于人工流产或宫内手术后经水不绝，时多时少，伴有瘀块排出者。其中重用山楂、益母草、银花、红花四味。

（2）四物汤合失笑散加味：当归、生地炭、白芍、川芎、炒蒲黄、炒灵脂、茜草、泽兰、制军炭、炒山楂。本方治崩漏之瘀血相杂者，症见血出淋漓不净，拖延日久，时有下腹刺痛拒按。

（3）补骨脂、杜仲炭、赤芍、益母草、老鹿角、川断炭、旱莲草、仙鹤草、乌贼骨、黄芩炭、炒黄芩、制军炭。本方用于出血淋漓日久，瘀热未尽，阳气已虚，或人工流产、宫内手术之后，冲任胞宫受损，瘀浊留滞不去者。

但其中塞流、澄源二法，使用时孰先孰后，也须根据具体临床体征加以变化，在血偏多为主时，先塞其流，以固涩止血为先，所谓“留得一分血，便是留得一分气”。因血为有形之物，有形不易速生，当此之际，需先急固元气，病急时可用独参汤以补气固脱。所谓补气即是补血，生气即是生血。在出血量尚可的情况下，则宜侧重在清，清其源，佐以塞其流，此类治法，其实亦属急则治标的范畴。所以一旦出血得以控制之后，随即应改以澄源、复旧的治本方法。

3. 崩漏如因肝郁失疏而致者，多有明显的情绪失畅体征，如胁胀乳痛、心情抑郁或烦怒，善太息，眠差，血色暗红有块，量时多时少，伴腹痛拒按。

临床经验方与体会：

(1)白芍、白术、当归、丹皮、生地、三七、甘草、黄芩、黑荆芥穗、柴胡。方中柴胡疏肝调冲，白芍、当归养血柔肝，白术、甘草补脾和中，生地、丹皮、黄芩凉血止血，三七化瘀止血，黑荆芥穗引诸药入肝并具止血作用，全方共达清肝开郁，止血调冲之功。

(2)滋水清肝饮加仙鹤草、益母草。方中寓六味地黄丸以滋水清肝降火，柴胡疏肝解郁，当归、白芍养血柔肝，山栀子清热止血，大枣补脾固气，加仙鹤草清热止血，益母草化瘀止血。

(3)柴胡、当归、白芍、炒荆芥、茯苓、山药、菟丝子、干生地、桑寄生、炒续断、仙鹤草。本方由定经汤(《傅青主女科》)加减而成。方中柴胡、荆芥(炭)疏肝理气，白芍养血柔肝，山药、茯苓补土健脾，当归、干生地补血养肝，菟丝子、桑寄生、炒续断补益肾气，仙鹤草收敛止血。用于崩漏肝郁肾虚证，出血期可疏肝理脾、补肾止血，但宜去辛温动血之当归，酌加清肝凉血之栀子、茜草根。

4. 阴虚内热，伤及血络而致崩漏者。

临床经验方与体会：

(1)生熟地、山萸肉、玄参、白芍、麦冬、阿胶、地骨皮、黄柏、知母、龟甲、乌贼骨。此方以滋阴养血、清泄相火为主，但在临床实践中都加入炭类止血药，如荆芥炭、制军炭、侧柏炭、地榆炭、陈棕炭、生地炭等，效果更好。

(2)熟地、山萸肉、桑寄生、老鹿角、杜仲、乌贼骨、炒牡蛎、炒地榆、炒黄芩。肾虚崩漏偏阴虚者重用山萸肉；偏阳虚者重用老鹿角；淋漓者可加用益母草、茜草，量多者则重用止血药。

(3)知母、黄柏、山栀、地骨皮、黄芩、生地、熟地、旱莲草、地榆炭、大小蓟炭、五味子、阿胶、益母草。本方治阴虚内热，灼伤胞宫血络而致崩漏者。伴内热伤阴、心气不足，可加入生脉散。

(4)仙鹤草、茜草、益母草、旱莲草、女贞子、北沙参、玄参、麦门冬、五味子、玉竹、黄芩。本方金水相生，上下同润滋阴，抑热清血而治崩漏，属固本

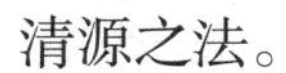

清源之法。

(5)鹿角胶、龟甲胶、杜仲(杜仲炭)、生熟地(生熟地炭)、山萸肉、枸杞子、菟丝子、血余炭、黄芩炭、黄芪。本方为治疗青少年崩漏常用方,以温肾固本培元为主。临床上,在平时去炭类药,在经临时加炭类药。如此交替使用,效果更佳。

(6)旱莲草、女贞子、生地炭、阿胶、丹皮、山栀炭、侧柏炭、乌梅炭、乌贼骨、仙鹤草、生地、黄芩、连翘、知母、地骨皮、桑叶、薄荷。本方由清热固经汤加减变化而成。治疗崩漏,证属肝热扰肺,木火刑金,热扰冲任,导致月经过多者。本方以清金平木之法,病在下取其上,宣泄上焦肺气及下焦肝之郁热,达到止血效果。气虚不摄时可酌加人参、西洋参、五味子。

(7)制军炭、荆芥炭、黄芩炭、生地炭、侧柏炭、黄柏炭、茜草炭、制军、荆芥、黄芩、生地、侧柏、黄柏、茜草。七味炭类药共存于一方中,用于血热妄行之崩漏,如与前数方配合使用,效果更好。

5. 因虚而成本病者,临床上可归纳为气虚不摄成崩(漏)和阴虚火旺内扰胞宫两大类。气虚的机制是气不摄血,固摄乏力,无力统血,血脱下行。其中,还可分为肺虚宗气不足;脾虚中气弱而清阳无力升提;肾虚阳气不足、固摄无力。生活起居不慎、劳倦伤气,亦可引起气不摄血而致崩中漏下。因脾肺为母子之脏,肺脾气虚在临床上常相互影响。

临床经验方与体会:黄芪、党参、白术、茯苓、柴胡、葛根、当归、五味子、熟地、鹿角胶、山药、益母草、仙鹤草。本方为归脾汤合四君子汤加减变化而成,常用于病程久之气虚血虚互见者。应用此方时,患者患病日久,常以漏下为多见,所以在治疗上侧重于补肺脾为主,止血为辅的治本之法。

6. 对于因思虑过度,所愿不得,伤及心脾,又兼有肺脾气虚、无力固摄之崩漏患者,即《妇科玉尺》所讲"思虑伤脾,不能摄血,致令妄行",及《黄帝内经》"二阳之病发心脾,有不得隐曲"者。临床可见经血暴注下迫,或非时血流如涌,或漏血渗血,日久不净。血色淡红或红而不鲜,质稀不稠。面色萎黄,气短肢软,神疲倦怠,纳差,大便不实,平素可有白带量多而稠厚,舌质淡白,苔薄白,脉缓弱。

脾虚气弱,冲任无力以摄,故见经来失期,或崩或漏。气虚阳弱,脾失生化,故血淡质稀。气血亏少,营养不足则面黄、舌淡;充养不足则倦怠、神差、肢软、脉弱。中焦气虚，脾失运化则纳差；脾失摄纳，故带下量多。

临床经验方与体会：

（1）党参、黄芪、白术、茯苓、熟地、山药、山萸肉、五味子、酸枣仁、远志、柏子仁、龙骨。本方侧重补气宁神止血，并佐用清心、疏肝、理气药物。

（2）固本止崩汤（《傅青主女科》）加减：人参、黄芪、白术、熟地、当归（应炒炭用）、黑姜、五味子、淡附片。方中人参大补元气，黄芪、白术补中健脾，熟地、当归养血，黑姜止血，五味子益气收敛，附子温阳。全方共奏补气健脾、固中养血、止血之功。临床加升麻以助黄芪升举中阳，固护脱陷之脾气，使血随气升；如崩血，加百草霜、灶心土温中收涩止血；若漏血难尽，加棕榈炭、三七粉止血化瘀；劳逸失度者加鹿衔草、炒续断；体质素弱者加阿胶。

（3）补中益气汤（《脾胃论》）：黄芪、白术、陈皮、升麻、柴胡、人参、甘草、当归。该方用于脾虚崩漏，有补脾益气之参、芪、术、草，有升举中阳之升麻、柴胡，并佐以理气之陈皮、调血之当归。出血期当归炒炭用或不用，另加养血止血的制首乌、阿胶，敛血止血的煅牡蛎、煅龙骨，效果益彰。用于调月经周期，则当配伍温肾填精之品，如菟丝子、覆盆子、枸杞子、熟地、补骨脂之辈。既助脾土之温运而气健，又增脾血之生化。

（4）党参、黄芪、茯苓、白术、山药、葛根、煅龙骨、煅牡蛎、五味子、阿胶、柴胡、升麻。本方取补中益气、升清止血之义，临床上多用于经断前后（更年期）之崩漏者。出血淋漓者，酌加益母草、仙鹤草、山楂炭；血多者伍入芩连四物汤、黄连解毒汤等清其血热、静其相火。

（5）党参、黄芪、白术、山药、葛根、煅龙骨、煅牡蛎、五味子、旱莲草、女贞子、知母、黄柏炭、生地炭。本方补中益气、清热泄热、止血，临床上常用于治疗经断前后的崩漏。

（6）党参、黄芪、茯苓、白术、山药、葛根、煅龙骨、煅牡蛎、五味子、阿胶。本方取补中益气汤“升清止血”之意，用于更年期妇女之崩漏，临床上常加入止血药，效果更好。

（7）党参、黄芪、白术、旱莲草、巴戟天、知母、生地、地榆、地骨皮、黄芩、阿胶。本方治脾胃两虚，相火不宁，扰乱冲任血络之崩漏，尤宜于青少年既有脾虚体征，更兼肾虚相火不宁、胞宫之血不固之崩漏（青春期功能性子宫出血）。

7. 肾虚所致的崩漏，多由封藏失职、胞宫不固引起。在治法上都以补肾固冲、滋水益阴为治。因起效迟缓，所以都用在疾病减轻时，作为调理之用。在出血明显时，大多要加入止血固涩药物，以增其效果。此亦属标本兼治的方法。如见肾气不固而经来无期，忽然大下或淋漓不止，色淡红或暗淡，质清，面色晦暗，小腹空坠，腰脊酸楚，舌质淡嫩，苔白润，脉沉弱。多发于青年女子，因其肾气未盛（亦有中年肾气虚衰者）。病机为封藏不固，阴阳不相维系，冲任不能制约经血，故下血多或淋漓不断。余证均为肾气虚而阳不足，血失温煦所致。大都为先天禀赋不足，冲任功能失调，经血不能应期而行。

临床经验方与体会：

（1）黄芪、山药、白术、阿胶、五味子、杜仲、菟丝子、川断、乌贼骨、地榆、益母草、地骨皮、黄芩、知母、生地（或生地炭）、山萸肉。本方为脾肾双调之法，临床上如偏于脾虚者重用补脾药；偏于肾虚者则重用补肾药，同时须加用止血药，如黄芩炭、三七粉、荆芥炭之类。

（2）左归丸、右归丸加减：二方一治肾阳不足，一治肾水亏乏，常用于平时调理，临床选用时，须按照患者出血及其他体征加减变化。其中偏于阴虚者，常加入熟地、山萸肉、桑寄生、杜仲、旱莲草之类；偏于阳虚者，则需加入黄芪、党参、熟地、桑寄生、川断、杜仲、老鹿角。同时均可加用止血固涩类药，诸如益母草、三七、茜草、乌贼骨、花蕊石等。

8. 肾虚所致崩漏，在临床有肾阴虚、肾阳虚及肾精虚的区别。阴虚血热所致者，症见淋漓量少或一时性经量增多，经色偏红、质稠，伴有阴虚体征，诸如心烦、失眠、耳鸣、眩晕等症。此多因阴虚内热，虚热扰及冲任胞宫，阳搏血动所致。肾阳虚所致者，患者常见月经血色偏淡，量少，淋沥不净，腰膝酸软，形寒乏力，精神不振，舌淡苔白，脉缓少力。肾精虚所致者，经来无期，淋漓不断，忽又暴下如注，或经闭数月又暴崩如故。血色暗黑无光泽，质薄或有块，头昏眼花，耳鸣，或颜面耳轮发暗，发色不泽或易脱落，舌暗淡，苔薄黄，脉细数或少力。

此证多见于经断前之中年妇女，或有产育众多史，或有流产史，或有不孕史，或有他病史。此年龄阶段肾气渐虚，阴阳易失平和。若素有不足，又因故重伤，势必愈亏，因而易发生崩漏。阴亏而阳不盛，尚未生虚热，故无虚热之象,但若阴虚阳盛,虚热内起便成阴虚血热之候。故本证与前述之阴虚血热机制相同,表现各异,因而论治亦各有侧重。

临床经验方与体会:

(1)人参、麦冬、五味子、沙参、玉竹、益母草、黄芩炭、黄柏炭、玄参、熟地、山茱萸、车前子、牛膝。本方由《石室秘录》中上下相资汤加减而成。人参益气生津,伍麦冬、五味子有气阴两补,摄敛阴血之效;沙参、玉竹生津养阴液;熟地、山茱萸益精养阴血;玄参滋阴凉血;车前子、牛膝引药归肾,加益母草、黄芩炭、黄柏炭清热止血行瘀。原方用于血崩之后口舌燥裂不能饮食之证。用于阴虚内热之崩漏,下能滋肾水,上能生肺金。全方清、滋为主,泄火而不伤阴,尤宜于更年期崩漏。崩血者,去车前子、牛膝之下行,加乌贼骨、茜根炭止血。漏血不止者,去车前子、牛膝,加贯众炭止血消瘀。若用此方调经,可去性凉之沙参,加山药、茯苓以强脾之运化。

(2)杜仲、续断、菟丝子、桑寄生、益母草、阿胶、三七粉、艾叶、砂仁、茯苓、山药、鹿角霜、制何首乌、台乌药、当归、肉苁蓉、车前子、枸杞子、紫河车、荔枝核。本方由《中医妇科治疗学》通脉大生片加减而成,原方为治肾阳虚、胞宫寒伏所致不孕而设,借用此方以治肾阳虚乏、封藏失职之崩漏。方中杜仲、续断、菟丝子、桑寄生、鹿角霜、肉苁蓉、车前子、紫河车温肾补阳,调固冲任;何首乌、当归、枸杞子养血益精;砂仁、茯苓、山药健脾益气;艾叶、益母草、阿胶、三七粉、台乌药、荔枝核散寒行气。本方药物众多,补肾而偏于温肾,伍以养血益脾理气之品,使肾气充盛,冲任得固,经水得调。故组方重在补肾,兼顾理脾,佐以调气,适用于先天不足或后天失养之肾虚崩漏。

(3)补骨脂、赤石脂、巴戟天、侧柏炭、地榆炭、艾叶炭。本方温阳补肾,固涩止血。如夹杂血块,则可加丹皮、桃仁、赤芍、山楂炭。

(4)赞育丹(《景岳全书》):杜仲、巴戟天、仙茅、淫羊藿、菟丝子、蛇床子、熟地、山茱萸、肉苁蓉、当归、白术。本方集大队补肾温阳之品,诸如杜仲、巴戟天、仙茅、淫羊藿、菟丝子、蛇床子、肉苁蓉等,共奏补肾温肾,补助命火,暖固下焦之功。又有熟地、山茱萸、当归等温精填精养血之辈,白术健脾气。原方用治阳痿精衰、虚寒无子等证。与右归丸相较,本方更着力于峻补肾中阳气,而右归丸独具祛寒强壮心阳之功。本方治疗阳虚崩漏,仍当舍去当归,加温涩之艾叶、姜炭。

（5）生熟地、制军炭、荆芥炭、地榆炭、山萸肉、黄芩炭、阿胶、晚蚕沙，配合前法而治偏于阴虚者。

9. 因瘀所致之崩漏，多以血瘀为主，情志过极或隐曲不舒，使肝失条达，肝郁气滞而血瘀。症见经血淋漓不断或骤然下血量多，或乍来乍止，或经闭数月又忽然暴下，色暗质弱，夹有瘀块，小腹疼痛，血块排出后痛减，舌质暗红或舌边有瘀点，脉沉涩或滑数。

瘀血停积，阻滞经脉，血不循经，溢而妄行。内有瘀血，故乍来乍止，若瘀滞不通，常见经来淋漓、量时多时少，或淋漓日久不净，或暴下如注，色稠有块，腹痛拒按，血去痛减，胸痛乳胀，急躁易怒。

偶有于经、产之期感受寒邪，客于冲任，因寒成瘀、寒伏胞宫、经脉为之凝塞不畅，症见少腹冷痛喜按，经来淋漓，血色或淡或暗；量时多时少，崩与漏交替反复。

其他还可因热甚灼阴，燥涩成瘀，湿热壅遏致瘀。瘀滞冲任经脉，新血不得归经，乃成崩漏之疾。

也有因经期、产后余血未尽而不禁房室，损伤冲任，瘀血内停，以致血不归经而成崩漏。或因气血虚弱，冲任血流无力，经血迟滞而瘀，加之失养失约，故而崩中漏下。临床见证：经血暴崩而下，血色紫黑，夹大量血块；或崩漏日久，血黏稠，时畅时涩。小腹胀痛拒按，血块排出后胀痛稍减。或先有月事停闭数月，又骤然下血排血块。舌质紫瘀，或舌面有瘀斑、瘀点，脉弦或滑。瘀血内阻，冲任失调。恶血不去，好血难安，故有崩血漏血夹大量血块。血不畅则气不顺，故见少腹胀痛，排血块或血行通畅后胀痛得以缓解。舌紫脉涩均为瘀血内阻之征。

辨证上则依据如下表现：经血暴崩而夹大量血块，或阴道出血滞涩不畅。或月经先停闭，继之骤崩骤漏。血色紫黑、质黏稠。小腹胀痛或满痛拒按，血块排出或血色转鲜时疼痛可以缓解。舌质紫或有瘀点，脉涩或弦。或有经期冒雨、涉水保养失宜而导致月经骤停史；或曾有半产、流产史；或有继发性痛经与不孕史。

临床经验方与体会：

（1）失笑散（《太平惠民和剂局方》）合桃红四物汤（《医宗金鉴》）加减：

蒲黄、五灵脂、桃仁、红花、当归、川芎、赤芍、熟地。失笑散活血化瘀止血,桃仁、红花活血化瘀,当归、川芎行血,赤芍化瘀凉血,熟地养阴血。二方合用,活血化瘀之力强,而养血止血之效亦存。实际使用中,常去川芎,熟地改熟地炭,蒲黄炒用,可避免阴血流失过多。同时加用活血化瘀药物,如茜草、泽兰、益母草、山楂、三七粉、制军炭等。用于血瘀所致崩漏,再加养血理血之鸡血藤,补血活血之三七。若有受寒史,可酌加艾叶和少许姜黄;若有继发痛经史者,加用荔枝核、延胡索、川桂枝;若有流产史者,加续断、补骨脂。

(2)红花桃仁煎(《陈素庵妇科补解》)加减:桃仁、红花、当归、川芎、生地、白芍、丹参、香附、青皮、延胡索。方中桃红四物汤活血,丹参凉血,白芍可以柔肝敛血,香附、青皮疏肝理气。

(3)熟地炭、当归、白芍、益母草、蒲黄、蒲黄炭、炒灵脂、延胡索、小茴香、生山楂、山楂炭、泽兰、制军炭。本方临床常用于血瘀崩漏体质尚壮实者。

(4)生地炭、熟地、旱莲草、白芍、女贞子、炒黄柏、炙黄芪、炒白术、失笑散、地榆炭、三七粉、益母草、红花、丹皮。本方治血瘀出血淋漓、时间偏长又兼有阴虚体质者。

(5)生地炭、熟地炭、女贞子、旱莲草、蒲黄炭、地榆炭、三七粉、益母草、红花、丹皮、黄芪、延胡索。本方治血瘀淋漓不尽,时间偏长又兼有气阴两虚之患者。

(6)黄芪、山楂、刘寄奴、益母草、红花、炮姜炭、川芎、泽兰、银花。方中重用山楂、益母草、黄芪、银花四味。用于人工流产术后及宫内手术后出血淋漓不净者。

10. 因湿热入侵冲任,或“脾湿下流于肾,与相火合为湿热,迫经下漏”(《医学入门》),其色紫黑腐臭。症见少腹疼痛,困倦肢重,口渴不欲饮,舌质红,苔黄腻,脉濡数。如因下焦湿热、瘀热扰乱胞宫而致血崩者,当以清热利湿、疏通气机、散热凉血止血为治。

临床经验方与体会:

(1)银花、黄芩、益母草、乌贼骨、黄柏、荆芥炭、制军炭、知母、白花蛇舌草。本方应用于人工流产或上环术后,出血淋漓不净,因于瘀热互结者。临床上常伴有少腹刺痛拒按,带浊秽臭,甚则发热恶寒等体征。

(2)三妙红藤汤(苍术、黄柏、牛膝、红藤)加减:大小蓟、仙鹤草、红藤、败酱草、黄柏、苡仁、苍术、益母草、夏枯草、香附。方中大小蓟、仙鹤草清热止血，红藤、败酱草、黄柏清热解毒，苡仁除湿健脾，苍术苦温燥湿，益母草、夏枯草化瘀止血，香附理气调冲。亦常加入柴胡、藿香升清化浊。

（3）银花、连翘、红藤、蒲公英、紫花地丁、败酱草、黄柏、制军、桃仁、丹皮、赤芍、炒山栀、苡仁、延胡索、川楝子、乳香、没药。方中银花、连翘、红藤、蒲公英、紫花地丁、败酱草清热解毒，制军、丹皮、赤芍清热凉血，炒山栀清热止血，黄柏、苡仁除湿排秽，桃仁、延胡索、乳香、没药调气止血散瘀，炒川楝调气清热止血。

（4）补骨脂、赤石脂、山萸肉、老鹿角、杜仲炭、旱莲草、仙鹤草、乌贼骨、黄芩炭、制军炭。本方治疗人工流产或宫内手术后，冲任受损，瘀血留滞于胞宫者。

11. 由血瘀所致的崩漏，临床习惯在上述方药中加入琥珀散，组成为三棱、莪术、丹皮、川桂枝、延胡索、刘寄奴、当归、赤芍、熟地（常改为熟地炭），可增加治疗效果。在治疗崩漏过程中，处方用药都须加入行血祛瘀之品。要随时想到“无瘀不成崩漏”的观点。

在因瘀所致崩漏中，还可见到寒积胞宫，经脉凝滞瘀塞，血运不畅而致经来淋漓，腹痛、喜温、喜按、经色暗而质稠。在治疗上，用药可参照以上用法，但须伍入温经暖宫的方药，如当归、吴茱萸、川芎、人参、桂枝、阿胶、半夏、生姜、甘草、小茴香、制香附、淡附片等。

第九节　闭经

女性年逾十八岁尚未行经，或月经已经来潮而又见停经超过三个月者，称之为闭经。前者称为原发性闭经，后者称之为继发性闭经。

妊娠期、哺乳期、绝经期间的月经停止均属生理现象，不作闭经论治。少女在月经初潮后，偶见一段时间内的停经现象，也不应属闭经论治。

闭经是临床常见而又难治的病证之一，疗程长，疗效较差，值得重视。

【溯源】

《黄帝内经》中已对本病有所记载，称其为“女子不月”“月事不来”，并指出其因为“忧思郁结，损伤心脾”“胞脉闭……心气不得下通”，及寒邪凝血。提出治疗本病的处方为四乌贼骨一藘茹丸。

张仲景在其《金匮要略》中有“妇人之病，因虚、积冷、结气，为诸经水断绝……”的记载，将其病因归纳为虚、积冷、结气。

巢元方在《诸病源候论》中称其为“月事不通”，并提出此由“风冷伤其经血……得寒则涩闭，既为冷所结搏，血结在内，故令月水不通”的论断。

《备急千金要方》中已提及血瘀导致闭经的观点，并已观察到有终生不来月经的记录。

《丹溪心法》提出“躯脂满经闭”，即痰瘀致经闭的新观点。

李梴《医学入门》首先把闭经归纳成血枯、血滞两类。

《景岳全书》则把闭经病因归之为血枯与血隔，对血枯提出“欲其不枯，无如养营”，明确把营养不足也列为本证病因，提出“欲以通之，无如充之”的观点。并反对不论有滞无滞，妄行通利。提出了闭经有属虚者，提出虚实为辨证要点的治疗原则。

吴谦《医宗金鉴·妇科心法要诀》提出“经闭久嗽，又见骨蒸潮热，盗汗自汗，饮食减少之症，则谓之血风劳”。已认识到闭经与劳瘵之间的关系。

《傅青主女科》则强调闭经与肾的关系，提出“经水出诸肾”“经原非血，乃天一之水，出自肾中”“经水早断似乎肾水衰涸”“肾水本虚，何能盈满而化经水外泄”。强调了月经的形成、变化与肾的密切关系。

【采撷与体会】

闭经病因不外虚实两类：虚者多由禀赋素虚，肾气不充，或肾中精血不足，或中焦脾胃力薄，生化之源不足，或久病伤气，劳倦伤脾，房劳伤肾，终致生血不足，血海为之空虚，无余血可下。实者多为情志抑郁，气失疏通而致凝滞，或因寒湿凝滞，痰湿壅阻，致冲任气血不通，胞宫月事不能按时而下。

一般而论，已逾常人初潮年龄数年尚未行经；或月经周期逐渐延后，血少色淡，继而闭经，伴见脾肾不足或气血虚弱等征象者，多属虚证；如平素月经正常，突然停闭，多属实证。

属虚者大都有先天不足，或后天亏损，或失血等病史，多见面色苍白或萎黄，或颧红，形体消瘦或矮小，伴见头晕眼花，心悸怔忡，肢软无力，饮食减少，或有潮热，咳嗽或腰酸痛，腹部无胀无痛，舌淡或红，脉多无力或沉细或细数。《景岳全书·妇人规》提出：“故或以羸弱，或以困倦，或以咳嗽，或以夜热，或以食饮减少，或以亡血失血，及一切无胀无痛、无阻无隔、而经有久不至者，即无非血枯经闭之候。”可作为虚证闭经的辨证纲要。

属实证者大多有感寒、饮冷、涉水、郁怒、生活环境改变等病史，形体多壮实或丰腴，伴见胸腹胀满，腰腹疼痛或脘闷痰多，脉多有力或沉弦、沉涩。实证闭经如失治或误治，也可转化成虚证，出现虚实兼夹之复杂证象。

根据闭经的虚实情况，分别采用虚者补之、实者通之之法。虚者以补肾益精、健脾养血为主，或补肾气，滋肾精，使肾气盛，肾精足，脾气旺，冲任二脉流通，满而有余，方能应时而下溢；或健脾养血，补益心脾，“心脾平和则经候如常”，脾胃健则化源足，谷气盛则血海满，月经可望恢复。养血中佐以扶气，气旺而能生血，总之虚证以补脾肾为主，俟正气恢复，一般情况改善后，根据病情适当伍入通调气血之品，或在补法之后间隔运用通调气血之法，达到“先补后攻，催经下行”之目的。实证患者，则根据其不同病因及证候分别以温经散寒、调气活血、祛痰除湿、活血通经为治，但通经之法，绝非单纯行血破气破血之属所能概括，应根据寒、郁、痰、瘀等不同病机，结合散寒、行气、祛痰、化瘀诸法，配以调气活血，使气血调畅，效果始著。切不可一见经闭即谓血滞，滥用通破或过用攻破通利之法，重伤气血。亦不可一见经闭即谓虚损血枯，频用滋腻养血之品，以致脾胃受伤或肾阳被遏，化源更加不足，反燥精血。

【处方与用药】

1. 因血虚而致经闭者，一般皆由营血亏虚，冲任气血衰少，血海不能满溢，故月经停闭。血虚上不能濡养脑髓清窍，故头晕目花；血虚无力涵养心神，故心悸怔忡，少寐多梦；血虚外不荣肌肤，故皮肤不润，面色萎黄。治疗法则宜补血养血，活血调经。

临床经验方与体会：

（1）小营煎（《景岳全书》）加减：熟地、当归、白芍、山药、枸杞子、鸡内金、鸡血藤、丹参、阿胶、大枣、炙甘草。方中熟地、阿胶、枸杞子、白芍填精养血；山药、鸡内金、大枣、炙甘草健脾生血；当归、鸡血藤补血活血调经。全方合用，以养血为主，兼能活血通经。

（2）圣愈汤（《兰室秘藏》）合五子衍宗丸（《证治准绳》）：生熟地、川芎、人参、白芍、黄芪、当归、五味子、覆盆子、菟丝子、车前子、枸杞子。本方加鸡血藤、鹿角胶、河车粉等缓缓图治；偏阳虚者可加肉苁蓉、巴戟天、补骨脂、仙茅、肉桂等；偏阴虚者加制何首乌、女贞子。

2. 若血虚日久，渐至阴虚血枯经闭者，症见月经停闭，形体羸瘦，骨蒸潮热，或咳嗽唾血，此多由肾虚所致闭经；或因先天禀赋不足，无力温养冲任，胞宫失于荣养，任脉不通，太冲脉不盛，天癸不能按时而至，致月事不按时而下，遂成闭经之候。或因后天将养失宜、房事不节，或因胎坠过频，或流产手术不当损伤胞宫血脉所致。

临床经验方与体会：

（1）秦艽鳖甲散（《卫生宝鉴》）加减：秦艽、鳖甲、地骨皮、知母、柴胡、青蒿、乌梅、当归、益母草、山楂、赤芍。本方常用于肾虚相火不宁所致闭经。常伴有骨蒸劳热、盗汗、身形瘦弱、潮热干咳、五心烦热等虚劳体征。方中鳖甲滋阴潜阳，合当归补不足之阴；地骨皮、知母、秦艽清虚热，退骨蒸，泻有余之阳；柴胡、青蒿透达热邪，使热从外解；用少量的乌梅以敛汗保阴；益母草、赤芍、山楂活血化瘀调经。诸药共奏滋阴清热之功效。兼有气虚者，也可配合黄芪鳖甲汤（黄芪、鳖甲、天冬、地骨皮、秦艽、茯苓、柴胡、紫菀、制半夏、知母、生地、白芍、桑皮、甘草、人参、肉桂、桔梗）。

（2）生地、熟地、玄参、川贝母、桔梗、甘草、麦冬、白芍、当归、阿胶、鳖甲、百合。本方从百合固金汤变化而来，去当归之温以防伤及已阴虚的肺络。鳖甲、阿胶加强滋阴止血功效，以养阴清热、润肺止咳；选用百合润肺补气；生熟地滋阴凉血；当归、白芍养血调经，川贝母润肺止咳，玄参、麦冬滋阴润肺，桔梗、甘草开宣肺气。咳血者加白茅根或白及、仙鹤草，盗汗加牡蛎或五味子、浮小麦、金樱子。

3. 若肾阳虚衰，脏腑失于温养，精血化生之源不足，冲任气血不足，血海不能满溢，故月经初潮来迟，或后期渐至停闭；肾阳虚衰，阳气不布，故形寒肢冷。

临床经验方与体会：

（1）加味五子衍宗丸：当归、川芎、枸杞子、菟丝子、五味子、仙灵脾、仙茅、肉苁蓉、杜仲、黄芪、红参、熟地、山药、山萸肉、鹿茸片。本方在治疗上阴阳双补、阳中补阴，临床常用于先天禀赋不足、发育迟缓的虚寒性闭经；亦用于妇女经断前后，阳气渐虚，胞宫失养，或多产（人工流产过多）伤及胞宫之闭经。

(2)人参、白术、茯苓、当归、杜仲、川断、桑寄生、枸杞子、熟地、肉桂、制附片。本方由人参养荣汤加减而成,用于气血不足、脾肾两虚,肾阳不振,火不生土,生化之源匮乏所致的闭经。症见月经初潮来迟,或月经后期量少,渐至闭经,头晕耳鸣,腰痛如折,畏寒肢冷,小便清长,夜尿多,大便溏薄,面色晦暗,或目眶暗黑,舌淡,苔白,脉沉弱之患者。

(3)十补丸(《济生方》)加减:熟地、山药、山茱萸、泽泻、茯苓、丹皮、当归、川芎、红花、肉桂、五味子、炮附子、鹿茸。方中以鹿茸、炮附子、肉桂温肾壮阳,填精养血;当归、川芎、红花活血通络,熟地、山茱萸补肾益精血,更助以山药资生化之源;少佐泽泻、茯苓渗湿利水,丹皮清泄虚火,与温肾药配伍,使补而不滞,温而不燥;五味子助肉桂引火归原,纳气归肾。全方温肾助阳,滋养精血,肾气旺盛,任冲通盛,月事以时下。

(4)加减右归丸:熟地、怀山药、菟丝子、枸杞子、附片、肉桂、鹿角胶、杜仲、仙灵脾、当归、桃仁、益母草、红花。本方用于肾阳虚闭经,临床上除闭经外,更有阳虚畏寒、肢冷困乏、精神不充等症状。

(5)加减左归丸:山萸肉、山药、杜仲、菟丝子、龟甲胶、鹿角胶、怀牛膝、制首乌、熟地、益母草、桃仁、红花。本方常用于肾阴虚闭经,伴有心绪烦躁、失眠多梦、五心烦热等体征。如有健忘、失眠、多梦则可加入炒枣仁、柏子仁,亦可伍入天王补心丹;如兼见肺阴虚者,则可伍入百合固金汤。

(6)菟丝子、川断、桑寄生、阿胶、杜仲、黄芪。本方以寿胎丸(《医学衷中参西录》)加减,治疗因肾虚所致闭经,患者常兼有腰膝酸软、精神倦怠,或有多次流产史。体质许可者,常加入当归、川芎、桃仁、红花、益母草等养血活血通经药物以标本兼顾。

(7)完胞饮(《傅青主女科》)加减:人参、茯苓、白术、生黄芪、当归、川芎、桃仁、红花、益母草、白及、猪羊脬。本方原本治疗产后体虚、小便频数者,临床上也常用于气虚不足之闭经。其中猪羊脬临床早已不用,改以羊肉代之,常服确有实效。

(8)生熟地、北沙参、麦门冬、枸杞子、当归、川楝子、柴胡、地骨皮、丹皮、桃仁、益母草。本方为一贯煎加减,滋阴养血、清肝泄热,治阴虚肝旺所致闭经。

(9)加减八物柴胡汤:人参、白茯苓、甘草、归身、白芍、生地、麦冬、知母、柴胡、淡竹叶(有汗加地骨皮、无汗加丹皮)。此方也是治疗肾虚骨蒸劳热闭经之常用方。

4. 由肺脾气虚所致闭经者,常见于饮食不节、劳倦内伤,宗气力薄、生化之源无力。气血亏损,气虚则不能运化水谷,故常见大便溏泻,脘闷,纳呆。脾虚失运,水湿下注,损及任带,故带下量多。水湿泛溢肌肤,故浮肿。脾虚气弱,中阳不振,四肢肌肉失荣则倦怠嗜卧。思虑过度则损伤心脾,心脾气结,营血无以资生,心失血养,故见心悸怔忡、失眠多梦,最终导致冲任空虚、胞宫失养、经血不能按时下注,遂成闭经之证。

临床经验方与体会:

(1)党参、黄芪、当归、甘草、远志、熟地、酸枣仁、木香、五味子、柴胡、白术、桃仁、红花、益母草。本方为临床常用方,治疗肺脾气虚、宗气不足、清阳不升、生化之力不足,月经不能按时而下。如脾虚消导力薄,不能运化水谷,见便溏、气短、乏力,则可伍入人参健脾丸或参苓白术散等加减变化。

(2)当归、川芎、熟地、白芍、党参、川桂枝、小茴香、泽兰、延胡索。本方在临床上常用于治疗虚性闭经,并兼有经脉失养而身疼痛者。

(3)人参(或党参)、黄芪、陈皮、白术、当归、甘草、茯苓、香附、川芎、艾叶、桃仁、赤芍、红花。本方治疗气血两虚而致经脉失养之闭经,侧重于补肺脾兼通血脉。

(4)人参、阿胶、黄芪、艾叶、杜仲、补骨脂、川断、菟丝子、泽兰、丹参、赤芍、五灵脂、红花、通草。本方临床常用于气血两虚、肾中阳气不振而致闭经患者。

(5)人参(或党参)、当归、熟地、黄芪、白术、鸡内金、神曲、麦芽、山楂、红花、益母草、制军、红枣。本方治疗气血两虚、中焦消导力薄、生血不足之闭经。在重用温补肺脾药中加入消导之品,既可助中焦生气化血,又可活血通脉。

由脾虚而致中焦失运,水湿停留,痰滞经脉,阻于冲任,扰及血海,血海壅塞,经血不能按时满溢,故月事不能按时而下,遂成闭经。除闭经外,还可伴有形体肥胖、困倦、胸脘胀满等症。

临床经验方与体会:①当归、川芎、苍术、白术、半夏、茯苓、泽泻、香附、木香、益母草。本方治疗因中焦运化不足,水谷精微滞留,冲脉不通而成闭经者，所谓“行则为精为微，滞则为痰为湿”。②木香、苍术、党参、茯苓、黄芪、泽泻、砂仁、当归、益母草、瞿麦、淡附片。本方临床用于脾虚兼有肾阳不振，火不生土而致水湿滞留，生痰化浊导致闭经者。此类患者形体大都偏于肥胖，并伴见畏寒、怕冷、食少便溏。

5. 痰湿导致冲任血行不畅的闭经，临床治疗上还可参考参苓白术散、丹溪治痰湿方（苍术、白术、半夏、茯苓、滑石、香附、当归、川芎）、金匮肾气丸合肾着汤等。

6. 由寒滞经脉，血运不畅，冲任之血不能按时下注胞宫，而致闭经者。此多由过食生冷或起居不慎，感受寒邪，或涉水淋雨而致寒凝血结，影响冲任二脉及胞宫血运。

临床经验方与体会：

（1）当归、芍药、桂枝、川芎、生姜、吴茱萸、人参、丹皮、小茴香、木香、肉桂、延胡索。本方治寒伏下焦，冲任阻塞不通，冲任及胞宫气机被寒气所遏，气滞则血滞，月经量渐见减少，直至停经。亦有月经突然而停者，此类患者大多伴有经来疼痛拒按、喜温，遇温则痛减，伴四肢不温、形寒身冷；或有寒滞血结，经来刺痛、固定不移，腰腹坠胀等症状。

（2）温经汤（《校注妇人良方》）加减：人参、当归、川芎、白芍、肉桂、莪术、三棱、小茴香、高良姜、丹皮、甘草、牛膝。原方用于寒凝血瘀痛经，此用于寒凝气滞，血瘀经闭。方中人参、当归、川芎、白芍益气养血和血，肉桂温经散寒化瘀，莪术、牛膝活血化瘀，丹皮温而不燥，甘草调和诸药。若偏于气滞，见胸胁及少腹疼痛拒按，加红花、赤芍、泽兰等；偏于寒者，见少腹冷痛，加桂枝、吴茱萸等。

（3）当归、生姜、羊肉、黄芪、人参。本方治虚寒闭经，对青少年因肾虚闭经，兼宫寒者极为适用，并可长期服用。

7. 气滞血瘀所致闭经者，大多与情志有关，多见于七情失调，或环境不顺，或素性抑郁，或愤怒过度，以往月经正常，突然停闭不行，伴胁痛或少腹胀痛拒按，舌质正常或瘀暗，苔正常或薄黄，脉弦或紧。

如素体情志偏急或抑郁内向，肝气不舒，气滞血瘀，冲任闭阻，症见胁痛或少腹胀痛拒按，舌暗或有瘀斑。气为血帅，气机郁结，日久即可导致血运不畅而瘀滞。一旦冲任瘀阻，胞宫气血由此运行受阻，血海不能满溢，最终导致闭经。本证原本是一个渐进过程,病之初起常见月经逐渐稀少,周期先后不定,终致月经不潮。但也偶见暴怒或强烈的情绪波动之后,疏泄失常,直接导致月经骤停。本证除见闭经外,平时患者常伴有胸满胁胀,乳胀,或见心烦易怒,或见抑郁不乐,或见饮食减少、食少便溏等证候。

临床经验方与体会:

(1)当归、赤芍、柴胡、丹皮、茯苓、山栀、桃仁、红花、制川朴、枳壳。本方为治疗气滞闭经的常用方。取义于丹栀逍遥散,并加入活血通经之品。

(2)桃仁、红花、当归、川芎、生地、芍药、丹参、香附、青皮、延胡索、山楂、鸡内金、川桂枝。本方也是治疗气滞闭经的常用方,由《陈素庵妇科补解》方加减而成,其中鸡内金一味用量宜大。

(3)血府逐瘀汤(《医林改错》):当归、生地、桃仁、红花、枳壳、赤芍、柴胡、甘草、桔梗、川芎、牛膝。方中还可加入延胡索、小茴香、香附,除治疗闭经外,对气滞血瘀引起的胀痛有明显效果。

(4)膈下逐瘀汤(《医林改错》)加减:当归、川芎、赤芍、桃仁、红花、枳壳、延胡索、五灵脂、丹皮、乌药、制香附、甘草、牛膝。原方用于瘀在膈下,形成积块,或小儿痞块,痛处不移,卧则腹坠者。此用于肝郁气滞,血瘀经闭,取其活血化瘀之功。方中当归、川芎、赤芍、桃仁、红花活血化瘀止痛,香附、乌药、枳壳、延胡索、五灵脂行气疏肝止痛,丹皮清郁热,川牛膝引血下行,甘草缓急止痛。诸药共奏通调冲任之功。

(5)乌药、莪术、当归、桃仁、红花、青皮、木香、香附、延胡索、牛膝、泽兰、佛手、刘寄奴。本方合理气与化瘀药于一方,为临床治疗闭经的通用方,可根据患者的具体情况加减用药。

(6)柴胡、香附、川芎、当归、赤芍、丹皮、三棱、莪术、山楂、泽兰、鸡血藤、川牛膝、制军。本方治疗气滞血瘀闭经中偏于血瘀者,在临床实际运用时,除参照气滞用药规则外,多偏重于活血化瘀,并要随时参入温阳行气之法。

(7)当归、赤芍、红花、三棱、莪术、乌药、丹参、刘寄奴、川芎、肉桂、干姜、益母草。本方用于寒凝冲任,胞宫失于温煦所致的闭经。重点在温经通络,但活血化瘀亦不可缺少。

(8)当归、桃仁、红花、泽兰、益母草、香附、柴胡、艾叶、桂枝。本方侧重于温经通郁,常配合其他理气化瘀方药,用于气滞闭经。

8. 因肝郁气滞，七情繁杂，心肝内热而致月经由先期量少渐致停闭者，常见心烦急躁，或烦热口渴欲饮，小便黄赤，大便秘结，夜寐不安，舌尖红，苔燥或少津，脉数。此类闭经患者多见于平时思虑劳心过度，耗伤心血，或肾水虚不能上济心火，心火上炎而独亢，热灼血涸而致月事不行。火扰心胸，故见心烦急躁或烦热不宁。热甚伤津，故尿黄便结。火热乘心、神明不宁，故见夜寐不安等症。

临床经验方与体会：芩连四物汤。方中四物汤养血活血，黄芩、黄连泻火清心，宜于闭经兼见心烦急躁或烦热不宁者。全方使血得养，心火清，胞脉通，月经可望恢复，宜于闭经兼大便燥结、心肝火旺之患者。

9. 由阴虚胃火所致闭经者，其病因多由胃阴不足或消渴，耗损津液而不能上承，故见口干舌燥，口渴引饮。其证多偏于阴虚内热，虚热上扰心胸，故烦热急躁，神明不宁而多梦纷纭。胃热中消，故消谷善饥。燥热伤津则尿黄便结，舌红少津。

临床经验方与体会：

(1) 瓜石汤加减方：取自刘奉五治闭经名方，清胃养阴，活血通经。方选瓜蒌、石斛为主药，瓜蒌甘寒润燥，宽肠利气，石斛益胃生津，滋阴清热，玄参、麦冬养阴滋液，生地滋阴清热，瞿麦、薏苡仁活血通经，益母草通经活血，马尾连清胃热，牛膝引血下行。全方药味平和，如阳明胃热甚，大便燥结者可先用玉烛散，待阳明燥实解除后再用本方，并可酌加当归、益母草、赤芍、丹参、泽兰、卷柏等活血通经药。

(2) 当归、延胡索、川芎、赤芍、桂枝、乌药、五灵脂、桃仁。寒凝加吴茱萸、小茴香、干姜，气滞重加木香、砂仁。

10. 痰湿阻滞，冲任壅塞，内郁化热，形成浊阻气血、痰浊停滞、肾中相火内郁而致闭经。患者除闭经外，常伴有明显肥胖、体毛重、痤疮、不孕等体征。在治疗上比较困难。

临床经验方与体会：

(1) 当归、桂枝、芍药、仙灵脾、柴胡、牛膝、丹参、桃仁、红花。体胖偏痰湿加苍术、香附，纳差加山楂，内热加黄芩、山栀，腹痛加延胡索、香附，白带多加车前子、茯苓、通草，便干结者加厚朴、大黄，合方以温通冲任，调经。本方常用于治疗痰湿闭经及多囊卵巢综合征。须服用较长时间，一般 2～3 个月为一疗程。

（2）苍术导痰丸加减：茯苓、法半夏、陈皮、苍术、甘草、香附、胆南星、枳壳、生姜、神曲、桃仁、红花、益母草。本方在使用时多配合行气温通、利湿化气药物。行气多配以佛手、木香、藿香等；温阳则去生姜，加用干姜、附片等；利湿化气则重用五苓散加苡仁等；如相火偏旺，心肝内热而见多毛、痤疮者，常参入泻青丸、龙胆泻肝汤、知柏地黄丸等加减变化。

（3）香砂六君子汤加当归、川芎、益母草、茺蔚子、泽兰、川牛膝活血通络。方中人参为主药，大补肺脾元气，辅以苦温之白术，健脾除湿，佐以甘淡的茯苓，不仅助参、术补脾，且能渗湿以合脾喜燥恶湿之性，再以甘草调中益脾，陈皮、半夏增燥湿之力，木香、砂仁行气又助除湿。方中加入当归、川芎、益母草、茺蔚子、泽兰、牛膝能活血通络，调理冲任气机。适用于脾虚、痰湿阻滞之闭经。本证经健脾除湿祛痰后，后期宜佐入温肾药以治其本，可选用菟丝子、巴戟天、淫羊藿等药，使脾肾强健，痰去湿除而经通。

（4）夏枯草、昆布、浙贝母、制半夏、川桂枝、茯苓、猪苓、泽泻、佩兰、柴胡、生苡仁、藿香。

（5）龙胆草、山栀、黄芩、柴胡、黄柏、知母、茯苓、泽泻、益母草、桃仁、红花。本方治疗痰湿闭经内郁瘀热者，临床上除见闭经、肥胖外，还呈现多毛、痤疮等体征。

（6）黄芪、苍术、柴胡、茯苓、葛根、苡仁、浙贝母、益母草、当归、制军、昆布、决明子。本方常用于痰湿肥胖偏有气虚者，其中黄芪用量宜大，因取其助气以化水湿之意。

11. 营养不良是导致闭经的重要原因，但目前因经济原因造成的闭经已不多见，反而是许多女性为保持身材而盲目减肥、节制饮食所致。所以在临床上，对此类闭经患者更主要地是进行医学教育工作，最好的治疗方法是劝其增加饮食量和改善食物质量。

临床经验方与体会：

（1）归脾汤：白术、茯神、黄芪、龙眼肉、酸枣仁、人参、木香、当归、远志、甘草、生姜、大枣。

（2）人参健脾丸：人参、白术、陈皮、枳实、山楂、麦芽、神曲。本方能补气健脾，增加食欲，帮助消化，增强吸收功能。

（3）十全大补汤：本方补气补血双调，侧重在补气，寓气能生血之意，即有形不能速生，无形实能先得，补气即可补血。

（4）人参（或党参）、黄芪、炒山药、神曲、炒山楂、鸡内金、紫河车粉、黄连、生麦芽、藿香、橘红。常用于中焦气虚，宗气不振，消瘦乏力，由减肥所致闭经者。其间可参入八珍汤、桃红四物汤之属加减变化。

12. 精神性闭经　因内心长期焦虑，心情紧张，或恐惧，或忧伤，或盼子心切所致闭经。临床上月经周期建立不久的青年女性表现尤为明显。此类闭经中医学辨证多属肝气郁结，治疗上侧重疏肝理气、安神宁志。

临床经验方与体会：

（1）柴胡、桂枝、龙骨、牡蛎、远志、酸枣仁、五味子、生地、麦门冬、太子参、丹参、红花、益母草。

（2）归脾汤加减：黄芪、白术、柴胡、郁金、丹皮、山栀、党参、当归、茯苓、远志、酸枣仁、木香、龙眼肉、生姜、大枣。

（3）逍遥散合桃红四物汤加减：当归、白芍、柴胡、茯苓、白术、甘草、生姜、薄荷、桃仁、红花、熟地、川芎。

以上二方可以按具体临床体征协调使用，对脾虚肝郁所致闭经疗效较好。

（4）天王补心丹加减：当归、熟地、天门冬、麦门冬、生枣仁、柏子仁、远志、五味子、生龙骨、生牡蛎、丹参、人参、益母草、泽兰、红花。

13. 下丘脑－垂体性闭经，即临床偶见的希恩综合征（Sheehan syndrome），多见于产后大出血并伴有晕厥的患者。临床上除闭经外，更有消瘦、乏力、畏寒、毛发脱落等证候。此在中医学的辨证上，多属于脾肾阳虚范畴。

临床经验方与体会：

（1）老鹿角或鹿茸、紫河车、仙茅、仙灵脾、黄芪、人参、淡附片、当归、熟地、枸杞子、肉苁蓉、巴戟天。本方从温阳补肾着手，具有振奋肾中阳气、推动气血运行、恢复冲任气血的功能，达到温养胞宫目的。长期服用对改善体质，改善畏寒、乏力、毛发脱落等症状，提高生活质量，恢复月经来潮有较明显效果。

（2）二仙汤合十全大补汤（或归脾汤）：仙茅、仙灵脾、人参、白茯苓、白术、当归、白芍、川芎、熟地、甘草、大枣、黄芪、陈皮、远志、酸枣仁、木香、龙眼肉。本方对希恩综合征的轻症也有一定效果。

以上处方建议患者都应长期服用。

14. 闭经泌乳综合征　临床上时有见到非哺乳妇女，除闭经外，尚有不随意持续性乳汁分泌，部分与长期服用避孕药有关，亦有部分与垂体病变(垂体微腺瘤)有关。

临床经验方与体会：

(1)钩藤、菊花、夏枯草、黄芩、山栀、丹皮、生地、益母草、红花、黄柏、牛膝。此类患者临床上常伴有心绪烦躁、急躁、心肝火旺、虚阳上亢等症状。

(2)丹栀逍遥散加减：丹皮、山栀、当归、赤芍、柴胡、茯苓、白术、炒麦芽、炒谷芽、炒鸡内金、桃仁、红花、海藻、昆布、三棱、莪术。

闭经在临床上属于难治病，病程较长，疗效尚不稳定，目前一般采取综合治疗措施，以提高疗效。

第十节　痛经

妇女在行经前后或经期，出现周期性小腹疼痛，或引及腰骶部疼痛者，称为痛经。其疼痛程度，轻重各异，严重者，可伴有恶心、呕吐、身冷、汗出、手足冰冷，甚至剧痛晕厥等症状。

【溯源】

有关痛经的记载，最早见于《金匮要略·妇人杂病脉证并治》："带下，经水不利，少腹满痛……"

巢元方《诸病源候论》则首立"月水来腹痛候"，认为"妇人月水来腹痛者，由劳伤血气，以致体虚，受风冷之气客于胞络，损冲任之脉"。

陈自明《妇人大全良方》亦有风冷为患，经来腹痛的记载，并列出方药："妇人经来腹痛，由风冷客于胞络冲任……用温经汤。"

金元时期学术活跃，对此病的认识也有了进一步发展。对痛经发生时间和病因等方面都有了新的认识。

《丹溪心法》更进一步指出痛经与血实、郁滞、瘀血有关："经水将来作痛者，血实也，四物加桃仁、黄连、香附。临行时腰腹疼痛，乃是郁滞，有瘀血，宜四物加红花、桃仁、莪术、延胡索、香附、木香，发热加黄芩、柴胡。"对于经后小腹痛者，则认为由血气俱虚而致，并选用八珍汤，并总结出痛经治疗的具体方药。

《格致余论》指出："将行而痛者，气之滞也；来后作痛者，气血俱虚也。"明确指出了痛经的病因有气滞和气血俱虚的不同，在发病时间上当有经前与经后的区别。

明代医学家王肯堂对妇产科疾病论述尤为详细，对痛经的病因提出了气滞血瘀和气虚、血虚的不同，其《胎产证治》中载有："经来先腰痛者，血滞而气不顺也；经止而复腹腰痛者，血海空虚气不收也。"

明代《景岳全书·妇人规》对痛经的认识也极有见地。此书把痛经按虚实划分，指出"经行腹痛，证有虚实。实者或因寒滞，或因气滞，或因血滞；虚者有因血虚，有因气虚。然实痛者多痛于未行之前，经通而痛自减，虚痛者多痛于既行之后，血去而痛未止，或血去而痛益甚。大抵可按可揉者为虚，拒按拒揉者为实……但实中有虚，虚中亦有实，此当于形气禀质兼而辨之""凡妇人经行作痛，夹虚者多，全实者少。即如以可按拒按及经前经后辨虚实，固其大法也"。这里提出的根据疼痛性质和时间分虚实的见解，对后世医家大有启发。

明代《宋氏女科秘书》也是当时颇有价值的妇科专书之一，书中所云"经水将来作痛者，血瘀气滞也，腹中阵阵作痛者，乍作乍止，气血俱实，治当以行经顺气""经水行后作痛者，气血虚也，治当调养气血"，亦具有一定实际意义。

《医宗金鉴·妇科心法要诀》提出痛经的病因有气滞血瘀，应选用行气活血药物治之，如说："腹痛经后气血弱，痛在经前气血凝。气滞腹胀血滞痛，更审虚实寒热情。"对于经前经后，血凝气滞的治疗，则详细地列出了处方和用药："经后腹痛当归建，经前胀痛气为殃，加味乌药汤乌缩，延草木香香附榔""血凝碍气疼过胀，本事琥珀散最良，棱莪丹桂延乌药，寄奴当归芍地黄"。加味乌药汤和琥珀散等著名方剂均出自该书。

《傅青主女科》论述痛经的病因病机及治法方药更是精详，认为痛经的病因主要有肝郁、寒湿、肾虚，以解郁、化湿、补肾为法，分别治以宣郁通经汤、温脐化湿汤和调肝汤，三方均为女科临床所常用。例如："妇人有经前腹疼数日，而后经水行者，其经来多是紫黑块，人以为寒极而然也，谁知是热极而火不化乎！夫肝属木，其中有火，舒则通畅，郁则不扬，经欲行而肝不应，则抑拂其气而疼生……治法似宜大泄肝中之火，然泄肝之火而不解肝之郁，则热之标可去，而热之本未除也，其何能益！方用宣郁通经汤。”

历代医家对痛经较为完整的认识是千百年来逐渐形成的，其中精湛论述、有效治疗方法及方剂沿用至今，在指导临床治疗上仍有重要意义。

【采撷与体会】

《傅青主女科》集以往医家之大成，对痛经提出肝郁、寒凝和肾虚三大主因，并分别以宣郁通经汤、温脐化湿汤及调肝汤治疗。其对痛经的认识和治疗方法，直至现今仍为医者所沿用。

引起本病的原因较为复杂，主要病因为“不通则痛”，基本病机为气滞血瘀，主要治法为行气活血、祛瘀止痛。

痛经发病有虚有实，虚者多责之于气血肝肾之虚，患者素体虚弱，气血不足，或大病久病，耗伤气血，或脾胃虚弱，化源不足，气虚血少，经行血泻，冲任气血更虚，胞脉失于濡养，“不荣则痛”，故使痛经。实者多责之于气郁及寒、热、湿邪之侵。其中因肝郁者则为素性抑郁，或愤怒伤肝，肝郁气滞，气滞血瘀；或经期产后，余血内留，蓄而成瘀，瘀滞冲任，血行不畅，经前经时气血下注冲任，胞脉气血更加壅滞，“不通则痛”，此即《沈氏女科辑要笺正》所说：“经前腹痛，无非厥阴气滞，络脉不疏。”若经期虽无明显情志诱因，但肝气素抑，以致“经欲行而肝不应，则抑拂其气而疼生”。寒凝则常因经期产后，起居失宜，感受寒邪，或过食寒凉生冷，寒客冲任，与血搏结，以致气血凝滞不畅，经前经时气血下注冲任，胞脉气血更加壅滞，“不通则痛”。而由湿热致病者，常因素有湿热内蕴，或经期产后感受湿热之邪，与血搏结，稽留于冲任、胞宫，以致气血凝滞不畅，经行之际，气血下注冲任，胞脉气血更加壅滞，“不通则痛”。

痛经发病的病位大致在冲任、胞宫，变化在气血，表现为痛证。其之所以伴随月经周期而发，与经期及经期前后女性处于特殊生理状态有关。未行经期间，冲任气血平和，致病因素尚不足以引起冲任、胞宫气血瘀滞或不足，故平时不发生疼痛。经期前后，血海由满盈而泄溢至暂虚，冲任气血变化较平时急遽，易受致病因素干扰，加之体质因素的影响，导致胞宫气血运行不畅或失于煦濡，不通则痛或不荣而痛。痛经实者多发生在临行之际，因此时血海气实血盛，若因气郁血瘀或寒、热、湿邪干扰血海经血，以致血滞作痛，经水溢出则瘀滞随之而减，故经后疼痛常可自止。但湿热之邪所致的疼痛常因湿热缠绵而流连，故平时亦常有小腹或腰骶作痛，逢经期加重。虚者多发生在经净及始净之际，乃因患者血气本虚，肝肾亏虚，行经之后血海更虚，胞脉失于濡养之故，待经净后，随着冲任气血渐复，胞脉得养，则疼痛渐除。无论虚实，如得到适当调治，使病机逆转，病可向愈；若病因未除，素体状况未改善，则下一次月经来潮时疼痛又复发作。

痛经虽有虚实之分，但因妇女不足于血，即使属实证，亦可兼不足，如肝郁血虚、肝郁肾虚、寒伏血弱等；又如气血本虚，血少则不畅，气虚则运行迟滞，便是虚中有瘀之变化。

痛经虽属经病，但月经之本在冲任，行经之所在胞宫，胞络系于肾而络于胞中，肝司血海，八脉隶属肝肾。肾气充盛，冲任流通；肝气条达，冲任通调，此时一般不会发生痛经。可见痛经发病，究其本源，实者多责之于肝，虚者多责之于肾。仅以“不通则痛”来解释其病理变化，还是有所不足。

在具体治疗上当以调理冲任气血为主，又须根据不同病机，或行血和气，或活血，或散寒，或清热，或补虚，或泻实。经痛时首重止痛以治其标，平时结合素体情况辨证求因，或调肝，或益肾，或扶脾，或养血。但痛经实证多、虚证少，实证夹虚者多，处方用药应兼顾标本虚实。服药时间亦颇为重要，实证痛经宜在经前 5～7 天开始服药，至月经来潮，痛止停服；虚性痛经，则在平时服药调理；虚实夹杂者，临证治疗为主，经后则按虚证治疗。无论虚实，调治应持续 3 个月经周期为宜。

【处方与用药】

1. 由七情失调、情志所伤，而使肝失疏泄，气血郁结冲任而致痛经者。其疼痛特点：一为以胀痛、刺痛为主；二则其疼痛以经前为主，待经至或经血增多，血块排出后，疼痛即明显减轻。这类痛经临床上极为多见。

临床经验方与体会：

（1）柴胡、当归、白芍、川芎、白术、枳壳、延胡索、乌药、香附、木香、甘草。本方以逍遥散、四逆散两方加减而成。重在理气，所谓气行则血行、气滞则血滞。滞则为瘀，瘀则不通，不通则痛。本方常作为气滞血瘀所致实证痛经的首选方。轻症患者无须加减即可取效，但胀痛甚者或伴有刺痛者，还宜加入行血化瘀之品，常参入失笑散、桃红四物汤之类。

（2）肉桂、小茴香、三棱、莪术、当归、红花、五灵脂、延胡索、丹参、木香、白芍、甘草。本方用于感寒而致气滞血瘀者，临床上对青春期原发性痛经疗效较好，对落膜性痛经、盆腔淤血综合征所引起的月经来潮腹痛亦有一定效果。

（3）当归、赤芍、三棱、莪术、五灵脂、延胡索、木香、白芷、细辛、肉桂、附片（甚者用制川草乌）、麻黄。本方治寒阻血瘀之痛经较重者。其中细辛可掌握在 6 ～9g 之间，本方重在驱寒温经止痛，对月经来潮前即见腹痛，直至行经第 1～2 天最甚，待经量增多后疼痛渐见减轻的瘀阻性痛经，最为合适。对于子宫内膜异位症或子宫肌瘤所导致的痛经也有效果。

（4）益母草、山楂、鸡内金、生蒲黄、五灵脂、制乳香、没药、延胡索、三七粉、小茴香、枳壳。本方多用于治疗落膜性痛经、子宫内膜异位症等引起的以气滞血瘀为主的痛经。

（5）少腹逐瘀汤（《医林改错》）：小茴香、干姜、延胡索、没药、当归、川芎、官桂、赤芍、蒲黄、五灵脂。原方治“小腹积块疼痛”或“经血见时，先腰酸少腹胀，或经血一月见三五次，接连不断，断而又来，其色或紫，或黑，或块，或崩漏，兼少腹疼痛，或粉红兼白带，皆能治之”。血得寒则凝，得热则行，全方活血化瘀之品配合温经止痛之小茴香、官桂、干姜，其效益彰。实验证明本方有镇静镇痛及改善血液流变的作用。全方以温经活血止痛见功，如湿气偏重者，加苍术燥湿化浊，茯苓健脾渗湿；胀甚于痛者加台乌药、香附；兼腰痛者，加杜仲、川断、狗脊；若寒邪凝闭，阳气失宣，痛甚而厥，症见手足发凉、冷汗淋漓，加附片、艾叶。

（6）膈下逐瘀汤（《医林改错》）加减：当归、川芎、赤芍、桃仁、红花、枳壳、延胡索、五灵脂、乌药、香附、丹皮、甘草。本方原治积聚成块，疼痛不移之血瘀证。全方疏肝行气，化瘀止痛。痛甚者，可加血竭末或另冲服田七末。

2. 现代医学之子宫内膜异位症在临床上也有明显的痛经症状，其疼痛多为胀痛，或与刺痛并见，渐见加重的特点。在临床上，常可在病史及体检中确诊。中医学临床上也将其归为气滞血瘀所致，除可运用以上处方外，本人还试用以下方药：

（1）当归、赤芍、延胡索、山楂、鸡内金、乌药、灵脂、花蕊石、血竭、肉桂、皂角刺、海藻、昆布。

（2）乳香、没药、桃仁、赤芍、小茴香、水蛭、五灵脂、山楂、刘寄奴、延胡索。本方原用于宫外孕的保守治疗，也用于子宫内膜异位症之痛经。

（3）蒲黄、炒五灵脂、三七、延胡索、当归、川芎、小茴香、木香、白芍、甘草、山楂、赤芍。本方以活血化瘀、止痛逐寒为主，参入芍药甘草汤缓急疏肝，为临床治疗痛经的常用方。

（4）三棱、莪术、桃仁、红花、红藤、制军、冬瓜子、枳壳、丹皮、蜂房、延胡索、麻黄。本方为外用灌肠方。1剂水煎成250ml，每日1次，10日为一疗程。

3. 现代妇科学中的落膜性痛经，典型症状为月经第3、4天疼痛最为剧烈，待膜状血块排出后，疼痛迅速消失。亦符合中医学血瘀气滞的病理变化。笔者在临床上，常用以下处方：

（1）益母草、山楂、鸡内金、失笑散、制乳没药、延胡索、川芎、蒲黄、琥珀粉（冲）、三七粉（冲）。本方专治以血瘀气滞为主的落膜性痛经。

（2）当归、川芎、桃仁、红花、山楂、延胡索、牛膝、香附、枳壳、木香、甘草。本方从血府逐瘀汤变化而来，在使用上应从月经周期之中期开始，服至经期结束，连用3～6个月经周期。

（3）三棱、莪术、炒五灵脂、炒蒲黄、穿山甲、王不留行、山楂、鸡内金、柴胡。

（4）原上海第一医科大学方：柴胡、当归、白芍、川芎、三棱、莪术、延胡索、山楂、枳壳、失笑散。

（5）中国医科大学附属第一医院方：丹参、泽兰、延胡索、益母草、木香。

（6）丹参、当归、泽兰叶、赤芍、川芎、桃仁、红花、三棱、牛膝、失笑散、制香附、益母草、延胡索。

（7）血竭末（另吞）、生蒲黄（包煎）、五灵脂、生山楂、刘寄奴、青皮、赤芍、熟军炭、炮姜炭、参三七末（另吞）。本方为朱南孙经验方，功可化膜行滞、散瘀止痛。肝郁化热，症见口苦，苔黄，行经时间延长，经色紫暗，经质黏稠者，加栀子、夏枯草、益母草清肝泄热。肝郁伐脾，胸闷食少者，加炒白术、生姜。兼前后二阴坠胀者，加柴胡、延胡索、枳壳。

（8）痛经方（许润三经验方）。当归、川芎、生蒲黄、生五灵脂、枳壳、制香附、益母草。诸药合用，共奏行气活血，散瘀止痛之效。

4. 寒湿所致痛经，多因起居不慎，寒湿风冷内侵，与胞宫之气血相搏而痛，此即《傅青主女科》所谓“寒湿满二经而内乱，两相争而作痛”。其病机为寒湿凝滞经脉而致气血运行不畅，影响胞宫经血流通，甚则寒伏冲任、胞宫失于温煦。临床上患者常表现为经前或经期小腹冷痛，得热痛减，月经或见推后，量少。经色暗而有瘀块，畏寒，手足欠温，或带下量多。舌苔白或腻，脉弦或沉紧。

寒湿凝聚胞中、冲任，血为寒凝，运行不畅，故经前或经期小腹冷痛。寒得热化，凝滞暂通，故得热痛减。血为寒凝，经色暗而有块。寒湿内盛，阻遏阳气，故畏寒，手足欠温。寒湿流于下焦，伤及任带，可见带下量多。平时畏寒、肢冷、色苍、苔白，治疗这类实性寒湿痛经，重点在温经散寒、祛湿养血暖宫。

临床经验方与体会：

(1)当归、小茴香、延胡索、川楝子、淡吴萸、台乌药、淡附片、高良姜、益母草。此方用于寒湿性痛经，患者体质偏实者。

(2)苍术、制半夏、当归、丹参、吴茱萸、炮姜、延胡索、柴胡、麻黄、藿香、砂仁、益母草、茯苓。本方用于寒湿痛经偏于湿重者。

(3)当归、熟地、山药、白芍、枸杞子、甘草、老鹿角(或鹿角胶)、黄芪、干姜、延胡索、麻黄、附子、细辛。此方以小营煎合麻黄附子细辛汤变化而成。用于痛经由寒湿所致偏于虚寒者，取其标本兼治之意。

(4)脱花煎(《景岳全书》)加减：当归、川芎、肉桂、牛膝、车前子、红花、延胡索、小茴香、山楂、羌活、枳壳。本方原为治小产或堕胎后胞衣不下。借用其加减治寒湿致瘀之痛经，也为恰当。

(5)温经汤(《金匮要略》)：吴茱萸、当归、芍药、川芎、人参、生姜、麦冬、制半夏、丹皮、阿胶、甘草、桂枝。在临床运用中，如无明显虚证，可去人参或改以党参，同时阿胶、麦冬、生姜亦常去之，加入干姜、附片、小茴香、艾叶、木香、延胡索等。偏血虚无华者，则加以鹿角胶。

(6)少腹逐瘀汤(《医林改错》)：小茴香、炮姜、延胡索、灵脂、没药、川芎、当归、官桂、赤芍、蒲黄。湿重加苍术、茯苓，寒重加附片、肉桂。

5. 湿热所致痛经。患者素有湿热，或经期、产后(包括人工流产或清宫术后）性生活不洁，感受湿热（毒）之邪，稽留下焦，影响冲任气血运行，以致胞宫行经不畅，气血壅滞不通，经痛拒按，或疼痛引及腰骶，或小腹有热感，或有低热，并伴有带下黄浊、异味、臭秽。本证除急性发病外，大都缠绵难愈，临床治疗上多用清热、解毒、除湿、化瘀等方法。由湿热瘀互结所致的痛经，与现代医学中妇科急慢性炎症所致的盆腔充血有关，治疗过程比较长，患者应有一定心理准备，不宜短期治疗后旋即停药，以免影响疗效。

临床经验方与体会：

（1）银花、连翘、蒲公英、紫花地丁、红藤、黄柏、桃仁、红花、延胡索、夏枯草、益母草。本方治疗热毒较盛者。

（2）炒黄柏、黄芩、忍冬藤、红藤、败酱草、野菊花、生军、延胡索、益母草、大黄炭、黄柏炭、椿根白皮、车前草。清热解毒，通便泄热。治因湿热所致痛经，伴发热明显者。

（3）清热调血汤（《古今医鉴》）加减方：牡丹皮、黄连、生地、当归、白芍、川芎、红花、桃仁、莪术、香附、延胡索。热重可加银花、蒲公英、败酱草、连翘；湿重加黄柏、苡仁、苍术。

（4）银花、蒲公英、红藤、浙贝母、皂角刺、黄柏、夏枯草、制军、延胡索、白芍。本方亦治热毒较盛之痛经。

（5）炒黄柏、黄芩、忍冬藤、蒲公英、椿根白皮、车前子、延胡索、川楝子、苡仁、野菊花。

（6）银甲丸（《中医妇科学》）加减：金银花、连翘、蒲公英、紫花地丁、红藤、大青叶、升麻、茵陈、椿根皮、鳖甲、生蒲黄、琥珀、桔梗。方中以清热解毒药为主，清热除湿药为辅，配以活血化瘀、软坚散结之品，切中湿热盘踞与血相结之机，临床使用时还常加黄芩、黄柏、制大黄等。

6. 脾胃气虚所致痛经，或因体质素弱，或因饮食不节、过食生冷，中焦阳气受损，生血不足，血不足则经脉失养，不荣则痛。其特点是痛势较缓、喜温喜按、得温痛减。平时可有神倦乏力、面色无华、气短心悸、经血色淡等症。在治疗上宜温补肺脾、补中健脾，待中焦血旺则痛经自愈。

临床经验方与体会：

（1）黄芪、当归、阿胶、党参、白术、山药、神曲、山楂、柴胡、干姜、白芍、桂枝、炙甘草、大枣、饴糖。本方由当归补血汤、黄芪建中汤变化而成，为治疗气虚痛经之常用验方，效果明显。

(2) 十全大补汤加减：人参(或党参)、白术、茯苓、甘草、熟地、白芍、川芎、当归、小茴香、黄芪、肉桂。全方补气养血，在用量上应侧重补气。形寒身冷者宜去熟地，血虚明显者加鹿角胶、阿胶。

(3) 黄芪、当归、桂枝、木香、川芎、阿胶、砂仁、小茴香、干姜、丹参、大枣、炙甘草。本方补中气，逐寒温经养血，为临床所常用。

(4) 当归、黄芪、附片、老鹿角、巴戟天、砂仁、麻黄、细辛、川桂枝。本方温经散寒、暖宫通络。寒去络通则痛自轻，此方应在经前1周开始服用，直至经净。刚服药后，宜避风半小时，一般连服3～6个月。

(5) 黄芪、当归、川桂枝、木香、川断、桑寄生、枸杞子、肉桂。

7. 肾虚所致痛经，大都先天不足，或房劳多产，或大病后伤肾，肾虚则阳气不足，精血不充，无力温煦冲任胞宫。人之经血，离不开阳气温养，“寒则涩，不能流”，“不荣则痛”。痛势缓而有冷感，隐痛，遇温则缓，经血色淡，伴有腰膝酸软，平时白带清稀，此类痛经在治疗上以温阳益气为主。

临床经验方与体会：

(1) 杜仲、川断、桑寄生、老鹿角或鹿角胶、肉桂、当归、红花、甘草、白芍。此方是以《傅青主女科》之调肝汤加味而成，全方合用起补肾温阳、养血缓急止痛之功。原方用治妇人“少腹痛于经行之后”，属肾虚不能养肝，肝木克伐脾土之证。其中白芍、甘草用量宜大。如兼少腹两侧或两胁胀疼，为肝气郁滞，加川楝子、香附、郁金；肾虚腰骶酸痛不适者，加菟丝子；伴肢冷畏寒等肾阳不足征象者，酌加小茴香、补骨脂、艾叶；夜尿多而小便清长者，加桑螵蛸、茯苓、黄芪、益智仁；潮热者酌加鳖甲、银柴胡、地骨皮、青蒿；肝阴不足者加熟地、玄参之类。

阳虚内寒所致的痛经，患者大都体质较差，或为青少年女性子宫发育欠佳，宫颈过于狭长者。此类痛经，以隐痛为主，喜温喜按。治疗重点在温肾暖宫，温补奇经。①当归、芍药、阿胶、山萸肉、巴戟天、杜仲、川断、小茴香、老鹿角、青皮、延胡索。②黄芪、川断、补骨脂、巴戟天、仙茅、紫河车、淫羊藿、紫石英、蜂房、延胡索。以上两方都是以温肾养气、补养奇经为主，对肾虚内寒所致的虚寒痛经，尤其对于青少年子宫发育欠佳者，长期治疗，确有效果。除痛经能减轻外，对子宫发育也有一定帮助。

（2）益肾调经汤（《中医妇科治疗学》）加减：杜仲、川断、熟地、当归、白芍、益母草、焦艾、巴戟天、乌药。方中巴戟天、杜仲、续断补肾，熟地益精养血，当归、白芍养血柔肝，焦艾叶、台乌药暖宫理气止痛，益母草活血通经。全方共收补养肝肾，调经止痛之功。治肾虚痛经中偏于阳虚的患者，实际处方时常常加入延胡索、小茴香、桃仁、红花等活血通络药物。临床上可结合具体情况随症加减，但根据个人体会，处方总的原则应贯穿温通二字，以达温而补肾、通而祛瘀的目的。

（3）当归、白芍、枸杞子、小茴香、延胡索、山楂、川芎、香附、甘草。全方养血和血止痛，动物实验表明本方可以部分对抗前列腺素，以减轻对子宫平滑肌的刺激；又可以直接抑制子宫平滑肌活动的频率，降低肌张力，从而达到止痛作用。痛经多属本虚标实之证，治疗上不可一味活血化瘀，还应顾护精血，青少年时期顾护精血尤为重要。气滞血瘀型加柴胡、丹参、益母草；血瘀偏重加蒲黄、血竭。

（4）乌鸡白凤丸。此方补气养血，调经止带。治气血两虚，身体瘦弱，腰膝酸软，月经不调，崩漏带下。用法：每次 9g，口服，每日 2 次。

8. 治疗痛经，辨证用药应侧重在虚实寒热上。它们有各自不同的病机病理，但虚实寒热之间，彼此不是孤立的，而是相互交会、相互影响。虚中有实、实中夹虚、寒中郁热、热中夹寒。所以在用药上，一定要考虑它们之间的相互转化情况。还要考虑到气与血的关系，痛经本身就是气与血双方不协调的结果，即气虚血弱、气虚寒伏、气滞血瘀，最终都导致血运不畅而作痛。

寒实、血瘀、痰阻可以导致血之运行失常，而致疼痛，此即所谓“不通则痛”。但血虚、气虚也可引起痛经，此即所谓虚则血寒、寒则气涩，而气血滞涩不通也可引起疼痛，前者为实痛，后者为虚痛。两者都造成血的不正常运行，所以在临床上只要能使气血正常运行的方药、手段，都可运用。

经水乃天一之水，满则溢而虚则闭，在整个月经周期中，冲任中经血由盛而盈满，由盈满而外溢，因外溢而冲任之血减少，随即又渐见充盈，周而复始。故月经期前后冲任之气血变化，明显容易受到六淫七情的影响，最终导致气血运行不畅而作痛。

此外，月经的期、量、色、质变化亦常是痛经辨虚实的重要参考。如经期如常而量少色暗、质薄，其痛作于经后者，多属虚；若量少质稠、夹块而痛作于经前者，多属实。再结合痛的性质、拒按与否，以及脉、舌等则更为有据，如苔黄腻，脉滑数，疼痛拒按，经期延长等则常是湿热为患之征，这些方面都是在临床具体治疗用药组方时亟须掌握和注意的。

第十一节　经期前后诸证

妇女每于经前数日或经期规律性地出现一些局部或全身症状，如头晕头痛，心烦失眠，乳房胀痛，浮肿，腹泻，身痛发热，口舌糜烂，时易感冒，咽干声嘶，大便下血等，这些症状可单独出现，也可三两证同见，一般以经前2～7天最明显，经后即逐渐消失，称为“经期前后诸证”。本病表现多样，可于经前出现一证或数证，严重者可影响妇女的健康与工作。

古医籍虽无此病名，但根据出现的不同症状，散见于相关古籍，常见于“经行泄泻”“经行浮肿”“经行头痛”“经行发热”“经前泄水”“经前便血”等病证中。

本证多见于中青年妇女，以中年女性为多见。

【溯源】

经行伴见各证最早见于明代《丹溪心法附余》，其在论妇人经病中指出“发热之中有常时发热者，有经行发热者，则常时为血虚有积，经行为血虚有热也”。

《证治要诀》在经事不调中记载了因经候不调，血不循常道，从粪后出，腹或痛或不痛的现象，指出“不可作寻常便血治，宜顺其经，四物汤去地黄加阿胶、香附……”

《医学入门》在经水不调中亦有对经行兼潮热疼痛之论述，认为“尤为妇女常病”，其发病原因为“血滞积入骨髓便为骨蒸，血滞积瘀于中，与日生新血相搏，则为疼痛”，并指出辨内伤、外感虚实之法，以潮热有时为内伤为虚，无时为外感为实。经前潮热者血虚有滞，经后潮热者血虚有热，指出“逍遥散加减为退热圣药”。李氏对经行发热的论述较为翔实。

《证治准绳》有“经候欲行，身体先痛”的记载，认为系血气不足所致。

《济阴纲目》在总结前人经验的基础上列有“经病发热”“经行泄泻”等论。指出经前、经期可以出现潮热、客热、往来寒热等不同。在“经行泄泻”

中引汪石山治验病案，“有妇人经行必先泻二三日，然后经下”，断为脾虚所致，以参苓白术散收功；又治“月水过多，白带时下日轻夜重，泄泻无时”，认为由阳虚健运失常而然，用参术助阳之药而安。

《女科经纶》列引经行伴见的各证较以往论述更详，有经行体痛、经行潮热或客热、经行后发热目暗、经行泄泻、经行白带等兼证的记载。肖氏认为经行中兼见之证不一，而腹痛、发热、泄泻、白带四证常有之，四证见其一皆可致经候不调之病。《女科经纶·月经门》引汪石山云：“有妇人经行必先泻二三日，然后经下，诊其脉皆濡弱，此脾虚也。脾主血属湿，经水将动，脾血先已流注血海，然后下流为经，脾血既亏，则虚而不能运行其湿。”致成经行泄泻之证。

《医宗金鉴》也有经行泄泻之论，指出其病因多系脾虚所致，如泄泻冷痛则属于寒湿，不可不辨。

《傅青主女科·调经》亦说：“脾属湿土，脾虚则土不实，土不实而湿更甚，所以经水将动，而脾先不固；脾经所统之血，欲流注于血海，而湿气乘之，所以先泄水而后行经也。”说明了脾虚经行泄泻的机制。此外，亦有脾虚而肝气侮之，造成土虚木郁的经行腹痛泄泻证。《傅青主女科》还在调经中列“经前泄水”及“经前大便下血”两节专门讨论，经前泄水责之于脾气虚，故先泄水而后行经，拟健固汤补脾温肾，益气除湿；经前便血责之于心肾不交，经流于大肠，治以大补心肾，心肾相交，则大肠之血不致妄行。这些论述颇有临床意义。

《叶天士女科》所列经行诸证名目更多，有经从大小便出之差经、经来吊阴痛（经来有两条筋从阴吊至两乳房痛不可忍）、经来小便痛（小便痛如刀割，此乃血门不通）、经来胁气痛、经来遍身痛、经来潮热气痛、经来饮食后即吐、经来浮肿、经来泄泻、经来常咳嗽、经来下白虫、经来吐蛔虫、经来潮热不食、经来腹痛厥冷、经来狂言谵语、经前经后痢疾等二十余证，每证下记载了扼要的证候、病机，提出了不同的处理方法。叶氏所论虽嫌繁杂，但使我们对本病证表现多样的特点有了认识，对各证处理亦提示了一些方向，可供研究本病时参考。

《沈氏女科辑要》列有经行声哑、目暗、带下、泄泻等证，并举临床病案一例，治一女，每逢月事，声音必哑，用天冬、地黄、苁蓉、归身等药病益甚，然加细辛少许，药才入口，其声即出，对后世治疗类似病证有所启迪。

【采撷与体会】

历代医家对本病的认识着重在一病一证的讨论，在治疗上自然是有是证用是方，尚未抓住疾病的本质，未突出妇科的特点，反映了认识的历史局限性。但其长期积累的经验，对现在研究和治疗本病，仍具有一定指导意义。此症病因，常与肾虚肝郁，而致疏泄失畅，气血郁滞而致三焦水气不利，或肾虚而致水不涵木，导致肝血不足，不能涵养肝木，木失水涵而致肝阳偏旺上亢，而化风有关，此为本病的基本病理。故在治疗上，也是着重于行气疏肝、增水柔肝、健脾化湿、温肾利水为主。

由于本病见证多端，无统一的辨证规律可循，宜根据各证的不同表现按内科方法辨证，并应紧密联系月经周期，综合考虑。

虽然本病所表现出的各种证候乍看与内科病证无异，何以与月经周期密切相关，经行即作、经后自止？为了弄清本病的发病机制，当从妇女的生理特点、月经期气血的盈虚变化和患者体质禀赋等方面加以探讨，特别应强调体质因素在发病上的重要性。

妇女属阴，以血为本，以血用事，由于经孕产乳等生理因素，数伤于血，使妇女处于血不足、气偏盛的状态，造成了发病的内在条件，然究系生理，不足为病。但一至经期，由于阴血下注血海，经前期冲脉血海逐渐满溢，行经期血海出现由藏而泻，由盈而虚的变化，使全身已经偏虚的阴血更加不足，加之患者体质禀赋不同及阴阳偏旺偏虚或疾病产乳之差异，使机体平衡失常，某脏功能或气血暂时失调。当此之时，脏腑失于濡养，由此出现一系列不适症状。常见有：①经前心绪不宁、烦躁失眠、易于激动不安；②经行浮肿：每逢经前数日或行经期或经净后二三日内，出现面目四肢浮肿，按之凹陷，可伴见倦怠无力，或纳少便溏，或腹胀肢重等证；③经行发热：每于经期或经前经后出现发热症状，发热多为微热或午后潮热，热势一般不高或自觉发热但并无体温增高，经后自然缓减，在临床上，经行发热比较少见；④经行身痛：经行前后或正值行经期间，肢体骨节疼痛难忍，或见麻木酸困重痛或筋脉拘急紧束感，经后上证逐渐消失；⑤经行口舌糜烂：每至经期或经行前后出现口糜舌烂，舌边溃疡疼痛，影响进食及饮水，经后可不药自愈；⑥经前便血：每逢经前一二日大便下血，行经时经血减少，古人认为是经血

错行，血走于大肠，故又称“错经”或“差经”；⑦经行头晕头痛：经前数日或行经期间，每见头晕欲仆，眼黑胸闷，或见头部疼痛，或伴心烦失眠，经后上证消失；⑧经行泄泻：每次月经期间出现大便泄泻，次数多少不等，亦可为便溏，也可为水样便或完谷不化，泻时小腹可伴疼痛，经净则泻止，就肝之功能而言，肝藏血主疏泄，冲脉隶于阳明而附于肝，发病时间多在经前或经期而见泄泻；⑨经行乳胀：每于行经前二三天甚或半月左右，或正值经期，出现乳房胀痛，或乳头胀痒疼痛，或结块，甚至不能触碰，待经后则痛减，乳房变软，结块消失，称“经行乳房胀痛”，是妇科常见病证之一，经行乳房胀痛的发生，根据其发病部位、发病时间、联系脏腑功能析之，应与肝、胃、肾有密切关系，因肝经循胁肋，过乳头，乳头乃足厥阴肝经支络所属，乳房为足阳明胃经经络循行之所，足少阴肾经入乳内，故有乳头属肝，乳房属胃，亦属肾所主之说。

此外，经期还可伴见其他各证，因不多见，故不一一列举。

因失血伤精，致使气血郁滞失畅，则可在经前、经期屡见上述诸证，直至经净后阴血渐复，气血调顺，脏腑功能暂时恢复平衡，诸证才可随之消失。如此周而复始规律性地出现经行各证。其中起关键作用的因素是患者的体质禀赋及心理素质。因为阴血不足和经期气血的盈虚变化为每个妇女所共有，即相同的生理因素，相同的月经期气血盈虚转化过程，但不同的禀赋体质及心态，以及对周围环境的适应耐受程度决定了是否发病。临床常见以肝、肾、脾功能失常为主。其中肝失常态者多为肝血肝阴不足，肝失涵养而偏阳亢；肾之失调则多为肾水不足、虚阳不静，夹相火上扰；脾之失运则是平素脾肾阳虚，待经行之际，更显不足，不能温煦运化，蒸化水湿，脾失健运，水湿下注或泛溢可导致经行泄泻、浮肿等证。

如肾中阴虚，水不涵木，则加剧肝阳上亢，头晕头痛，烦躁失眠等证。肝之疏泄功能失常，则易引起情绪不稳、易于激动；脾之失调多为脾气不振、清阳失升或受肝旺制约，运化失常、消导无力而致腹痛便溏、四肢胀滞，精神不振、乏力眩晕。病久也可累及心肾，肾水阴虚不能上济心火，心火上炎可致经行口舌糜烂；心火炽盛可出现经行狂躁、情绪不稳；阴虚而见内热则致经行潮热；热伤阴络可致便血。

如素体血虚者，每逢经期荣血更亏，清窍失养可致头晕头痛，筋脉失养则经行身痛。血虚气弱，卫阳不固，外邪易于袭表，又可致经行感冒、发热，若血虚不养肝，致肝郁更甚，加重肝郁诸证。

本病见证多端，证情繁杂，稍不注意，易混同于内科疾病，因此诊断中抓住“随月经周期而发，发作在经期前后一周左右，经净即止”这一特点，强调其发作与月经周期的密切关系。如症状见于平时，多与月经周期无关，则不属于本病范畴。

在治疗上，当以疏肝理气、壮水涵木、健脾利水、温阳固肾、滋阴养血为治疗大法，具体运用时需随证选用不同方法，见其何症，随症施治。

在平时对机体的保养调理上要多注意以下几点：①调情志：保持心情愉快，肝气条达，疏泄有序，气血通畅，情志安宁，情绪稳定，常可减轻症状或减少本病的发生。②加强体育锻炼，注意生活方式有序，食饮有节、起居有常、不妄作劳，而使形与神俱，脏腑功能协调，气血充盛，血海盈虚恒定，精充血足则病无由生。

【处方与用药】

1. 每于经前二三日甚或前半月左右出现乳房或乳头胀痛，甚者不能近衣，似有硬结或有结块，可连及胸胁胀痛或见少腹胀痛，或心烦易怒，或见月经失调，舌质暗、苔薄白，脉多弦。证候与患者素性抑郁恚怒，情志不舒有关，肝气失其条达冲和之性，经期阴血下注血海，肝血较平时偏虚，肝失血养，肝气更郁，气滞益甚，肝之经脉贯膈，布胁肋，过乳头，循少腹络阴器，气机不畅，经脉壅阻，故于经前出现乳房胀痛，胸胁作胀，肝郁化火，上扰清窍，遂致头晕头痛，烦躁失眠；肝木横克脾土则见腹痛、泄泻、呕吐诸证。临床常见以肝脾功能失常为主因，病久也可累及心肾，或表现出气血的盛衰。肝气郁结者，多与性格有关，诸如偏执、内向、急躁等，加之环境特点，而致七情失畅、气机不展、水气不利。

临床经验方与体会：

（1）加减逍遥散（经验方）：柴胡、当归、白芍、云苓、白术、车前草、猪苓、甘草、薄荷、生姜。本方是在《太平惠民和剂局方》逍遥散的基础上加减变化而成，旨在疏肝解郁、通利三焦水气，以活血和血。临床上常须加入益母草、泽泻、白茅根、瞿麦、泽兰、红花等，效果更好。兼有烦躁者可加丹皮、山栀子；腹痛重者加川牛膝、桃仁、赤芍、延胡索；乳胀者加蒲公英、皂角刺。

（2）干地黄、沙参、麦冬、当归、川楝子、枸杞子、柴胡、当归、丹皮、山栀、薄荷。本方为《柳州医话》一贯煎伍入丹栀逍遥散加减而成，以滋肾养肝而立法遣药，取其滋水涵木之意，治肝肾阴虚、肝气不舒之经前期乳胀兼有心绪烦躁、失眠易怒者，效果明显。口苦咽干则加天花粉、玄参以清热生津；大便秘结者，可加瓜蒌仁、郁李仁润肠通便；潮热盗汗、五心烦热者，加地骨皮清虚热；心烦失眠者，加酸枣仁、珍珠母宁心安神。

（3）柴胡疏肝散（《景岳全书》）：柴胡、白芍、枳壳、川芎、香附、陈皮、甘草。此方有疏肝解郁、理气止痛之效，用于肝郁气滞所致经前乳房、乳头胀痛，胸闷胁胀。乳房结节成块不能触衣者，则加橘叶、王不留行、路路通，以加强理气通络之功；乳胀结块而兼灼热者，则加蒲公英、昆布、海藻清热散结；口苦咽干、头晕目眩者，方中去川芎，加丹皮、夏枯草、生牡蛎平肝潜阳。

（4）蔡小香验方加减（《蔡氏女科经验选集》）：炒当归、杭白芍、北柴胡、炒白术、橘叶、橘核、丝瓜络、广郁金、白茯苓、焦山栀、路路通。本方疏肝理脾，行气通络，于月经前5～7天服用。如伴有乳房包块者，常加入软坚散结药物，如山慈菇、昆布、海藻、漏芦、三棱、莪术等以增加效果；乳房胀痛有块不能触衣者，可予柴胡疏肝散加鲜橘叶、王不留行或山甲珠、丹参、夏枯草等，以加强活血通络、散结止痛之效。

2. 肝郁化火出现口苦咽干、目胀或头痛发热等证，可于柴胡疏肝散去川芎之辛窜，酌加丹皮、山栀或黄芩、石决明、夏枯草、蒺藜等平肝清热。肝旺侮脾可于柴胡疏肝散加入培土之品，或参入逍遥散加减化裁。

临床经验方与体会：香附、合欢皮、娑罗子、路路通各9g，郁金、白术、乌药、陈皮、枳壳各3g。本方为朱小南经验方，以行气开郁，健脾和胃为主。乳胀甚者加橘叶、橘核；乳胀痛者加川楝子、蒲公英；乳胀有块者加王不留行、穿山甲；乳胀有块兼灼热者加昆布、海藻。用法：于临经前有胸闷乳胀时开始服用，直至经来胀痛消失，如此连续服3个月经周期。

3. 中医周期辨证须与辨病相结合，根据月经周期的不同阶段，分期立法。基本原则为卵泡期（经后期）以滋肾补血为主，兼顾肾气；排卵前期在滋阴养血的基础上，佐以助阳理气活血之品，黄体期（排卵后期）以助阳为主，阴中求阳，调其阴阳的相对动态平衡；经前期（黄体退化期）及月经期因势利导而活血调经。治疗关键是紧紧抓住黄体期（包括黄体退化期）结合周期立法基本原则辨证施治，调节经前脏腑与冲任功能。

临床经验方与体会：自拟中药人工周期疗法。卵泡期（周期第3～11天）：用熟地、山萸肉、山药、当归、生地、女贞子、墨旱莲、丹皮、黄芩、地骨皮、知母、丹参、柴胡；排卵期（周期第12～17天）：用当归、熟地、川芎、红花、泽兰、瞿麦、赤芍、桂枝、枳壳、黄芪；黄体期（周期18～26天）：用制首乌、茺蔚子、菟丝子、肉苁蓉、川断、桑寄生、仙灵脾、茯苓、山药、白术。上述药物连续服用3～4个月经周期，目标是通过帮助患者诱发、改善、调整排卵功能来治疗经期前后诸证。本法对排卵障碍兼有不孕的患者尤为相宜。

4. 经行泄泻，每日二三次，可为溏便或水样便，甚者完谷不化，可伴倦怠嗜卧，肢软无力，或脘腹胀闷，或纳呆腹痛，或痛后必泻，或面目浮肿，舌质淡，苔白润或白滑，脉缓弱。脾虚气弱运化无力，经行之际气血下注血海，脾虚益甚，湿邪渗入肠间，故经行泄泻。脾虚阳气不布，故倦怠嗜卧，肢软无力。湿邪阻滞，气机不运，故脘腹胀闷或纳呆腹痛。湿邪泛溢肌肤则面目浮肿。舌淡苔润滑亦为湿浊内聚之证。脉缓弱为脾气虚弱之象。脾虚日久、土虚木乘，或肝旺乘脾，均可出现腹痛不适、痛后必泻之证。

临床经验方与体会：

（1）柴胡、川芎、郁金、山药、枳壳、丹参、桃仁、红花、橘叶、泽兰、川牛膝、当归。本方通行气血，行肝利水，调和冲任。

（2）党参、黄芪、白术、茯苓、山药、苡仁、川桂枝、橘红、柴胡。本方为四君子汤合五苓散加减而成，功效健脾行水，治疗经前期脾虚水盛而致的身困浮肿，或经前期泄泻。

（3）黄芪、白术、云苓、泽泻、车前子、苡仁、巴戟天、老鹿角、川桂枝、淡附片。本方为温肾健脾、补火生土、温阳化水之法，兼有阳虚体征者可参入附子理中丸加减变化。

（4）归脾汤（《严氏济生方》）加减：黄芪、白术、茯神、龙眼肉、枣仁、人参、木香、当归、远志、生姜、大枣。

5. 如经期前后见心悸、失眠多梦、神倦乏力、形寒纳少为主者，多为心脾两亏、心血不足、脾虚气弱所致，治疗上宜以养心健脾为主，方用归脾汤加减。腹胀者加柴胡、王不留行、蒲公英；水肿甚者加茯苓、车前子、益母草；脘胀者加陈皮、香附、砂仁;便溏者加鸡内金、焦苡仁、山楂、谷麦芽、炒山药。

脾虚见神倦乏力、精神不振者,宜健脾益气,淡渗利湿;肝气乘侮者佐以培土泻木;肾阳虚者温肾扶阳,暖土固肠。方用参苓白术散、健固汤合四神丸等。

脾阳虚兼寒者,泻下清水,甚者完谷不化,腹中冷痛,喜热喜按。治以健脾益气,温阳止泻。可于参苓白术散中加炮姜、吴萸,或用理中汤加减。

6. 肝木侮土,腹痛则泻,治宜培土泻木,用痛泻要方,方中白术健脾补土,白芍疏肝理气通络。

临床经验方与体会:

(1)柴胡、川芎、枳壳、青皮、白芍、延胡索、桔核、茯苓、当归、川楝子、郁金、路路通。

(2)通经活络汤加减:香附、青皮、橘络、丝瓜络、通草、瓜蒌、当归、扁豆。方中香附、青皮疏肝理气,橘络、丝瓜络、通草理气通络,瓜蒌理气散结,当归养血,扁豆健脾,共奏疏肝理气,活血通络散结之效。

(3)柴胡、丹皮、当归、茯苓、益母草、白术、天麻、石决明、钩藤、菊花。本方疏肝、清肝、平肝,治以烦躁、头晕、头痛为主,偏于肝旺阳盛者。如肝旺气郁,可加入香附、郁金、栀子、青皮、陈皮、王不留行、山楂、玫瑰花、瞿麦,以疏肝行气,利水健脾。

7.“行经感冒”之名,始见于明代岳甫嘉的《妙一斋医学正印种子编》:“妇人遇经行时,身骨疼痛,手足麻痹,或生寒热,头疼目眩,此乃触经感冒。”近年有关经行感冒的报道散见于国内一些期刊,认为该病缘于平素气血虚弱,表气不固,临经血去,体虚益甚,易感外邪所致。经期出现发热或潮热症状。表热者发热微恶寒,伴头痛、身痛,或寒热往来,口苦欲呕,不思饮食,苔薄白,脉浮数或弦数;阴虚内热者,则现午后潮热或手足心热,甚者骨蒸夜热,或心烦口干,或大便干结,舌红少苔,脉细数。

素体虚弱,经期血去气耗,卫阳不固,腠理不实,若起居不慎,外邪易于乘虚袭表,导致发热。因证属表邪,故见发热恶寒或头身疼痛。若邪入少阳则往来寒热,口苦欲呕,不思饮食,脉弦数。而素体阴虚者,由于经期阴血下泻,阴虚益甚,阴虚生内热,故逢经期即现潮热或手足心热,甚者骨蒸之象,热灼津液故口干便结。

（1）如因风寒所致者，每到临经或经行期间，即见发热恶寒，无汗，鼻塞流涕，咳嗽痰稀，头痛，身痛，舌淡红，苔薄白，脉浮缓或浮紧。治法宜解表散寒，调和营卫。

临床经验方与体会：

1）桂枝汤（《伤寒论》）加减：苏梗、防风、太子参、桂枝、白芍、甘草、生姜、大枣、苏梗、荆芥穗、羌活、防风。桂枝汤原治“太阳中风，阳浮而阴弱，阳浮者热自发，阴弱者汗自出，啬啬恶寒，淅淅恶风，翕翕发热，鼻鸣干呕”的伤寒太阳中风之表虚证，此处用其能调和营卫之功，配合防风、苏梗散表邪、顺气机。头痛加川芎、白芷；鼻塞身痛酌加桔梗、葱白、葛根、羌活。

2）荆穗四物汤（《医宗金鉴》）加减：荆芥穗、白芍、熟地、当归、川芎、白芷、白蒺藜。原方主治血虚头昏头痛。方中荆芥、白芷、蒺藜疏风止痛、辛温解表，白芍、熟地、当归、川芎养血和血、调经。

3）葱豉汤（《肘后备急方》）：葱白、淡豆豉。本方用于治疗风寒感冒轻症。

（2）如因外感风热所致者，每逢临经或经行之际，即见发热身痛，微恶风，头痛汗出，咽痛、鼻塞咳嗽，痰稠，口渴欲饮，舌红、苔薄黄，脉浮数。用药则宜辛凉解表，疏风和血。

临床经验方与体会：

1）银翘散（《温病条辨》）加减：银花、连翘、竹叶、荆芥、牛蒡子、薄荷、芦根、黄芩、鱼腥草。发热明显、口渴引饮可加石膏、知母。

2）柴胡解肌散（《陈素庵妇科补解》：柴胡、黄芩、甘草、荆芥、丹皮、生地、玄参、桔梗、赤芍、苏叶、薄荷、前胡。方中以柴胡轻清升散，疏邪透表为主，黄芩苦寒清热，丹皮、生地、玄参、赤芍滋阴凉血，荆芥、薄荷、苏叶、前胡宣肺解表，使犯表之邪，得汗而解。

3）荆防双解散：荆芥、防风、荠菜、淡竹叶、桑枝。本方表里双解邪热，用药平正，以荆芥、防风疏风解表，荠菜（现多不用）、淡竹叶清热，桑枝祛风通络。临床使用时常加入柴胡、黄芩、藿香等药物，用于经行发热之表热证，可防邪入里，又无伤血碍气之虑。

（3）如邪入少阳，症见每值经期即出现寒热往来，胸胁苦满，口苦咽干，头晕目眩，心烦欲吐者，属半表半里，治法宜和解少阳。

1）小柴胡汤（《伤寒论》）加当归、白芍、荆芥穗。方中以柴胡疏达表邪，合黄芩清泄表热，人参（可用党参代）益气固表，合姜、草、枣扶正和中，和解枢机，使外邪出表，当归、白芍养血扶正，适用于经行发热之邪入少阳，正邪相争，往来寒热者。

2）加减青蒿鳖甲汤：青蒿、地骨皮、生地、丹皮、鳖甲、白芍、麦冬、茯神。方中青蒿芳香，清热透络；地骨皮退虚热；生地、丹皮清热凉血，且生地又具滋阴之效；鳖甲咸寒滋阴，退虚热又能潜阳；白芍、麦冬滋阴养血；茯神宁心安神。适用于阴虚血热证。

3）清骨散（《证治准绳》）加当归、白芍、黄芩、生地、丹皮。方中集银柴胡、胡黄连、秦艽、知母、青蒿、地骨皮等清虚热退骨蒸之药于一方，有退热除蒸之效；佐鳖甲之咸寒，既滋阴清热，又潜纳浮阳；合甘草调和诸药，对骨蒸之重证合宜。加入当归、白芍、生地等既能增加养血之效，更能体现妇科特点，与一般骨蒸潮热治法同中有异。

8. 经行前后出现身痛、身困胀者，多为素体血虚，经期时因血虚而失于濡养而致全身骨节肢体疼痛或麻木不仁，或筋脉拘急有紧束感，甚者身痛如被杖。可伴头晕头痛，或心悸短气，舌淡苔薄白，脉细弱。治以养血益气、通络止痛为主，视其伴见证不同，佐以祛风、散寒、除湿止痛之品。

临床经验方与体会：

（1）当归、白芍、生地、熟地、黄芪、党参、川桂枝、鸡血藤、桑枝、秦艽、威灵仙。方中以四物汤养血活血，参、芪益气，阳生则阴长，气盛而血脉畅行。鸡血藤养血活血通络；桂枝、桑枝除湿通络；秦艽、威灵仙祛风湿，止痹痛。适用于血虚身痛证。

（2）独活寄生汤（《备急千金要方》）：独活、桑寄生、杜仲、牛膝、细辛、秦艽、茯苓、桂心、防风、川芎、人参、甘草、当归、白芍、熟地。人参、茯苓、甘草益气；当归、熟地、白芍养血；川芎、桂心温通血脉；桑寄生、杜仲、牛膝益肝肾，强筋骨；独活、秦艽、防风祛风湿止痹痛；细辛辛散止痛。用于血虚而复感外邪，或风湿痹痛因虚而发之身痛，较为合宜。

此外，《医宗金鉴》有麻黄四物汤、桂枝四物汤、黄芪建中汤等，亦可随证选用。

9. 经行而见口舌糜烂，甚者出现溃疡，疼痛不适，影响进食，可伴心烦、口干、失眠、溲黄量少等症，舌质多红，苔薄黄，脉细数。此症多由肾水不足，阴虚而不能上济心火，心火独亢，经行之际，阴虚更甚，虚火上炎，灼伤口舌而致口舌糜烂。

临床经验方与体会：川连、肉桂、生地、麦冬、竹叶、茯神、远志、当归、白芍、北沙参、炙甘草。本方侧重滋肾水，清心火，必要时佐以引火归原之品。方中北沙参、生地、麦冬滋阴补液；当归、白芍养阴血；茯神养心气，安心神；川黄连、竹叶清心火，制偏亢之心阳；肉桂导心火下交于肾，引火归原；远志安神定志；炙甘草养心气、和诸药。全方滋阴清热，交通心肾。如见心火过亢，可酌加山栀清心除烦、通草清心泻腑通淋，使热邪从小肠下泄；胃热过盛则可加生石膏、知母；若舌糜口烂甚者，可配合锡类散、冰硼散加青黛等外用药涂擦。

10. 若行经前后见失眠、多梦、易醒，心绪繁杂易怒者，此为肾虚肝旺，心肾不交所致。

临床经验方与体会：

（1）当归、旱莲草、山萸肉、夜交藤、珍珠母、五味子、山药、枸杞子、熟地、白芍、远志。本方治心脾两亏偏于阴虚为主者，如烦躁则加石决明、山栀子、磁石；便秘者加郁李仁、柏子仁。

（2）枸杞子、菊花、熟地、山萸肉、山药、丹皮、泽泻、茯苓、五味子、石决明、酸枣仁、白芍。本方偏于滋阴养血安神，治肝肾阴亏、血虚失荣而致经前期眩晕、烦躁失眠易怒。

11. 经行便血者，常见每逢经前一二日大便下血，血色深红，至行经时血见减少，此多由素体阴虚，经前阴血下注，盈于冲任，全身阴血愈显不足，阴虚内热，损伤阴络而现经行便血。或因阴虚而又嗜食辛辣燥热之品，或恣食酒浆、膏粱厚味而致肠中伏热所致，或湿热蕴结肠中，大肠与胞宫并域而居，经临时热壅胞宫，引动肠中伏热，迫血下行而见出血。

临床经验方与体会：

（1）黄芩、生地、白芍、山栀、地榆（或炭）、旱莲草、槐花、乌梅、荆芥炭、大小蓟。方中生地、白芍、旱莲草凉血滋阴，黄芩、山栀清热泻火止血，地榆、槐花、大小蓟凉血止血，而地榆、槐花尤善治大肠出血，荆芥炭入血分专治肠风止血，乌梅生津敛阴，甘草调和诸药，诸药合用而达滋阴清热，凉血止血之功。

（2）人参、白术、生熟地、当归、白芍、山萸肉、麦冬、五味子、旱莲草、黑荆芥、柴胡、阿胶珠。方中当归、白芍、熟地、阿胶珠养血；人参、白术健脾益气，气盛则能统血摄血，使经循故道；山萸肉、五味子酸收补肝；生地、麦冬滋液；旱莲草凉血滋阴；黑芥穗疏肝入血分，止血；柴胡升展阳气。此方治疗气虚摄血无力之便血，临床上用之较少。因本症病因无论虚实，常参有热邪相干所致。临床上只适用少数便血日久，气血不足，不能摄血之经行便血证，而对肠中伏热者当慎用或不用。

12. 经期头痛，临床上常可见头痛伴随月经周期发作为主症，需辨别头痛的时间、部位、性质。一般实证头痛多始于经前，痛势较剧；虚证多痛于经后，痛势较缓；掣痛、胀痛为实；空痛、隐痛为虚。头痛部位，前额属阳明，后头属太阳，两侧属少阳，巅顶属厥阴。在治疗原则上总以调理气血为大法，实证者行气活血以止痛，虚证者补气养血以止痛。头为诸阳之会，用药宜以轻清上行之品，不可过用重镇潜阳之剂，以免重伤阳气。

（1）常见有气血亏虚证，症见经期或经后，头痛头晕，经行量少色淡，心悸少寐，神疲乏力，舌淡苔薄，脉虚细。治法宜养血益气止痛。

临床经验方与体会：八珍汤（《正体类要》）加减。当归、川芎、白芍、生地、人参、白术、茯苓、炙甘草、枸杞子、荆芥穗、延胡索、白芷。原方有养血益气之功，主治气血两虚之证，用于病后虚弱和各种慢性疾病，也可以治疗气血两虚的经行头痛。加枸杞子滋阴养血，使气旺血足，自无经行头痛之虑。

（2）如偏于肝旺火盛者，症见经前、经期头部胀痛跳痛，痛在两侧，甚或巅顶掣痛，头晕目眩，烦躁易怒，胸胁苦满，口苦咽干，舌质红，苔薄黄，脉弦数。从病因上辨证，此类患者素体阴血不足，肝阳偏亢，经前阴血下注冲任，气火偏旺，故而肝火易随冲气上逆，上扰清窍而致两侧或巅顶掣痛，头晕目眩而作。在治法与方药上，当以育阴清热，平肝潜阳为宗旨。

临床经验方与体会：

1）熟地、山萸肉、山药、泽泻、丹皮、茯苓、枸杞子、钩藤、菊花、川芎、白芷、苦丁茶、夏枯草、白蒺藜。本方治肝肾不足，肝阳上亢之证。方中以六味地黄汤滋养肝肾；枸杞子、菊花养血平肝；加苦丁茶、夏枯草、白蒺藜以助清热平肝之力。肝肾得养，肝火平息，则头痛自除。

2）钩藤、石决明、夏枯草、制香附、天麻、橘叶、青蒿、白蒺藜、穞豆衣、合欢花。平时则常用杞菊地黄丸合二至丸滋补肾阴、潜阳平肝。

（3）如因气滞血瘀所致者，临床可见每逢经前、经期头痛剧烈宛如锥刺，经色紫暗有块，伴小腹疼痛拒按，舌暗或边尖有瘀斑、瘀点，脉细涩或弦涩。经行气血以通畅为顺，气顺血和，自无疼痛之疾。经行时经血下注冲任，气郁不舒，血行失畅，滞而生瘀，脉络不通，阻塞清窍，故每逢经行头痛剧烈。

临床经验方与体会：赤芍、川芎、桃仁、老葱、柴胡、丹皮、白芷、延胡索、当归、茯苓、栀子、红花、薄荷、白芍、葛根、红枣。本方由通窍活血汤（《医林改错》）加减而成。全方具有活血通窍、行瘀通经之效，使瘀去血生，经络宣通，则头痛自止。

（4）如因痰湿而致经行头痛者，症见经前、经行头重昏痛，身体困重、疲乏神倦、胸闷泛恶，痛甚呕吐痰涎，肢体肿胀，口淡纳呆，大便溏薄，舌胖边有齿痕，苔白腻，脉弦滑。此多由脾虚失运，水湿瘀停，不能散精布液，聚为痰湿，经行时影响冲任之气，清阳失升所致。用药上则以化痰燥湿，降浊止痛为主。

临床经验方与体会：

1）羌活、川芎、蔓荆子、藁本、防风、延胡索、白芷、苍术、茯苓、柴胡、天麻、金钩藤。本方为羌活胜湿汤加减方，治因湿邪遏阻清阳所致头痛。

2）半夏白术天麻汤（《医学心悟》）：半夏、白术、天麻、陈皮、茯苓、炙甘草、蔓荆子、生姜、大枣。本方为化湿除痰、降浊止痛之剂，使湿去痰消，气机通畅，则头痛而愈。

第十二节　经行浮肿

每逢经行前后或正值经期，出现四肢、头面浮肿者，称为经行浮肿。

【溯源】

经行浮肿在古代妇科专著中鲜有论述，《叶氏女科证治》中提及："经来遍身浮肿，此乃脾土不能化水，变为肿。"近代妇科名家哈荔田教授根据自己的临床经验，认为本病的发生与脾阳不振、寒湿凝滞有关。

【采撷与体会】

本症临床往往虚者多、实者少。病机总缘于水液代谢失常所致。参与水液代谢的脏腑以肺脾肾三脏为主。《素问·经脉别论》:“饮入于胃,游溢精气,上输于脾,脾气散精,上归于肺,通调水通,下输膀胱,水津四布,五经并行,合于四时五脏阴阳,揆度以为常也。”肺主宣肃,起到宣通三焦、布散津液的作用;脾主运化,脾虚则运化功能失职,水湿为患,泛溢肌肤则为肿,如《素问·至真要大论》云“诸湿肿满,皆属于脾”,指出水湿为患与脾失健运至为密切;而肾为水脏,主液,肾在调节体内水液平衡方面起着极为重要的作用,水液有赖肾阳的蒸腾气化,才能正常运行敷布排泄。若肺虚不能宣肃水液;肾虚气化失职,不能化气行水,水液溢于肌肤而为肿;阳虚不能化气,脾虚而不能行水,均可导致浮肿。然浮肿又何与月经相关呢?因经前、经行时气血下注于胞宫而为月经,月经乃血所化,赖气以行,肺脾肾三脏为气血、精液生化、布散之脏,若素体肺脾肾虚损,宗气不宣、脾气不运、肾气不振,则影响了人体水液的宣布流畅,如值经行则肺脾肾之气更虚,气化运行失司,水湿停滞,而成浮肿。

因素体气虚,加之平时思虑过度,或劳倦内伤,或饮食不节,或房劳多产,或久病体虚,伤及肺脾肾,肺虚则不能宣肃、脾虚则不能运化水湿、肾虚则不能温脾暖土而通利三焦水道,致水湿滞留,经行前后气血下注冲任,肾虚则更无力通利水道,水湿由此溢于肌肤,遂致浮肿。主要证候表现为经前或经期,面浮肢肿,腰膝酸软,疲倦乏力,纳呆食少,大便溏薄,经行量多,色淡质稀,舌淡,苔白,脉沉弱。

本病的治疗法则当以补肺、温肾、健脾、化气行水为总则。

【处方与用药】

1. 对于肺脾气虚,宗气不足,水湿停滞导致的经前期浮肿,应补益肺脾,增加其宣肃和运化功能。

临床经验方与体会:

(1)黄芪、党参、白术、茯苓、泽泻、陈皮、车前草、益母草、桂枝、大枣、甘草。本方为临床治疗经行浮肿的首选方,以四君子汤合五苓散加减变化而成。临床效果明显。

(2)白茯苓、猪苓、川桂枝、淡附片、白术、车前草、杜仲、牛膝、益母草。赤小豆。本方为苓桂术甘汤合济生肾气丸加减而成,取温阳行水、暖土温肾之效,其中益母草一味更起行水通瘀之功,用量宜大,一般为30～50g。

（3）参苓白术散（《太平惠民和剂局方》）加味：人参、生黄芪、白术、扁豆、茯苓、甘草、山药、莲子肉、桔梗、益母草、薏苡仁、赤小豆、砂仁。全方健脾益气、散精行水。若四肢面目浮肿，按之凹陷不起者，则宜健脾利水，方用苓桂术甘汤（《伤寒论》），酌加桑白皮、大腹皮、橘皮以利水消肿。

（4）加味六君子汤（《万氏妇人科》）：党参、茯苓、白术、半夏、陈皮、柴胡、升麻、生姜、甘草。本方用于脾虚为主的经行水肿。在具体用药上常配合五皮饮（茯苓皮、大腹皮、桑白皮、五加皮、生姜皮），也常加入黄芪以益气利水，但用量宜偏大，常在 15～30g 之间。

（5）苓桂术甘汤（《伤寒论》加熟附子、仙灵脾。本方用以经行水肿，侧重肾阳偏于虚寒所致者，济生肾气丸亦可参入。

（6）防己黄芪汤（《金匮要略》）：防己、炒甘草、白术、黄芪、生姜、大枣。

（7）白术、茯苓、人参、山药、土炒白术、苡仁、附子、车前子、菟丝子、肉桂、肉豆蔻、益母草。本方健脾益气，化湿止泻，用于脾虚湿盛之经前浮肿。

2. 脾虚，肝木乘土之经行浮肿，兼见腹部时痛不适，两胁胀痛。治宜补土泻木法。

临床经验方与体会：痛泻要方（《丹溪心法》）加减。白术、白芍、陈皮、防风。本方使土旺脾健，其肿自消。但在具体用药上还须加入疏肝利湿之药，如柴胡、川芎、茯苓、车前草、泽泻之类。

3. 脾肾阳虚所致反复经行浮肿者，多为饮食劳倦不节所致。患者平时即已有阳虚存在，一方面，月经来潮，血去而气更伤；另一方面，经期过程增加了阳气耗损，两者都使已虚的阳气更加亏乏，最终导致气不运水，水气停留而浮肿。尤以晨起头面为甚，及至下午则以下肢常见，经行期水肿加重。一般以温阳益气行水为法。

临床经验方与体会：

（1）苓桂术甘汤（《伤寒论》）加减：茯苓、桂枝、白术、甘草。常加入温养脾肾的药物，如黄芪、巴戟天、杜仲、川芎、益母草之类。

（2）济生肾气丸（《严氏济生方》）。临床上本方常与苓桂术甘汤、五苓散配合使用。

（3）仙灵脾、仙茅、巴戟天、当归、柴胡、茯苓、白术、益母草、丹皮。本方以二仙汤为基础，温肾利水，参入疏肝通利药，标本同治。

(4)茯苓皮、大腹皮、冬瓜皮、炒苡仁、车前子、桑白皮、黄芪。本方专治脾虚经期水肿，以五皮饮为基础方，重用黄芪益气健脾、行气化水。

4. 因肾虚所致者，症见经行面目虚浮，肢体肿满，按之凹陷，畏寒怕冷，腰膝酸软，大便溏薄，或五更而泻，月经偏少，色淡质清，舌质淡苔白，脉沉迟或沉缓。素体肾气不足，或经产房劳伤肾，肾阳虚衰，命火不足，经行经血下注，气随血下，肾气益虚，阳气失温煦之功，水湿由此泛溢于肌肤，遂发肢体面目悉肿。治宜温肾健脾，行水消肿。

临床经验方与体会：党参、生黄芪、白术、茯苓、益母草、丹皮、陈皮、薏苡仁、巴戟天、白芍、淡附片、大枣、生姜。全方共奏温肾健脾、化湿行水之功。其中黄芪用量须大。

5. 七情内伤，肝失条达，疏泄无权，气行不畅，经水将行，气血下注冲任，气血壅盛，气机更加郁滞，水湿宣泄不利，溢于肌肤，遂致浮肿。此种情况多与患者情志失调有关，肝的疏泄功能失常是其病机根源。肝一旦疏泄失常，其通利三焦水道的功能就会受到影响而致水湿滞留。主要证候表现为经前或经期面目浮肿，肢体肿胀感，按之随手而起，脘闷胁胀，善叹息，苔薄白，脉弦细。

治疗法则以理气行滞，化湿消肿为主。

临床经验方与体会：

(1)柴胡、川芎、苍术、白术、茯苓、制香附、青皮、陈皮、大腹皮、黄芪、藿香、益母草、川楝子、木香、延胡索、当归、赤芍、槟榔、茯苓皮、泽兰。临床使用本方治疗肝郁湿阻水停的经期水肿疗效很好，黄芪用量宜偏大，一般都在30g左右，益母草用量也应在20～40g之间。其中，藿香配合柴胡疏肝郁、通气机；苍白术、陈皮燥湿利水；川楝子、木香、延胡索、香附、青皮理气行滞止痛；当归、川芎、赤芍养血活血行滞；槟榔、大腹皮、茯苓皮行气利水化湿；泽兰、益母草活血行水消肿；黄芪补气利水；茯苓健脾渗湿。全方共奏理气行滞，化湿消肿之效。

(2)当归、川芎、白芍、熟地、延胡索、川楝子、炒木香、槟榔、泽兰、茯苓皮。本方由《济阴纲目》中的八物汤加减而成，具有疏肝理气消肿之效，气行则血行，气机畅则肿胀消。方中四物汤养血活血，延胡索行血中之滞，泽兰活血消肿，茯苓皮利水消肿，川楝子、木香、槟榔行气。

(3)柴胡、白术、茯苓、川芎、香附、枳壳、当归。本方疏散肝郁以达行气利水之功。

(4)柴胡、丹皮、王不留行、茯苓、青皮、陈皮、路路通、当归、白术、车前草、泽泻。

(5)柴胡、当归、川芎、丹皮、木香、茯苓、益母草、泽兰、桂枝、陈皮、三棱、莪术、桃仁、红花。本方注重行气活血而利水湿,即气行则血行、血行则水行。

6. 有偶因行经前后感受风寒,风寒外束,肺气宣肃不利,一时水气滞留而肿者,则以解表宣肺、行水为法。

临床经验方与体会:

(1)荆芥、麻黄、桂枝、茯苓、藿香、陈皮、柴胡、白术。本方以荆芥配麻黄解表宣肺,桂枝配麻黄调和营卫。肺为水之上源,肺气得宣,水气自而下行。

(2)荆芥、防风、柴胡、藿香、蔓荆子、黄芪、白术、葛根、茯苓。本方治经期前后反复外感属表虚者,融解表药、玉屏风散于一方,固表祛邪,宣肺为治。

第十三节　经行眩晕

每于经期或经期前后出现头目眩晕,如坐舟车,甚或伴有恶心呕吐等症状,称为经行眩晕。轻者瞬间即止,重者须闭目自持,发作时甚或不能站立,月经过后,眩晕渐见停止,下次经期又再复发。

引起本病的原因不外虚实两类。实者或为肝阳上亢化风致眩,或为水湿痰饮,浊邪害清而致清阳不升;虚者分为气虚、血虚、阴虚。本病以伴随月经周期变化而见头晕目眩为辨证要点,治疗以调理肝脾为原则,或补气血滋肝肾,或豁痰以清利空窍。

【溯源】

《陈素庵妇科补解》:“足太阴脾生血、统血,经行血去则脾虚,脾虚则脏腑皆失所养,头为诸阳之会。阳气下陷而不升故头重,五脏之精华皆注于目,白属肺,黑属肝,眼胞属脾,神水(黑瞳)属肾,锐眦属于心。脾虚则水谷不能运化,诸经无以秉藉,是以目暗而无光也。”

《临证指南医案》华岫云按:“经云诸风掉眩,皆属于肝。头为六阳之首,耳目口鼻,皆系清空之窍,所患眩晕者,非外来之邪,乃肝胆之风阳上冒耳,

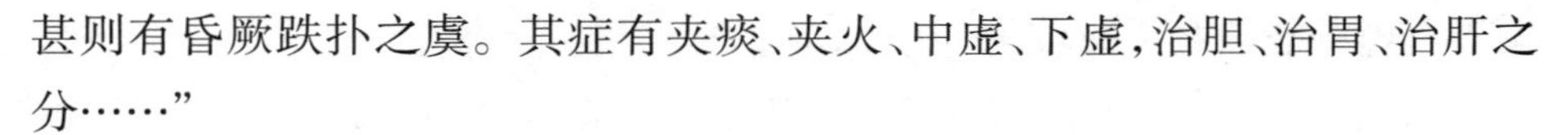

甚则有昏厥跌扑之虞。其症有夹痰、夹火、中虚、下虚，治胆、治胃、治肝之分……”

【采撷与体会】

本病临床常见以肝脾功能失常为主，病久也可累及心肾，或表现气血的盛衰亏滞。究其病机，有虚实之别。虚者多为血虚或阴精亏虚，不能上荣于脑所致；实者为脾虚痰湿内阻，清阳不能上升使然。因经行阴血下注于胞宫，若素属血虚或阴虚之体，遇经行则其血更虚，阴精益显不足；或素体脾虚，痰湿内生，值经行则脾气随血下归而益虚，痰湿益甚，阻碍清阳上升，遂致眩晕。

【处方与用药】

1. 由肝阳上亢化风而致眩晕者，多由七情因素干扰所致。患者素性抑郁恚怒，情志不舒，肝气失其条达冲和之性，行经期间，阴血下注血海，致肝血较平时相对偏虚，肝失血养，肝气更郁，气滞益甚，久则肝郁化火，上扰清窍，遂致头晕头痛，烦躁失眠。肝木横克脾土则腹痛、泄泻、呕吐。亦有在行经前后，情绪不稳，致使气血更为壅滞，阳气因之内郁失宣，化热成风所致。

除眩晕外，更有心绪不宁，烦闷易怒，胁胀脘痛等兼证，治疗以清肝息风宁神为主。主要见证为经前或经期头晕目眩，心烦易怒，腰酸腿软，口燥咽干，颧红唇赤，经量少，色鲜红，大便干结，舌红，苔少，脉弦细数。

临床经验方与体会：

(1) 天麻钩藤饮（《杂病证治新义》）加减：天麻、钩藤、山栀、黄芩、杜仲、生石决明、川牛膝、益母草、桑寄生、夜交藤、茯神。本方平肝潜阳，清肝泻火，治肝经热郁化风之眩晕，临床上如无明显肾虚体征，可去性温之杜仲与寄生，以防助火之弊。

(2) 菊花、丹皮、山栀子、当归、白芍、柴胡、茯苓、白蒺藜、钩藤、天麻。本方由丹栀逍遥散变化而成，治经期前后眩晕之轻症，起清肝泄热、祛风止眩之效。兼有阴虚体征，如舌红口干，眠差多梦，五心烦热等，则可参入一贯煎，甚者可参入杞菊地黄丸。

(3) 熟地、白芍、当归、川芎、枸杞、五味子、黑芝麻、酸枣仁、柏子仁、桑叶、菊花。本方以四物汤为基础加减变化，全方以养血为主，佐以疏风止痛，用于血虚肝旺证之头痛较为合宜。

（4）杞菊地黄丸加白芍、蒺藜、石决明、天麻、夏枯草。方中以六味地黄丸合枸杞补肝肾，益精血，重在滋阴柔肝，加白芍养血柔肝，菊花、蒺藜、天麻、石决明、夏枯草清肝热，疏风止头痛。适用于阴虚肝旺之头晕头痛。

（5）天麻、石决明、钩藤、桑叶、川贝、生地、菊花、白芍、茯神、竹茹。本方由羚角钩藤汤加减变化而成，治肝旺动风之眩晕。

2. 素体阴虚，水不涵木而致经期前后时见眩晕者，多为肾阴亏虚于下，而肝阳浮越于上，经行气血下注，冲气偏旺，夹风阳上逆，干扰清窍，故头晕目眩。治法以育阴潜阳，息风止晕为主。治疗上宜标本兼治，滋阴涵木、平肝潜阳双管齐下，同时可根据患者阴亏与风动二者的表现而在用药上有所侧重。

临床经验方与体会：

（1）杞菊地黄丸加减。本方以六味地黄汤壮水、滋阴涵木，治阴亏之本，枸杞、菊花治风动之标，临床使用时可酌加钩藤、决明、天麻、荆芥穗之类。

（2）一贯煎（《续名医类案》）加减：刺蒺藜、菊花、决明子、沙参、麦冬、当归、生地、川楝子、枸杞子。本方原治肝肾阴虚，肝气不舒之胸胁胀痛，在此取其滋阴补肾、养肝疏肝之意，加刺蒺藜、菊花、决明子平肝潜阳以止眩晕，或加僵蚕、蝉蜕更具祛风平肝之效。

（3）玉竹、石斛、山萸肉、当归、白蒺藜、钩藤、天麻、葛根、黄芩、制天虫、桑叶。本方治阴虚血亏于内，风（肝）阳浮动于外，内风复召外风者。治疗时宜以养血息风为主，即“治风先治血，血行风自灭”。方中加入葛根者，以升被郁遏之清阳，即“欲先降之，必先升之”，平调气机。

3. 痰湿壅滞，阻碍气机而致眩晕。痰湿内盛，或脾虚运化失职、痰湿内生，滞于冲任，经行之际，气血下注而冲气偏盛，冲气夹痰浊上扰清窍，遂发生眩晕。痰多者必理阳明，治疗法则为燥湿化痰，息风止晕。消痰如竹沥、姜汁、菖蒲、橘红、二陈汤之类；中虚则兼用人参、茯苓；下虚者必从肝治，补肾滋肝，以达育阴潜阳，镇摄之功。至于天麻、钩藤、菊花之属，皆系息风之品，可随症加入。

4. 患者平时饮食不节、膏粱厚味，喜冷饮寒而伤及脾阳，导致运化水湿功能减退，水湿停于中焦，清阳不能上升，浊阴无由下降，清窍闭塞而见眩晕。患者平时虽常感眩晕不适，但症状一般尚轻，经行前后冲气偏盛，更夹痰浊上扰清窍，而眩晕尤盛于平时，时见头重眩晕，胸闷泛恶，纳呆腹胀，大便不爽，平日带下量多，色白质黏，月经量少色淡，舌淡胖，苔厚腻，脉濡滑。此类患者多见身体偏于肥胖、形寒身冷。

证候分析：痰浊内蕴，阻碍气机，经前冲气偏旺，冲气夹痰浊上逆，蒙蔽清窍，故头重眩晕；痰浊阻于冲任，气血运行不畅，故月经量少色淡；因痰浊下注，损伤带脉，导致带脉失约，故带下量多，色白质黏；痰滞中焦，脾阳受困，运化不良，故胸闷泛恶，纳呆腹胀，大便不爽。因痰湿而致眩晕，其治疗法则当以燥湿化痰，息风止晕为主。

临床经验方与体会：

（1）藿香、佩兰、柴胡、制半夏、天麻、茯苓、泽泻、川芎、橘红、荆芥穗、蔓荆子。芳香化湿，化浊定眩。便秘者加厚朴、制军。

（2）半夏白术天麻汤（《脾胃论》）加减：胆南星、白蒺藜、法半夏、天麻、白术、人参、黄芪、陈皮、黄柏、干姜、茯苓、泽泻、麦芽、苍术、神曲。

5. 经期前后血气偏于下行，清窍失养而眩晕者，临床症见经行或经后头晕目眩，或月经后期、量少、色淡红、质稀，伴面色萎黄或无华，神疲乏力，心悸少寐。治疗法则：益气养血，调经止晕。

临床经验方与体会：

（1）归脾汤（《校注妇人良方》）加减：人参、白术、黄芪、桂圆肉、茯神、当归、远志、酸枣仁、木香、甘草、生姜、大枣。本方治血虚不能上荣所致眩晕，尤以经间及经后眩晕为多见。在治疗上如血虚较甚者，则可加入枸杞子、制首乌、阿胶之类以补血生血。

（2）十全大补汤（《太平惠民和剂局方》）加减：人参、肉桂、川芎、地黄、茯苓、白术、炙甘草、黄芪、当归、天麻、钩藤、白芍、生姜、大枣。本方补气养血，侧重在益气温阳。因气可生血，补气即为补血，气血得充则眩晕自除。

（3）黄芪、白术、柴胡、当归、葛根、制首乌、熟地、枸杞、炙甘草、大枣。本方由补中益气汤加减而成。主治中焦气虚血弱、清阳不升、脑失濡养所致的眩晕。可重用黄芪、当归，即宗当归补血汤之法。

第十四节　经行口糜

每值临经或经行之际，出现口腔、舌黏膜溃破糜烂，月经净后自愈，月月反复，称为经行口糜。口舌糜烂，总属热邪所致，但有虚实之分，其属实热致病者，多为心胃蕴热，因冲脉隶于阳明，经行前后，冲脉气血偏盛，冲激阳明，而夹胃中蕴热，或夹心火而上炎，遂致口糜；其虚热则多由阴虚火旺，五志化热，行经前后，冲任胞宫之血偏于下行，致上焦阳气偏胜，虚火内炽，热乘于心，使心火上炎，遂致口糜。

【溯源】

《素问·至真要大论》有“诸痛痒疮，皆属于心”之论述。且舌为心苗，故凡属口舌糜烂，多责之于心。

【采撷与体会】

实火口糜，多由饮食不节，喜食辛辣或膏粱厚味所致，主要证候为经前或经期口舌生疮，糜烂疼痛，口气秽臭，渴喜饮冷，大便秘结，舌红、苔黄厚，脉滑数。阳明胃经为多气多血之经，饮食失调，胃热壅塞，遂致口糜。胃中蕴热，加之经前或经期冲气偏盛，冲气夹胃热上炎，灼伤口舌，致口舌生疮、糜烂。或由七情化热，五志化火上扰，致成口糜。治疗原则为清热泻火，祛郁陈莝，以除胃肠积热。

【处方与用药】

1. 实火所致者。

临床经验方与体会：黄连、黄芩、山栀、知母、石膏、生地、生甘草、蒲公英、柴胡。本方为临床常用方，治疗因心胃内热所致口舌糜烂，但因常见于经期前后，还需参入丹皮、当归、赤芍、薄荷等清肝调经之品，便秘可加制军、川朴。

2. 如因胃中积热所致，胃热本盛，经前冲气偏盛，夹胃热上逆，则经期前后或经期常见口舌生疮，糜烂疼痛，口气秽臭，口渴饮冷，大便秘结，舌红，苔黄厚，脉滑数。治疗上则应清胃泻火。

临床经验方与体会：大黄、朴硝、甘草、山栀子、薄荷、黄芩、连翘、淡竹叶。本方由凉膈散变化而成。如兼烦渴引饮者，可酌加石斛、麦冬、天花粉以生津止渴。方虽曰凉膈，实为清热泻下，通泻胃肠蕴热而治口糜。在临床实践时常加石膏、黄连之属，以治上中焦心胃无形之火。

3. 若兼脾经湿热者，症见口唇疱疹，口舌糜烂，纳食不香，脘腹胀满，大便泄泻，苔黄腻，脉濡缓。治宜清热利湿，芳香醒脾。

临床经验方与体会：

（1）甘露消毒丹（《温热经纬》）：滑石、茵陈、黄芩、射干、石菖蒲、川贝母、通草、藿香、连翘、薄荷、白豆蔻。

（2）导赤散（《小儿药证直诀》）加减方：黄连、连翘、生地、甘草梢、通草、淡竹叶、黄连、连翘。本方清心养阴、利水导热，乃上病治下之法，加连翘、黄连以增清心降火、拔火毒、疗疮疡之效。诸药合用，既能使上炎之蕴热下移小肠而清心利尿，凉血热，又无伤阴之弊。

4. 阴虚火旺而致本症者，经前或经期冲气偏盛，冲气夹虚火上炎，灼伤口舌，致口舌生疮、糜烂。临床常见经行口糜，口疮个数不多，呈较规则圆形或椭圆形，边缘有窄的红晕，舌尖红赤，溃烂疼痛，口燥咽干，月经量少色红，五心烦热，卧不安神，溲黄量少，舌红少苔，脉细数。治宜滋阴降火为主，兼清泄相火。

临床经验方与体会：

（1）知柏地黄丸（《症因脉治》）：熟地黄、山萸肉、山药、茯苓、泽泻、丹皮、知母、黄柏。本方滋补肝肾，滋阴降火，补中有泻，寓泻于补，以其具滋阴降火之功，亦宜于阴虚火旺而致经行口舌糜烂者。在临床上常佐以玉竹、石斛、旱莲草等品，加强养阴泄热功效。

（2）保阴煎（《景岳全书》）加减：生地、熟地、白芍、山药、川断、黄连、黄柏、甘草。临床上常去川断，加二至丸、一贯煎。

（3）丹皮、山栀、柴胡、当归、白芍、知母、生熟地、地骨皮、山萸肉、白术、生草。本方包括三层用药构想：一为丹栀逍遥散清肝疏肝以除热；二为六味地黄丸滋阴除热；三为白术、甘草厚土以伏火。对临床上较为顽固的口舌糜烂，常可收到明显效果。

5. 胃火伤阴者，症见经行口糜，牙龈肿痛或出血，烦热口渴，大便燥结，舌红苔干，脉细滑而数。治宜滋阴清胃火。

临床经验方与体会：

（1）玉女煎（《景岳全书》）加减：熟地、牛膝、石膏、知母、麦冬、青盐、青果、连翘、黄连。全方滋阴清热并用，乃标本兼治之法，配青果酸涩敛溃，青盐咸寒降火。

（2）生地、丹皮、黄连、连翘、麦冬、玄参、知母、薄荷、肉桂。本方滋肾清心，加肉桂以引火归原。对临床上顽固的口舌糜烂、阴虚相火浮动的慢性口糜患者，常有一定效果。

6. 口糜一证，其症状表现虽属口舌，但其病理变化多在中上二焦，从实火口糜而言，大都为心、肝、胃积热所致，治法多采用上病下治的方法，其中清胃通腑一法尤为常用，笔者临床用方都从白虎汤、承气汤方意变化，同时配合清心、凉肝等手段，均可收到满意效果。

7. 另有部分口舌糜烂患者乃为脾肾阳虚，临床症见经行前后口舌糜烂，患处晦暗，疼痛轻微，月经量少、色淡，气少乏力，形寒便溏，舌淡苔白，脉沉细。治疗上当采用扶脾益肾，引火归原之法。

临床经验方与体会：

（1）白术、甘草、党参、黄芪、山药、茯苓、杜仲、肉桂、黄连。本方以白术、甘草、党参、黄芪厚土伏火、益气固本；肉桂、黄连交通心肾，引火归原，全方共奏温补脾肾、厚土伏火之功。

（2）党参、黄芪、白术、陈皮、升麻、柴胡、当归、附片、黄连、竹叶。本方治阳虚所致、病程偏长、经年不愈的口舌糜烂患者，此在临床上虽有却并不多见，在使用本方时尚需仔细辨证。

第十五节　经行风疹块

凡于经期或经期前后见周身皮肤出现风疹或风团，瘙痒异常，经净后渐退，如此反复者，称“经行风疹块”。

【溯源】

历代医籍对此病所论甚少，《妇人大全良方》有“妇人赤白游风方论”，但未详细说明该病发生的原因及与月经之间的关系。《医宗金鉴·妇科心法要诀》有“血风疮证治”的记载，如“遍身痦瘰如丹毒，痒痛无时搔作疮，血风风湿兼血燥，加味逍遥连地方；愈后白屑肌肤强，血虚不润养荣汤”，较完整地介绍了本病的临床表现、病因病机及主治方药。

近代《哈荔田妇科医案医话选》论述经行瘾疹：“经血下脱，肤腠空虚，风邪外袭，郁于肌肤之故。初予清热利湿、凉血解毒、消风止痒之剂治其标，以缓解症状为主；末予调理脾胃，益气血、和营卫，以增强抗病邪之力，防其反复"，所论极为中肯。

【采撷与体会】

本病起因主要与风热有关，但有内外之分。因外感六淫风热所致者，其病乃风邪为主；缘于素体本虚，又逢经期血归冲任，血气虚而生风，风盛则痒。体表营卫不和，气血郁结不宣，卫表不固，复感风邪，郁于肌腠，不得透达而诱发本病，遂成风团瘙痒。

在成因上亦常见由风郁于表，营卫不宣，郁而血热所致。

素体阳盛血热，血分燥热，经前冲气偏盛，气热相加，血热风动，或外感风邪，与热相结，以致风热搏于肌肤腠理之间，遂发风疹团块。

因血虚所致者，多为血虚生风，风盛而痒。其风可由内而生，亦可由血虚而招致外风者，在治疗上以养血祛风为主。

治疗本病的用药，原则为养血祛风。用药宜静，忌用香燥走窜之品，以防瘙痒愈甚，饮食上尤宜禁忌辛辣。

【处方与用药】

1. 因平素阳气偏虚，腠理不固，风邪入侵肌腠，壅遏营卫之气而成风疹，亦有冷暖失宜，感受寒邪，寒邪束表，营卫失宣，郁而成团，散而成疹。其风团以白色居多，因其寒郁，故色偏白、偏淡；但日久亦可郁而化热，色由淡转红。由内因致风者，多为阴虚化热，虚风内扰而致营卫不和。

临床经验方与体会：川桂枝、白芍、甘草、生姜、大枣、荆芥、柴胡、蝉蜕。本方以桂枝汤加减调和营卫，是治疗营卫不和而致风邪郁表或风郁致疹的首选方剂。

2. 因血虚所致者，多为血虚生风，风盛而痒，其风可由内而生，亦可由血虚而招致外风者。治疗上以养血祛风为主。

临床经验方与体会：

（1）当归、白芍、生地、防风、牛蒡子、荆芥、薄荷、赤芍、蝉蜕、白鲜皮、丹皮。本方有祛风止痒之功，治血虚招致外风者。

（2）蒲公英、野菊花、忍冬藤、银花、连翘、丹皮、荆芥、防风、白鲜皮、紫草、生甘草、柴胡。本方治以外风血热为主的风疹或皮肤瘙痒。

3. 偏于血热所致者，多为素体阳气偏盛，或饮食不节，过食辛辣而致血分蕴热，或再由此而遭受风邪，风热相持，发疹于肌肤。主要证候为经行风疹团块，瘙痒，入夜尤甚，肌肤少泽无华，头晕眼花，失眠心烦，月经量少，色淡质稀，面色无华，舌淡，苔薄，脉细无力。治疗上以凉血疏风清热为主。

临床经验方与体会：当归、川芎、白芍、生地、防风、荆芥穗、黄芪、甘草、白蒺藜、丹皮、大枣。方中四物汤养血和血润燥；黄芪、甘草益气生血，固表祛邪；白蒺藜、荆芥、防风祛风止痒。本方专治因血虚而致风邪者，养血祛风，即“治风先治血，血行风自灭”，方中黄芪、防风取古方玉屏风散之义，但如见虚热盛者，则宜去之，以防表固而不宣，内热更盛，瘙痒更著。

4. 若血虚又外感，症见经行则风疹发作，皮肤瘙痒，疹块色淡红或红，遇冷或风吹尤甚，经行腹痛，脉迟或缓，苔薄白，治以调营疏风散疹。

临床经验方与体会：

（1）荆防四物汤（《医宗金鉴》）加减：荆芥、防风、钩藤、蛇蜕、当归、芍药、地黄、丹皮、赤芍、川芎。本方为临床常用的养血、祛风、凉血的经验方。

（2）当归、白芍、生地、防风、牛蒡子、荆芥穗、制首乌、蝉蜕、薄荷、丹皮、连翘。本方养血祛风，疏透风热以止痒。

（3）防风散（《朱氏集验方》）加减：防风、当归、赤芍、炒牛蒡子、荆芥穗、蝉蜕、生地黄、白芷、甘草、白附子、蛇蜕、蝉衣、白僵蚕、制何首乌、紫丹参。本方祛风活血，适用于遍身瘾疹，紫红成片，或皮肤粗涩，时有瘙痒者。

5. 慢性荨麻疹经验方

慢性荨麻疹加减方一（《百病良方》）：生地、制首乌、当归、白芍、丹皮、玉竹、荆芥、防风、大枣、人参叶。

慢性荨麻疹加减方二（《百病良方》）：茵陈、薏苡仁、木瓜、防己、麻黄、桂枝、防风、地龙、蛇蜕。

6. 风热所致者，多由素本偏于阳盛之躯，复感外邪风热，卫表阳气郁伏不畅，无以宣达。主要证候为经行风疹团块，疹色焮红，瘙痒异常，感风遇热其痒尤甚，口干喜饮，尿黄便结，舌红，苔黄，脉浮数。治宜疏风清热，调经止痒。

临床经验方与体会：

（1）蒲公英、野菊花、忍冬藤、连翘、丹皮、荆芥穗、白鲜皮、紫草、生地、柴胡、生甘草。本方祛风清热凉血，治体热招致风热者。

（2）生地、丹皮、连翘、黄连、黄芩、黄柏、薄荷、地肤子、白鲜皮。本方治血热生风、风疹风团时起时伏者。口渴者可加石膏，大便干结者加制军。

（3）消风散（《外科正宗》）加减：荆芥穗、黄芩、防风、当归、生地、苦参、苍术、蝉蜕、知母、石膏、生甘草、牛蒡子、胡麻仁。方中知母、石膏、黄芩、生地清热凉血；牛蒡子、蝉蜕、荆芥、防风疏风止痒；苦参、苍术清热除湿止痒；当归、胡麻仁养血润燥；甘草清火利尿，导热外出。全方共奏疏散风热，消疹止痒之效。

（4）川桂枝、白芍、荆芥穗、白术、黄芪、甘草、生姜、大枣。本方以桂枝汤为基础，治风邪束表、营卫不和所致风疹风团。兼有寒邪者，可参入桂麻各半汤之法，以开泄表邪、调和营卫；瘙痒甚者，亦可加入地龙、钩藤、生石膏之类。

第十六节　经行或产后泄泻

每值行经前后或产后出现泄泻者，称为“经行或产后泄泻”。

引起本病的原因主要为脾肾虚弱，行经前后，阳气更为空虚，而致脾失健运，肾失固摄，遂致泄泻。一般而言，经行或产后泄泻，往往是虚者多、实者少，并与脾肾两脏密切相关。因经行泄泻与产后泄泻在病因、体征上有明显的相似之处，故将其一起论述。

经行或产后泄泻，源于脾虚者，其证必见大便溏薄，脘腹胀满，神困体乏；若因肝木侮脾者，兼见腹胀痛，泄后痛减；因于肾虚者，兼见形寒肢冷。发病机制是脾肾阳气不足，运化失司，值经期血气下注冲任，脾肾愈虚而发生泄泻。常见分型有脾气虚和肾阳虚两类。

【溯源】

经行泄泻，首见于《陈素庵妇科补解》，书中认为其乃脾虚所致。

《医宗金鉴·妇科心法要诀》在前人论述的基础上，除脾虚外又分列有虚寒、虚热及寒湿之论。

《叶氏女科证治》：“经行五更泄泻者，则为肾虚。”补充了先贤论述之不足。

至于产后泄泻，首见于《诸病源候论》“产后利候”。乃因“产后虚损未平复而起早，伤于风冷，风冷乘虚，入于大肠，肠虚则泄，故令利也”。若“脾气衰微，不能克消于水，水气流溢，散在皮肤，则泄利浮肿”。

《妇科大全良方》宗巢氏之说，指出：“产后腹痛泻利，因肠胃虚怯，寒邪乘袭，或水谷不化，洞泻肠鸣，手逆冷，用补中汤治之。”亦同意陈无择之见，“若六淫七情而致者，当因所感而治之”。

《张氏医通》始定名为“产后泄泻”，指出“其因有五，一者因胎前泄利未止，产后尤甚；一者因临产过伤饮食，产后滑脱；一者因新产骤食肥腥，不能克运；一者因新产烦渴恣饮，水谷混乱；一者因新产失护，脐腹脏腑受冷”。又指出“其致泻之由虽异，一皆中气虚寒，传化失职之患”，概以理中汤为主而加减用之，并观察到产后泄泻若见元气虚脱之候，“十有九死，惟猛进温补之剂，庶可挽回”。不难看出，张氏对产后泄泻的认识又较前代医家更为深刻。

《傅青主女科》论“产后泄泻……大率气虚、食积与湿也”。其在治法上认为：“气虚宜补，食积宜消，湿则宜燥。”若恶露未净，当先服生化汤加茯苓以祛瘀血、利水道，“然后补气以消食，燥湿以分利水道，使无滞涩、虚虚之失”，并辨其证属寒泄、热泄、食积或虚寒泄之不同，而分别使用寒则温之，热则清之，或分利健脾兼消食补虚之法善为调治，若虚泻弱甚形脱，当急用参附等品以回阳救脱。傅氏针对不同原因所致的产后泄泻进行了仔细辨证，以加减生化汤、健脾利水生化汤、加味生化汤及参苓生化汤等方灵活化裁治疗，足见傅氏对本病积累了丰富的临床经验。

在病因方面，巢氏主肠虚感受风冷，至《张氏医通》才细分病因，但强调终因中气虚寒，传化失职之故，宗理中汤加减。而傅青主则详辨产后泄泻有因寒、热、食、虚之不同，以生化汤为基础加减运用，充分体现了傅氏将产后泄泻与产后多瘀病理相结合的一个重要观点。历代医家对本病的论述及选方用药，对诊治产后泄泻有重要的指导作用。

【采撷与体会】

素体脾虚，饮食不节，或忧思劳倦，脾肾阳气不足，升清无力，运化失司，值经期血气下注冲任，脾肾愈虚而发生泄泻。经前或经期，气血注于冲任，使脾气更虚，运化失职，水湿下走大肠而成泄泻。此外在体征上，因脾主四肢，脾气一旦虚弱，则中焦阳气不振，运化失职，神疲肢倦。平时亦伴有面浮

肢肿，经行量多、色淡质稀，带下量多、色白质黏，舌淡胖大，苔白腻，脉濡缓等脾气虚弱反应。其他如经期或产后不慎保养、寒暖失宜，或饮食不节，伤及脾肾，阳气无力温煦而致运化无力、水湿滞留。

【处方与用药】

1. 脾虚气弱，中焦不运，清阳不升而致水湿停滞，清浊不分之泄泻。

临床经验方与体会：

（1）人参（或党参）、白术、茯苓、柴胡、藿香、赤小豆、焦苡仁、焦山楂、泽泻、葛根、炒山药、焦神曲、益母草。本方健脾利湿，养中焦而止泻。若有怕冷畏寒兼有阳虚体征，则可在健脾的基础上加入干姜、熟附片之类。

（2）参苓白术散：本方益气健脾，利湿止泻，药性温和，很适合产后体虚未复，气虚脾弱，消导乏力导致的泄泻。

（3）当归、白芍、柴胡、茯苓、白术、薄荷、地骨皮、大腹皮、泽泻、猪苓。本方以逍遥散合五苓散加减变化而成，治脾虚肝郁所致水气不利、清浊不分之泄泻。在临床上，此类患者大都有情绪方面的问题。

2. 肾虚所致泄泻，多为命门火衰，不能上温脾土，而致水湿下注，所以虽为肾虚，实则脾肾兼虚。临床症见经前或经期大便泄泻，晨起尤甚，腰酸腿软，畏寒肢冷，头晕耳鸣，月经量少，色淡，平时带下量多，质稀，面色晦暗，舌淡，苔白滑，脉沉迟无力。辨证上应属脾肾阳虚范畴，治疗重点在温肾暖土。

临床经验方与体会：

（1）四神丸（《校注妇人良方》）加减：补骨脂（酒炒浸蒸）、肉豆蔻、五味子、吴茱萸（盐水炒）、肉桂、焦山楂、鸡内金。

用法：上药研末为丸，每服 9g，临卧盐汤送下。

本方补命门相火，原治五更泄泻久不愈者，用于病机同为脾肾阳气不足的经行泄泻，也很适宜。

（2）术苓固脾饮（《辨证录》）：白术、茯苓、人参、山药、山萸肉、肉桂、肉豆蔻。本方健脾益气，化湿止泻，用治脾虚湿盛之经前泄泻。临床上常加入地榆炭、山楂炭、葛根、藿香等。

（3）补脾止泻汤（《新编妇人大全良方》）：人参、土炒白术、云茯苓、附子、肉桂、吴茱萸、山萸肉、车前子（包）、菟丝子。脾肾两虚经行泄泻者宜之。

(4) 老鹿角、仙灵脾、五味子、附片、黄芪、白术、益母草、茯苓、泽泻、柴胡、藿香、焦苡仁。本方治阳虚脾弱(肾阳虚寒、火不生土)之经行泄泻患者,伴有肢脸胀滞、经前期水肿、双乳胀痛等类似经期前后诸证者,尤为适宜。

(5) 健固丸合四神丸加减:党参、白术、茯苓、苡仁、巴戟天、补骨脂、吴萸、肉豆蔻、五味子。本方温阳固肾、涩土健脾,脾肾双调以止泄。

(6) 其他:①附子理中丸合五苓散法:附片、甘草、人参、白术、炮姜、泽泻、猪苓、茯苓。②济生肾气丸(《严氏济生方》):炮附子、茯苓、泽泻、山茱萸、炒山药、车前子、丹皮、官桂、川牛膝、熟地。③真武汤(《伤寒论》):附片、茯苓、白术、白芍、生姜。以上三方均为经典名方,都是从肾着手补水生土,温肾暖脾,即"益火之源,以消阴翳"之法。临床具体应用时还须随症加减变化。

3. 脾虚兼有食滞之产后泄泻,可用加减启脾丸。方以人参、白术、茯苓、甘草健脾益气,莲子补脾止泻,山药补脾胃,山楂消食导滞,陈皮利气健胃,泽泻利水除湿。腹中雷鸣切痛,泻下清水,手足不温者,加附子、肉桂以温中散寒;泻久见腹中空坠,短气懒言,或脱肛者,加黄芪、升麻、柴胡以益气升陷;便清如水,小便短少者,加猪苓、桂枝、苡仁、干姜以温中分利;腹痛肠鸣,大便中混有黏液,加黄连、广木香以燥湿行滞;口渴自汗,小便短赤,加麦冬、五味以养阴生津。

4. 本证亦有因寒湿内盛所致者,常见产后大便次数增多,大便清稀,肠鸣腹痛,胸痞食少,或有寒热、头身疼痛、苔白腻、脉浮濡缓等症。处方宜理中汤合健脾丸加减为主。

5. 肝郁,疏泄功能失常,导致水气不利、清浊不分之泄泻。此类患者大都与情绪因素有关,心情稍一不畅,即易导致肝郁失疏,进而影响脾胃升清降浊功能,导致泄泻。体征上也有特点:泄泻时有明显腹痛,泄后腹痛减轻。患者在平时如遇心情紧张,也会出现腹痛泄泻等症状,只是经行或产后泄泻表现较平时明显而已。治宜疏肝理气缓中之法。

临床经验方与体会:

(1) 当归、柴胡、茯苓、白术、白芍、陈皮、防风、荆芥穗、车前草。

(2) 舒气散(《傅青主女科》)加减:当归、川芎、人参、白芍、牛膝、苏梗、陈皮、柴胡、葱白。本方疏肝理气，临床上常配合香砂六君子汤、痛泻要方等加减运用。

6. 湿热下注所致者，可见大便次数增多，腹痛即泻，便稀黄臭或暴注下迫，肛门灼热，心烦口渴，小便短赤，苔黄厚腻，脉数。症因所起，皆由分娩值夏秋之时，产伤脏腑，又感受暑湿热邪，或湿邪蕴结化热，伤及胃肠，传化失常，故产后大便次数增多。

临床经验方与体会：

（1）加味葛根芩连汤：葛根、黄芩、黄连、银花、竹叶、车前草、广木香、炙甘草。方中葛根解肌清热，升清止利；黄芩、黄连清热燥湿；银花、竹叶清热除烦；车前草分利水道；广木香行气导滞；炙甘草和中。本方适用于湿热下注之产后泄泻。

（2）蚕矢汤：蚕沙、木瓜、黄连、黄芩、焦山栀、苡仁、豆卷、通草、半夏、吴萸。方中蚕沙、木瓜化浊和中；黄连、黄芩、焦山栀清热燥湿；苡仁、豆卷、通草清热利湿；半夏、吴萸止呕降浊。本方适用于热重于湿，清浊不分之产后泄泻。如症见夹脓血者，加赤芍、黄柏、制军炭、地榆炭、丹皮、白头翁、秦皮、槟榔以清热凉血，燥湿行滞；如有倦乏多汗、脉濡数无力者，加人参、麦冬、五味子以益气生津；脘腹痞满，嗳腐食少者，加山楂、神曲以消食导滞。

7. 饮食不节，过食油腻，伤及中焦运化，大肠传导失常，致清浊不分而泄泻。症见经行或产后大便次数增多，粪便臭如败卵，腹痛即泻，泻后痛减，脘腹痞满，嗳腐不食，舌苔垢腻，脉象滑数或沉弦。治疗宜消食导滞、化浊健脾。

临床经验方与体会：

（1）焦神曲、焦山楂、莱菔子、制军炭、连翘、炒谷麦芽、鸡内金、茯苓、半夏、陈皮、泽泻、藿香、佩兰。方中山楂、神曲、谷麦芽、鸡内金消食化腐；莱菔子消食下气；半夏、陈皮行气化滞，和胃降逆；茯苓、泽泻健脾化湿；藿香、佩兰化湿和胃；制军炭、连翘清热散结。适用于宿食气滞之产后泄泻。

（2）楂曲平胃散加减：苍术、厚朴、陈皮、甘草、山楂、神曲、鸡内金。方中山楂、神曲、鸡内金消食化腐；苍术、厚朴、陈皮、甘草燥湿健脾。适用于食滞湿盛之经行或产后泄泻。腹胀甚者，加木香、砂仁行气宽中；如见嗳腐吞酸、苔黄腻者，加黄芩、黄连以清热燥湿；如有神疲倦怠乏力者，加白术、太子参、炒山药以补脾益气,健胃消食止泻。

第十七节　经行头痛

每逢经期前后或行经期间,出现以头痛为主证者,称为“经行头痛”。

【溯源】

历代医家对此病论述较少,《张氏医通》有“经行辄头痛”的记载。

【采撷与体会】

经行头痛属内伤头痛范畴,究其发作原因,与月经密切相关,主要发病机制是七情繁杂,肝郁气滞化热上扰清空;亦可因气血阴精不足,经行之后,气血阴精更亏,清窍失养而致;或由痰、瘀之邪,值经前、经期冲气上逆,与痰浊相结,扰及清窍致痛。临床上常见的分型有气血虚弱、阴虚阳亢、瘀血阻滞和痰湿中阻等。

引起本病的原因不外虚实两类,实者多为肝郁化热,冲激清空所致,其次为血瘀阻络,头痛多见于经前及行经期。虚者多见于血虚而脑失所养,阴(血)虚患者,经期阴血更显不足,不能涵养肝木而致肝阳上亢,上扰清空,则头晕头痛、烦躁失眠。如素体血虚者,每逢经期荣血更亏,血虚不养肝致肝郁更甚,加重肝郁诸证。疼痛性质,实证者,多以胀痛、刺痛、跳痛为主;虚证者则以隐痛、困痛为主。

以头痛伴随月经周期发作为辨证要点,常可见在经前数日或行经间,头晕欲倒,或头部剧烈疼痛,疼痛表现不一,或胀痛或掣痛,或隐痛或困痛,痛处可局限于头部一侧,或巅顶,或满头均痛,难以忍受,可伴恶心呕吐,心烦失眠,目胀耳鸣,脉弦或细弦,苔薄白或薄黄。经后上述诸证明显减轻或消失。

治法上也是采用相应的周期性调治方法,以疏肝、健脾、固肾为基础,清肝潜降、调理气血、化瘀通络则为本病治疗之大法。其中实证者宜行气活血止痛,虚证者则补气养血止痛。因头为诸阳之会,用药宜轻清上行宣扬之品,不可过用重镇潜阳之剂,以免伤及阳气。

月经来潮前1周左右,因血气偏注胞宫,素本偏于血虚的患者则易导致肝血不足、肝阳偏亢的病理状态。肝阳上扰清窍,清窍为之壅塞,气血壅滞不通而痛,故当以疏肝养肝清肝为主要治法,同时辅以健脾养血、滋涵肝木之法。

在行经期间，因经血既行，肝郁之瘀得到一定缓解，头痛往往有所改善，此时仍以清肝滋肝、壮水涵木为主治，继以疏肝健脾、和血调经之法。

至于经行后期，此时经血已停而血海趋于空虚，体征也由实转虚，头痛也从胀痛、刺痛转为隐痛、酸痛，治法上也随之以治虚养血为重点，佐以益气血、养肝肾为辅。

【处方与用药】

1. 因七情繁杂，肝郁化火，扰及清空者，治以滋阴养血柔肝。血虚肝旺者，养血柔肝；阴虚肝旺者，滋阴柔肝。

临床经验方与体会：

(1)养血胜风汤加减：当归、川芎、生地、白芍、枸杞子、五味子、黑芝麻、大枣、酸枣仁、柏子仁、桑叶、菊花。方中以四物汤补肝血，枸杞、五味子、黑芝麻滋肾养心，大枣和脾养血，枣仁、柏子仁入心肝二经以安神，桑叶、菊花疏风清肝、治头痛。全方以养血为主，佐以疏风止痛，用于血虚肝旺之头痛较为合宜。

(2)杞菊地黄丸加白芍、白蒺藜、石决明、夏枯草、钩藤。方中以六味地黄丸合枸杞补肝肾、益精血，重在滋阴柔肝；白芍养血柔肝；菊花、白蒺藜、石决明、夏枯草清肝热，疏风止头痛。适用于阴虚肝旺、虚风上扰之头晕头痛证。

2. 肥胖之人，痰湿内盛，或饮食劳倦伤脾，痰湿内生，痰湿滞于冲任，经行之际，冲脉气盛，冲气夹痰湿上逆，阻滞脑络，“不通则痛”。临床症见经前或经期头痛，头晕目眩，形体肥胖，胸闷泛恶，平日带多稠黏，月经量少色淡，面色㿠白，舌淡胖，苔白腻，脉滑。治宜燥湿化痰，通络止痛。

临床经验方与体会：

(1)茯苓、泽泻、藿香、佩兰、法半夏、陈皮、钩藤、羌活、白术、延胡索、全蝎。本方为治疗痰湿所致头痛之常用方。眩晕甚者加天麻、石决明。

(2)半夏白术天麻汤(《医学心悟》)加减：半夏、白术、天麻、茯苓、橘红、甘草、生姜、大枣、蔓荆子、葛根、丹参。肝火旺者可加黄芩、山栀。

3. 肝阳偏旺、气火上扰清空所致者，常表现为经前、经期头部胀痛跳痛，痛在两侧，甚或巅顶掣痛，头晕目眩，烦躁易怒，胸胁苦满，口苦咽干。

此类患者平素易忧郁恚怒，多发于经前及经行之际。治宜育阴清热，平肝潜阳。

临床经验方与体会：

（1）杞菊地黄丸（《医级》）加减：熟地、山萸肉、山药、泽泻、丹皮、茯苓、枸杞子、菊花、苦丁茶、夏枯草、黄芩、知母、白蒺藜。本方原治肝肾不足，肝阳上亢之证。方中以六味地黄汤滋养肝肾；枸杞子、菊花养血平肝；加苦丁茶、夏枯草、白蒺藜以助清热平肝之力。肝肾得养，肝火平息，则头痛自除。本方治肝旺阴亏、水不涵木所致的头痛，为治本虚标实之法，用药重点在壮水与清肝两个方面灵活调整。

（2）朱小南经验方（《朱小南妇科经验选》）

第一阶段，以平肝潜阳为主，抑制其上扰之势，以缓解头痛，处方用天麻钩藤饮加减，使偏亢的肝阳得以平和。

嫩钩藤（后下）18g，石决明（先下）24g，陈青蒿 9g，夏枯草 9g，制香附 9g，广郁金 6g，橘叶、核各 6g，白蒺藜 9g，穞豆衣 12g，合欢花 9g，杜仲 9g。

第二阶段，肝阳头痛已减，但肝郁不舒、乳胀症状显著，所以采用疏肝化郁法，酌加平肝潜阳为辅，用合欢皮以入厥阴，香附、郁金、橘叶、橘核等疏通经络气滞，使胸胁部肝经的气血得以恢复正常运行，以解除胸胁闷胀及乳房作胀的症状，再用钩藤、石决明、青蒿、夏枯草等平肝潜阳，防其复燃。

全当归 6g，大熟地（砂仁拌）9g，山萸肉 9g，女贞子 9g，白芍 6g，茯苓 9g，穞豆皮 9g，焦白术 6g，川芎 4.5g，巴戟肉 9g，嫩钩藤（后下）9g。

第三阶段，肝郁不舒之症状已好转，但肾水亏损情况仍然存在，若不滋水养血治其根本，则不能涵木，肝阳仍能复作，所以采用调补肝肾为主，用杞菊地黄丸加女贞子滋补肾阴，当归、川芎等调经养血，钩藤等潜阳平肝。

（3）龙胆泻肝汤（《医宗金鉴》）加减：龙胆草、山栀、黄芩、柴胡、生地、车前子、泽泻、通草、当归、甘草。本方苦寒直折肝经实火，在治疗上可加入钩藤、羌活、白菊花、延胡索、天麻之类。本方苦寒，有胃疾者不宜。

（4）川芎、夏枯草、延胡索、菊花、丹皮、黄芩、白蒺藜、蔓荆子、钩藤、荆芥穗。本方清泄肝热、平肝疏风止痛。便秘者加制军，或参入当归龙荟丸；兼血虚者可参入四物汤之类加减变化。

（5）丹皮、山栀、柴胡、当归、茯苓、白术、菊花、益母草、泽兰、石决明、钩藤。本方为丹栀逍遥散加味，治肝郁头痛兼有经前期乳胀或月经失调者。

（6）生地、熟地、北沙参、麦门冬、枸杞子、当归、延胡索、白蒺藜、天麻。本方壮水柔肝，养血祛风，治疗阴虚肝旺、虚阳不静风动而致的头痛眩晕者。

4. 气滞血瘀所致经行头痛者，临床症见经前或经期头痛，宛如锥刺，胸闷不舒，小腹疼痛拒按，经色紫暗有块，舌紫暗，边尖有瘀点、瘀斑，脉沉弦或涩而有力。血瘀所致头痛，其痛大多为刺痛、胀痛，或二者兼有，尤于经前期为甚，亦有延续至行经期者，常伴有月经失调。治疗上重在化瘀通络，治疗法则为活血化瘀，通窍止痛。

临床经验方与体会：

（1）赤芍、川芎、桃仁、红花、羌活、白蒺藜、麝香、红枣、黄酒、延胡索、制军、北细辛。方中赤芍、桃仁、制军、红花活血化瘀；川芎、麝香行气活血，通窍止痛；红枣调和营卫；延胡索、细辛止痛通络。全方活血祛瘀，通窍止痛。临床上一般不用麝香，同时须注意调理月经周期及经量。

（2）当归、丹皮、川芎、红花、桃仁、川牛膝、制军、五灵脂、全蝎、延胡索、荆芥穗、土元。本方从桃红四物汤中变化而来，加入虫类药搜剔而治血瘀头痛。

（3）细辛、制川乌、肉桂、当归、赤芍、三棱、莪术、制乳没、全蝎、红花、延胡索。本方辛香走窜，治血瘀头痛有一定效果，常被临床采用。

5. 气血亏虚所致经行头痛者，临床症见经期或经后头痛头晕，经行量少色淡，心悸少寐，神疲乏力，舌淡苔薄，脉虚细。此多由素体气血亏虚，化源不足，遇经行则血愈虚，血不上荣，故头晕头痛。治疗上则宜养血、益气、止痛。

临床经验方与体会：

（1）当归、川芎、白芍、生地、人参、白术、茯苓、炙甘草、枸杞子、制首乌、荆芥穗、延胡索、大枣。本方有养血益气之功，治疗气血两虚之经行头痛。加枸杞子、制首乌滋阴养血，使气旺血足，自无经行头痛之虑；加荆芥穗疏解风邪。

（2）八珍汤（《正体类要》）：当归、川芎、白芍、熟地、人参、白术、茯苓、甘草。

（3）归脾汤（《校注妇人良方》）：白术、茯神、黄芪、龙眼肉、酸枣仁、人参、当归、木香、远志、甘草、生姜、大枣。本方治血虚头痛而兼有心悸失眠者。

（4）黄芪、当归、枸杞子、阿胶、五味、白芷、葛根、川芎、菊花、荆芥穗。本方治血虚生风所致头痛。

（5）天麻、全虫、钩藤、延胡索、天麻、当归、枸杞子、熟地、川芎、旱莲草、女贞子（或巴戟天、仙灵脾）。本方以养血祛风止痛为宗旨，常用于月经前后诸症及更年期经行前后由血虚风扰所致头痛者。

第十八节　绝经前后诸证

妇女在绝经期前后陆续出现一系列诸如眩晕心悸、潮热汗出、畏寒形冷、烦躁失眠或悲伤抑郁等证候，发作次数和时间无规律性，病程长短不一，短者数月，长者可迁延数年，程度亦轻重各异，统称为绝经前后诸证。

【溯源】

历代医籍有关本病未见专题论述，也无这一病名，对妇女在绝经前后出现的这类证候，多按内科辨证施治。直到 1964 年，著名中医妇科专家卓雨农根据历代医籍有关记载，结合临床实践，才提出了“绝经前后诸证”这一病名。

【采撷与体会】

本病的发生与女性绝经前后的生理特点有密切关系。患者时值经断前后，肾气渐虚，冲任虚衰，天癸渐竭，冲任二脉也随之衰少。在此生理转折时期，受内、外环境的影响，如素体阴阳有所偏胜偏衰，或素性抑郁，宿有痼疾，或因不能适应家庭、社会等环境改变，最终导致肾中阴阳失调而发病。肾精内藏阴阳，肾中精气一虚，即可出现阴阳偏胜，或呈阴虚相火不宁，或呈阳虚寒从内生，亦可阴阳两虚，直接影响脏腑经络，除肾脏本身及冲任二脉以外，心、肝、脾三脏亦常可累及。

本病相当于西医学的更年期综合征，及双侧卵巢切除或放射治疗后双侧卵巢功能衰竭者。

“肾为先天之本”，又“五脏相移，穷必及肾”，故肾阴阳失调，每易波及其他脏腑，而其他脏腑病变，久则又必然累及于肾，故本病之本在肾，常累及心、肝、脾等多脏多经，致使本病证候复杂。常见的分型有肾阴虚和肾阳虚。以肾中阴精亏虚为主者，则阴虚而阳失潜藏，引动心肝火旺、相火不宁等病理变化，所以在临床上治疗都以滋阴、潜阳、宁心、安神为主；以肾中阳气亏虚为主者则常阳虚而诸脏不温，导致脏腑功能下降，表现为一系列的阳气不振等各种体征。

妇女在经断前后，机体由健康均衡状态，逐步出现阴阳失衡的变化，此种状态可持续数年，在此期间，随着肾气日衰，天癸将竭，冲任二脉逐渐亏虚，精血日趋不足，肾的阴阳易于失调，进而导致脏腑功能失常。多数妇女通过脏腑之间的自我调节，大都可以顺利度过这段时期而恢复机体相对的阴阳平衡，顺利地进入老年期。但亦有部分妇女由于体质较弱、性格差异、社会环境，以及产育、疾病、营养、劳逸等个体因素，不能通过自身调整恢复机体的阴阳平衡，从而出现一系列脏腑功能紊乱证候。如肾阴不足，阴虚内热，则见潮热面红、烘热汗出、五心烦热等证；阴虚精亏则见头晕耳鸣、腰膝酸软、足跟作痛；阴虚血燥则肌肤失润，阴部干涩失荣，血燥生风则皮肤感觉异常，或麻木或瘙痒或如虫行；阴虚阳亢则头晕头痛、烦躁易怒、失眠多梦。如肾气不足，冲任失固则月经紊乱，或提前量多，或崩中漏下，膀胱失约则尿频失禁。肾阳虚脏腑经脉失养，则见形寒身疲、心绪抑郁、浮肿泄泻、带下量多清稀、腰背冷痛等证。亦可阴损及阳或阳损及阴，出现阴阳俱虚之证。肾是其他各脏阴阳之本，肾的阴阳失调，可导致肝肾、脾肾、心肾等多种病理改变，从而使本病证出现复杂多样的种种表现。

本病的辨证要点以肾阴虚、肾阳虚为纲。肾中精气亏虚是本病的主要病机，早期常以肾阴虚为主，多见烘热面赤，潮热汗出，平时情绪不稳，失眠多梦，甚则喜怒无常，手足心发烧，溲黄而少，口干便结，月经量时多时少，或崩或漏，经色鲜红或深红，舌红，苔少或无苔，脉细数。肾阳虚者多见腰脊冷痛，肢冷畏寒，情绪低沉，溲清便溏或五更泄泻，月经延后，色淡、质稀薄，或带下量多，色白、质清稀；舌质淡嫩，苔白，脉沉迟。

因此病症状繁多、体征变化不一，故诊断和分型治疗显得尤为重要，在临床上首先要分清本病的阴阳属性，再根据其兼证变化进行辨证，按《黄帝内经》“平调阴阳”“以平为期”的原则，随证施治。

治则重在调补肾阴肾阳。肾阴虚者滋肾益阴，肾阳虚者温肾扶阳，使其在新的基础上达到相对平衡。如有兼证，则对症处理。对月经紊乱者，如经量不多，无经来频繁表现者可不必调经，待其自然绝止。若见月经频而量多，或崩或漏者，按有关疾病治疗。

本病用药特点，宜平调平补。阴虚者用药不可过于滋腻，以防阻遏阳气；阳虚者用药不可过用辛燥，过则耗损阴液。忌用苦寒、峻攻伤脾之品。同时，对本病患者应加强心理疏导，鼓励患者以乐观的态度对待老年期的来临，消除恐惧、焦虑心理，增强战胜疾病的信心。向患者及其家属宣传更年期的保健知识，使家属了解更年期症状，对患者给予同情、安慰和鼓励。此外，还要定期做健康体检和妇科检查，以排除或及早发现器质性疾病。

【处方与用药】

1. 肾虚阴亏而致相火不宁者，治宜滋肾益阴，育阴潜阳。

临床经验方与体会：

（1）一贯煎（《柳州医话》）加减：北沙参、麦冬、当归身、生地黄、枸杞子、川楝子、旱莲草、女贞子、银柴胡、地骨皮、黄柏、知母。本方取一贯煎合二至丸加减，滋阴疏肝，清虚浮之热、泄上扰之相火，是治疗肝肾阴虚诸证的首选方。

（2）六味地黄丸（《小儿药证直诀》）加减：生龟甲、生牡蛎、石决明、天麻、酸枣仁、熟地、山药、山茱萸、茯苓、丹皮、泽泻、黄连、知母、山栀。

2. 肾水不足，不能上济心火，以致心肾不交者，症见心烦失眠，心浮易惊，甚至情志失常，头晕健忘，腰酸乏力，舌红，苔少，脉细数。治宜滋阴补血，养心安神。

临床经验方与体会：

（1）天王补心丹（《摄生秘剖》）合交泰丸加减：人参、玄参、当归身、天冬、麦冬、丹参、茯苓、五味子、远志、桔梗、酸枣仁、生地、朱砂（慎用）、柏子仁、黄连、肉桂。本方治肾水不足而偏于心火上炎、心肾不交者，壮水以溉心神。但在临床具体用药时，朱砂一般不用或少用为宜。

（2）知柏地黄丸加减：知母、黄柏、地骨皮、熟地、枸杞、山茱萸、山药、茯苓、炙甘草、地骨皮。知柏地黄丸为滋肾益阴清热之常用方剂，可使肾阴充沛、虚火得清，则诸证可愈。虚火甚可加龟甲、龙骨、牡蛎，以加强育阴潜阳之功。

（3）经断前后，阴虚血燥，耳鸣，记忆力下降，肾虚精亏、髓海不足、脑失所养，可用左归丸加减（山萸肉、熟地、怀山药、菟丝子、制首乌、旱莲草、女贞子、五味子）以滋肾养阴，填精补髓。

3. 阴血不足，血燥生风，皮肤感觉异常或见麻木、刺痒，或有蚁行感，或见斑疹，或干燥失润，或阴部干涩瘙痒，大便干燥。治以滋肾益阴，养血润燥，祛风止痒。

临床经验方与体会：杞菊地黄丸加当归、白芍、制首乌、鸡血藤、炒荆芥、白鲜皮、胡麻仁等，以滋肾益阴，养血润燥，祛风止痒。

4. 如因肾虚而致肝旺者，临床常见经断之年，情志异常或情绪不稳，烦躁易怒，或易于激动，或精神紧张，头晕头痛，两目干涩，视物模糊，或四肢震颤，或胁肋疼痛，舌红少苔，脉弦细而数。

肝肾同处下焦，乙癸同源，肾阴不足，水不荣木，肝失濡养，木气偏旺故见烦躁易怒，或易于激动，或精神紧张。肾精不足，清窍失濡，故见头晕头痛，两目干涩或视物模糊。阴虚肝旺，虚风内动可见四肢震颤。阴虚阳亢也可加剧头痛头晕之证。气滞肝经可见胁肋疼痛。舌红少苔、脉弦细而数均为阴虚肝旺之象。

临床经验方与体会：熟地、玄参、山药、山萸肉、黄芩、丹皮、山栀、枸杞、茯苓、甘草。本方滋阴壮水，方以六味丸变化，取“壮水之主，以制阳光”之法。在临床具体运用上，阳气不潜者，可加入鳖甲；肝旺者，则加天麻、石决明、钩藤；相火偏旺者，则可酌加知母、黄柏。

5. 经断前后，心肾不交，肾水亏乏致不能上济心火，心火上炎则不能下溉肾水，水火不济而见心悸怔忡、心烦不宁，或健忘失眠，或多梦易惊，舌质正常或尖红苔薄，脉细弱或细数。治宜滋阴降火，交通心肾。

临床经验方与体会：黄连阿胶汤（《伤寒论》）。黄连、黄芩、阿胶、鸡子黄、白芍。方中黄连、黄芩清心降火，阿胶滋养阴血，鸡子黄清润益阴，芍药和血敛阴，诸药合用有滋阴降火之功。若心火过亢，症见舌糜口烂，心烦不寐，可用六味地黄丸合交泰丸滋肾水、清心火，此时在临床用药上常少加肉桂以引火归原。

6. 若肾阴虚，脏阴失养，症见情志异常，悲伤欲哭，治以滋肾养阴，补心气、敛肝气，可参入百合地黄汤（或六味地黄丸）合甘麦大枣汤加减变化。方中百合养阴益脾润肺，地黄滋阴养血，合甘麦大枣之甘草润燥缓急入心，大枣甘温入脾，小麦甘润养心，全方以甘平之味宁心健脾以缓诸证。

临床经验方与体会：

（1）旱莲草、女贞子、生熟地、麦门冬、玉竹、石斛、炒枣仁、钩藤、天麻。本方以二至丸加减变化，滋肺肾之阴，清虚亢之热，也可加入龟甲、鳖甲、地骨皮提升滋阴潜阳之力。并可随症而参入六味地黄丸或知柏地黄丸。

（2）生地、山萸肉、石斛、玉竹、生枣仁、龟甲、钩藤、天麻、黄连、菊花、霜桑叶。本方用于阴亏心肝火旺，症见形瘦、眩晕、烦躁易怒、失眠多梦、心神不宁、舌红少苔患者。

（3）生地、龟甲、白芍、知母、黄柏、炒枣仁、茯苓、钩藤、川百合、旱莲草、女贞子。本方以百合地黄汤、二至丸参入知柏地黄丸之意，融滋阴补肾、清热泻心、平肝安神于一方。

7. 经断前后，头晕耳鸣，记忆力下降，腰膝酸软，骨节酸楚疼痛，或足跟作痛，辨证属肾阴精亏者，均可以六味地黄丸为基本方加减，以补肾填精。

8. 以肾中阳气虚为主者，最早出现的症状为潮热、汗出、情绪改变。一般潮热从胸前开始，涌向头部、颈部和面部，继而汗出，热退形寒，这个过程持续时间长短不定，短者数秒，长者数分钟，每日发作次数也没有规律；情绪改变表现为易激动，烦躁易怒，或无故悲伤欲哭，不能自我控制。此外，尚有头晕头痛，失眠心悸，腰酸背痛，月经紊乱等。晚期症状则有阴道干燥灼热，阴痒，尿频、尿急或尿失禁，皮肤瘙痒等症状。此类症状多由阳虚而命门火衰，既不能温养本脏，又不能温煦全身，而致一派阳虚寒从内生体征，所以临床上都以温补命门真火，佐以健脾益气为辅的治疗方法。

肾有阴阳，如肾虚及阳者，症见绝经前后自汗畏冷怕风，形寒肢冷，腰酸痛或足跟痛，小便清长或不禁，或尿后余沥不净、夜尿增多，大便或溏，或见月经紊乱，或兼见他脏之症状。肾阳虚无以温煦脾阳，脾失健运，可见面浮肢肿；化源不足，可见倦怠少气，或气血不足之证；肾阳不足，心阳不振，心气虚，可致心悸、怔忡；清阳不升，可致头昏、耳鸣。

临床经验方与体会：

（1）右归丸《景岳全书》：熟地、山药、菟丝子、枸杞、附片、肉桂、鹿角胶、杜仲、山萸肉、当归。本方温肾扶阳，益火之源以消阴翳，治肾阳不振、精神

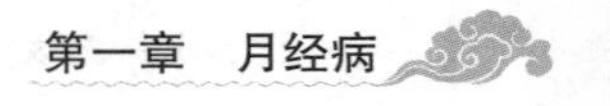

萎靡、形寒身冷、腰膝冷痛、肢脸浮肿、尿频带多等症。

（2）仙茅、仙灵脾、菟丝子、巴戟天、杜仲、川断、桑寄生、鹿角胶、熟地、当归、酸枣仁、五味子。本方温阳补肾以益气，治神倦形寒、精神困乏、性欲下降、记忆力下降、腰酸骨痛，小便频数清长甚或不禁，或余沥不净，或夜尿增多，月经紊乱多见提前，量多或崩中漏下，舌淡，苔薄白，脉沉弱。自汗不已加黄芪、龙骨，面浮肢肿加茯苓、泽泻，心悸怔忡加桂枝、炙甘草，眩晕耳鸣加柴胡、葛根，腰脊骨痛加龙骨、紫河车，小便频数或失禁加覆盆子、桑螵蛸，大便溏薄加炒山药、焦神曲、肉豆蔻，健忘加益智仁、生龙骨、远志、胡桃肉。

（3）寿胎丸（《医学衷中参西录》）：菟丝子、川断、桑寄生、阿胶。若见小便频数不禁者，可合缩泉丸加党参、覆盆子、桑螵蛸，益气补肾，固精；若见月经提前，量多或崩漏者，按有关病症处理。

9. 如肾中阴阳双虚，则宜阴阳双补，佐以调肝，扶脾，养心，益肺。

临床经验方与体会：

（1）三才大补丸（《陈素庵妇科补解》）加减：补骨脂、杜仲、人参、黄芪、白术、山药、当归、川芎、熟地、白芍、阿胶、艾叶、香附、百合、蛤蚧。选用本方之意在“补后天以强先天”。围绝经期肾气自然衰减，难以再复壮年生理常态，故从脾肾入手，调补气血，平补阴阳。方中补骨脂补肾壮阳，杜仲温补肝肾；人参、黄芪、白术、山药补脾气、益生化之源以资先天；当归、川芎、熟地、白芍、阿胶相配以补血生精；艾叶温经入肾；香附疏肝理气；百合润肺、清心、安神；蛤蚧补肺气、助肾阳、益精血。全方以补脾肾为主，兼治心、肝、肺，五脏同治以收阴阳双补之效。如腹胀加木香、大腹皮，去人参、黄芪、白芍；食欲不振加茯苓、鸡内金、砂仁；心悸气急加五味子、紫石英；胸闷不适加桔梗、制川朴、枳壳；听力下降加菖蒲、天竺黄；偏头痛重用川芎、钩藤、天麻，配川牛膝、丹参、蝉蜕；情志异常加柴胡、郁金、酸枣仁，并去人参、黄芪。

（2）仙茅、仙灵脾、杜仲、老鹿角、桑寄生、菟丝子、黄芪、当归、熟地、川桂枝、白芍、生姜、大枣。本方以桂枝汤合二仙汤加减，温阳暖肾，调和营卫。

10.《刘奉五妇科经验》认为本病可分阴虚肝旺和脾肾不足两型，前者多为虚中夹实，后者则属纯虚证，而以前者较多见。阴虚肝旺型，常用药为当归、川芎、白芍、生地、桑叶、菊花、黄芩、女贞子、旱莲草、红花、牛膝等。脾肾不足型，常用药为老鹿角、巴戟天、枸杞、杜仲、桑寄生、川断、柴胡、五味子、旱莲草、党参、黄芪。治肾阳不振、畏寒乏力、精神不振者，若小便频数可加入缩泉丸。若肾中阴阳俱虚者，则以二仙汤合二至丸为基础方，随临床具体症状而加减变化。

11. 若偏于心肝火旺，而见心烦易怒、潮热失眠、胸闷心悸者，在用药上需照顾两个方面：一为滋阴降火，一为清火除烦热，多以清心、凉肝、滋肾为法。

临床经验方与体会：

（1）丹栀逍遥丸合知柏地黄丸。合清肝滋肾于一方，治肝肾阴虚、心肝火旺，临床以潮热烦躁易怒为主者。

（2）龟甲、浮小麦、生地、百合、山萸肉、黄连、柴胡、石决明、知母、菊花。本方治心肝火旺、失眠、心绪不宁、情绪不稳者。

（3）菊花、丹皮、霜桑叶、黄芩、白蒺藜、夏枯草、瓜蒌、山栀、生地、生谷麦芽。本方治偏于肝旺而见易怒、头晕、烦躁者，便秘者去瓜蒌，加制军。

第二章　带下病

带下病是指女性白带的量、色、质、气味等发生异常变化而引起的一类疾病，是妇科领域中仅次于月经病的常见疾病，为妇科四大病证“经、带、胎、产”之一。

【溯源】

本病首见于《黄帝内经》，如《素问·骨空论》载：“任脉为病……女子带下瘕聚。”

历代医籍关于带下病，名称颇不统一。《神农本草经》称带下为“沃”，有“白沃”“赤沃”“赤白沃”之名。《金匮要略》称“下白物”。《脉经》称“漏白下赤”，并提出“五崩”之名：“五崩何等类？师曰：白崩者形如涕，赤崩者形如绛津，黄崩者形如烂瓜，青崩者形如蓝色，黑崩者形如衃血也。”《针灸甲乙经》称带下为“沥”，有“白沥”“赤沥”“赤白沥”之分。

《诸病源候论》除重复王氏五崩之说外，首次提出“带下病”的名称，指出带下有青、黄、赤、白、黑五色各候，配属五脏，青属肝虚，黄属脾虚，赤属心虚，白属肺虚，黑属肾虚，“五脏俱虚损者，故其色随秽液而下，为带五色俱下。”巢氏以五色配五脏虽较机械，但就带色辨证尚有一定临床意义，并为后世分证论治开了先河。巢氏主风寒邪气入于胞络所致，兼之劳伤体虚、房劳过度、内外相感而成。如说“劳伤过度，损动经血，致令体虚受风冷，风冷入于胞络，搏其血之所成也”，或因“阴阳过度，则伤胞络，故风邪乘虚而入于胞，损冲任之经，伤太阳少阴之血，致令胞络之间秽液与血相兼连带而下。冷则多白，热则多赤，故名带下”。

《妇人大全良方》指出带下病的发生与带脉有关：“人有带脉，横于腰间，如束带之状，病生于此，故名为带。”

刘河间对带下之因提出湿热郁结任脉。这在带下病的病因学上是比较重大的突破。并指出：“带下者，任脉之病也……故下部任脉湿热甚者，津液涌溢，而为带下也。”治法主张用辛苦寒药按法治之，使郁结开通，热去燥除而愈,告诫不可用辛热药。

之后,张子和、李梴、张洁古、汪石山等均从湿热立论,如张子和认为带下属湿热下注、遗热小肠,从金化而为白,随溲而下,绵绵不绝,其治与痢疾同法。

《丹溪心法》主湿痰下注:"胃中痰积流下渗入膀胱"。其治法主燥湿为先,湿痰下注者首提升提之法,为治带下病开创了新法。

戴思恭《证治要诀》提出"漏带"之名,"有带疾愈后一二月或再发,半年一发……此名漏带,最难治。"已认识到带下病缠绵难愈、容易复发的特点。

薛立斋《女科撮要》认为带下病机系由"脾胃亏损,阳气下陷"所致,主张用健脾升阳止带为主要治法,佐以各经见证用药,对带下病提出了新的论证及治法。

《景岳全书·妇人规》将带下病机总结为六点,即"心旌之摇""多欲之滑""房室之逆""湿热下流""虚寒不固""脾肾亏陷",强调房事过度,损伤肾气,导致命门不固,此为带下病的重要原因。治疗既要服药,也要节欲,否则"药饵之功必不能与情窦争胜,此带浊之不易治也"。指出摄生对治疗本病的重要性。

《医宗金鉴·妇科心法要诀》指出带下系劳伤冲任,五脏兼湿所致,若胞宫内溃则所下之物杂见五色,若有脏腐败气且时下不止而多者,是危证也。已认识到五色杂下是一种严重证候,断为危证,和现代医学中有关子宫的恶性病证有类似之处,这种认识在当时是非常难得的。

《傅青主女科》集带下病机、论治之大成。将带下一病列为全书卷首,按白、黄、青、黑、赤五色分为五带,分别探讨病机及论治,明确指出:"带下俱是湿症。而以'带'名者,因带脉不能约束而有此病,故以名之。"病机系由带脉之伤,加之"脾气之虚,肝气之郁,湿气之侵,热气之逼",而致"脾精不守,不能化荣血以为经水,反变成白滑之物,由阴门直下,欲自禁而不可得也"。治法用健脾益气、升阳除湿以治白带;清肝利湿以治青带;健脾利湿、泻肾火以治黄带;泻火利湿以治黑带;清肝扶脾、养血治血以治赤带,这些看法对临床确有指导意义,时至今日仍为广大医家所尊崇和运用。

唐容川《血证论·崩带》进一步指明带下病机系由"带脉受伤,脾不制水",指出"带脉下系胞宫……属于脾经""若脾土失其冲和,不能制水,带脉受伤，注于胞中，因发带证”，治宜和脾以利水，治脾即是治带，治带即治水也，以土制水而带脉自愈矣。以上所论阐明了带脉和脾脏间至为密切的关系，丰富了带下病的理论。

《沈氏女科辑要笺正》提出带下有“相火亢盛，疏泄太过而渗漏者，又有肝肾阴虚不能固摄之证”，并概括带下的病因“总不外湿火、相火、阴虚不守三途而已”。补充了带下可由阴虚而致之病机论。

【采撷与体会】

“带下”一词有广义与狭义之分，广义带下泛指妇科经带胎产诸疾而言，由于这些疾病都发生在带脉以下，故称为“带下”。如《史记·扁鹊仓公列传》记载：“扁鹊……过邯郸，闻贵妇人，即为带下医。”所谓带下医即女科医生。《金匮要略心典》：“带下者，带脉之下，古人列经脉为病，凡三十六种，皆谓之带下病，非今人所谓赤白带下也。”狭义带下是指妇女阴道内流出的一种黏稠滑腻液体，如带绵绵而下。《女科证治约旨》：“阴中有物淋沥下降，绵绵不断，即所谓带下也。”

狭义带下中又有生理、病理之别，正常女子自青春期开始，冲任流通以后，阴道内即有少量色白或无色透明无臭液体流出，特别是在经期前后及月经中期，其量增多，使阴道保持湿润，此为生理性带下。如《沈氏女科辑要笺正》引王孟英说：“带下女子生而即有，津津常润，本非病也。”但如带下量过多，或色、质、气味发生异常，则属于带下病，亦即是本章所要讨论的内容。张山雷：“孟英谓女子生而带下，不足为病，即所谓津津常润者本属无多，亦不秽恶，是以世俗有十女九带之谚，诚不必药……如其太多，或五色稠杂及腥秽者，斯为病候。”为了避免概念混淆，我们认为可以把生理性的白带称为“带下”，将量、色、质、气味异常的带下称“带下病”，如若带下量多，日夜津流如清米泔或如胶黏，状如崩冲，则又称为“白崩”，实指严重的带下病。

本病在临床上常见者为白带、黄带、赤带、赤白带几种。

白带：带下量多，色白，质清或稠，无臭或腥臭。黄带：带下量多或不甚多，其色黄或黄绿如脓，质清或稠，其气秽臭，常伴阴痒等证。赤带：带下量不多，其色红或淡红或如败酱，似血非血，混杂枯液，质或清或稠，或腥或臭或无臭。赤白带：带下量多或不多，赤白杂下，质稠黏腻，气味腥或臭。

此外历代医籍尚有青带、黑带的名称。青带即指带下青绿色，甚者如绿豆汁，临床上单纯青带不常见，常为黄中带绿，所以可并入黄带讨论。黑带实质上属于陈旧性出血，或多系赤带积久成为黑色。另外还有"五色带"，是指带下稠黏或青黄赤白相兼，或二三色夹杂而下，一般都有秽臭。由于临床五色齐下者极少见，而以二三色杂下为多，故以称"杂色带"为宜。

带下病预后一般良好，古人提出"十女九带"之说，认为是发病普遍，危害不大的一种病证，其实若带下迁延日久，不仅消耗体质，影响健康，更影响生育，因此并非一种无足轻重的疾病。而对赤带、赤白带、杂色带更应重视，早期诊断，积极治疗，以免"胞宫内溃"，五脏俱虚，则后果堪虞。

带下病首见于《黄帝内经》，其后历代医家各有发展，金元明清以后，对带下病的认识已逐渐完善。在病因方面提出了湿热、脾虚、风冷、湿痰、七情、房室损伤等。

带下病以带下增多为主要症状，临床必须辨证与辨病相结合。现代医学之妇科疾病，如阴道炎、宫颈炎、盆腔炎及肿瘤等均可见带下量多，应明确诊断后按带下病辨证施治，必要时应进行妇科检查及排癌检查，避免贻误病情。

多数医家认为湿为带下病主因，因带下病主证为带下量多，带为阴湿之物，故认为带下病多属湿邪为患，同时与脾肾二脏功能失常及任带二脉失于固约有极密切的关系。脾为中州，喜燥恶湿，带下为人体津液，由脾转输运化，如脾虚运化失职，水湿内停下注任带可发为带下病。肾为水脏，主五液，开窍于前后二阴，主闭藏，又与任脉相系，任主诸阴，其脉起于胞宫，故肾、任脉、胞宫间有密切关系。如肾阳不足，蒸腾失司，或命门衰弱，火不生土，寒湿内聚，伤及任带，均可发为带下病。又如肾阳虚启闭无权，关窍不固，精液下滑也可造成带下病。此外，肾阴不足、虚火妄动、封藏失职、津液下夺、伤及任带也可引起带下病。但后两者较少见，而以湿邪浸渍，任带失固为常见。故脾肾功能失常为带下病发病的内在条件。

在经络方面，任脉司阴液，其脉下通于胞中，带下属阴液，故由任脉主司，任脉失司可发为带下病。带脉约束诸经，下系胞宫，其属于脾经，如带脉纵弛，不能约束诸经，水湿下注也可成为带下病。因此，任脉损伤，带脉不固为带下病之主要病机，其中尤以任脉损伤为主。

带下病多因湿邪为患，如湿郁化热或外感湿热、湿毒，蕴结下注而成者，此属于实；若久病伤脾伤肾或由脾及肾，水湿下陷或精关不固，津液下脱则属于虚。总结而论，导致带下为病者，可归纳为脾虚、肾虚、肝郁、湿热、湿毒、病虫等原因。其病缠绵，反复发作，不易速愈，而且常并发月经不调、闭经、不孕、癥瘕等疾病，是妇科领域中仅次于月经病的常见疾病，应予重视。

但在辨证上，当侧重于“以湿立论”，如《傅青主女科》说：“夫带下俱是湿症。”湿有内外之别。外湿指外感之湿邪，如经期涉水淋雨，感受寒湿，或产后胞脉空虚，摄生不洁，湿毒邪气乘虚内侵胞宫，以致任脉损伤，带脉失约，引起带下病。内湿的产生与脏腑气血功能失调有密切关系。脾虚运化失职，水湿内停，下注任带；肾阳不足，气化失常，水湿内停，又关门不固，精液下滑，素体阴虚，感受湿热之邪，伤及任带。总之，带下病系湿邪为患，而脾肾功能失常又是发病的内在条件；病位主要在前阴、胞宫。任脉损伤，带脉失约是带下病的核心机制。临床常见分型有脾阳虚、肾阳虚、阴虚夹湿、湿热下注、湿毒蕴结五种。

带下病的辨证要点主要为带下的量、色、质、气味，其次为伴随症状及舌脉。如带下量多，色白或淡黄，质清稀多属脾阳虚；色白质清稀如水，有冷感者属肾阳虚；量多而色黄或赤白相兼，质稠或有臭气者，为阴虚夹湿；带下量多色黄，质黏稠，有臭气或如泡沫状，或色白如豆渣状，为湿热下注；带下量多色黄绿如脓，或混浊如米泔，质稠，恶臭难闻属湿毒重证。临证时尚需结合全身症状及病史等综合分析，方能作出正确辨证。

带下病的治疗原则以健脾、升阳、除湿为主，辅以疏肝固肾；同时湿浊可以从阳化热而成湿热，也可以从阴化寒而成寒湿，所以要佐以清热除湿、清热解毒、散寒除湿等法。带下病以湿为主，故治疗中除肾虚精滑及阴虚火旺者外，始终不忘除湿。

对于本病用药，《儒门事亲》曾提出“不可骤用峻热之药燥之”，认为：“燥之则内水涸……小溲不利则足肿面浮，渐至不治。”《女科正宗》亦提出：“不宜专以温补燥热之剂，反助邪火消灼阴血，以致火升水降，凝结浊物。”均强调不可过于温燥。此外，虚证不可过用苦寒克伐脾阳，湿热湿毒证早期，湿热征象明显时以及湿浊严重时，均忌过早收涩以免留邪，亦为治疗原则之一。

【处方与用药】

1. 因脾气虚弱，运化无力，水湿内停，湿邪下注，损及任带，致任脉失固，带脉失约，发为带下病。症见带下量多，色白，如涕如唾，甚至绵绵不绝，神疲倦怠，头昏闷，面色萎黄，舌质淡，苔白或腻，脉缓弱。

临床经验方与体会：

(1)生黄芪、生山药、白茯苓、柴胡、苡仁、藿香、荆芥穗、葛根、白术、生龙骨、生牡蛎、海螵蛸、茜草、鹿角霜、甘草。本方由《中医妇科验方选》三生愈带汤变化而成，治疗脾虚不固之带下量多、质清稀者。方中重用生山药，并配以白术健脾化湿，契合带下多湿之特点；临床上可重用黄芪、藿香，以取其扶正益气，芳香疏散化湿之功；结合任带失固的病机，又多用收涩止带之品；若夹有血色，加入茜草以活血凉血止血；选用鹿角霜乃取脾肾同治之意。

(2)完带汤(《傅青主女科》)加减：白术、山药、人参、白芍、苍术、甘草、陈皮、黑芥穗、柴胡、车前子。本方由健脾除湿、升阳止带、疏肝理气药物组成。方中人参、山药、甘草健脾益气；苍术、白术健脾燥湿；车前子入肾泄降、利水除湿；黑芥穗入血分，祛风胜湿；柴胡、白芍、陈皮疏肝理气，升阳除湿，对脾虚而兼肝郁者用之尤宜。全方寓补于散之中，寄消于升之内，肝、脾、肾三经同治，具有健脾益气，升阳除湿之功。为治带下病之临床常用方，具体运用上应抓住轻、透、清三点，亦可加入芳香化浊、升清降浊之品。

(3)党参、白术、扁豆、山药、苡仁、藿香、桔梗、柴胡、枳壳、葛根、茯苓、泽泻。本方健脾利湿、芳香化浊、升清止带，是临床上治疗脾虚湿盛带下的常用方。如带色偏黄者可加黄柏、知母、丹皮。

2. 若脾病及肾，湿从寒化，当脾肾同治，健脾温肾，除湿止带。

临床经验方与体会：苍白术、柴胡、茯苓、泽泻、续断、杜仲、鹿角霜、菟丝子、覆盆子。若寒凝腹痛者，酌加香附、艾叶温经理气止痛；若带下日久，滑脱不止者，酌加芡实、龙骨、牡蛎、乌贼骨、金樱子等固涩止带之品。

3. 如见脾阳虚不运化水谷精微，化精为浊者，多由于饮食失节，或劳倦过度，或忧思气结，损伤脾气，脾虚运化失职，水湿内停，湿邪下注伤及任带，致任脉失固、带脉失约而成带下病。《女科经纶》引缪仲淳语：“白带多

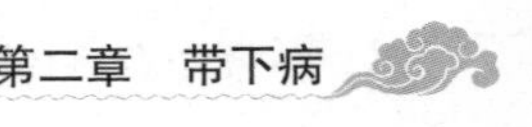

是脾虚……脾伤则湿土之气下陷，是脾精不守，不能输为荣血而下白滑之物矣。”《医学心悟》云：“带下之症……不外脾虚有湿。脾气壮旺，则饮食之精华生气血而不生带，脾气虚弱则五味之实秀，生带而不生气血。”因此，脾阳虚水湿下陷是其最主要病机。若脾虚日久，气虚失摄，气不摄血，也可致赤白带下。主要证候为带下量多，色白或淡黄，质稀薄，无臭气，绵绵不断，神疲倦怠，四肢不温，纳少便溏，两足跗肿，面色㿠白，舌质淡，苔白腻，脉缓弱。

临床经验方与体会：

（1）淡附片、芡实、桑螵蛸、党参、菟丝子、白术、炙甘草、白芍、白芷、海螵蛸、煅牡蛎、煅龙骨、赤石脂、炙白鸡冠花。带下失约，源在肾气不固。本方用治带下清稀，量多如崩。于大量温阳益气、固肾涩精药物中，佐以鸡冠花收涩止带。

（2）山药、芡实、车前子、白果、黄柏、黄芩、柴胡、银花、山栀、白芷。本方从《傅青主女科》易黄汤变化而成，方中山药、车前子健脾化湿，白果、白芷、芡实固涩止带，黄柏、银花、山栀清热燥湿，柴胡升清疏肝而清湿热，使热去湿化，则带自止。用于脾虚而湿郁化热，带下色黄黏稠，有臭味者。若湿郁成痰，痰湿下注，则宜燥湿化痰止带。

（3）党参、白术、茯苓、木香、砂仁、柴胡、炙升麻、生姜。本方健脾益气，祛痰除湿，升阳止带，适用于痰湿带下，伴有较明显脾虚者。可参入二陈汤渗湿祛痰，热甚加黄芩。

（4）加味四七汤加减：苏叶、厚朴、茯苓、半夏、白芷、菖蒲、木香。苏叶、厚朴宽中理气，茯苓、半夏渗湿祛痰，白芷升阳除湿止带，菖蒲、木香理气燥湿。全方有理气化痰之效，用于痰湿兼气郁者。

4. 多产房劳或久病失养，肾阴亏耗，阴虚火动，封藏失职，津液下夺兼以热伤阴络，血溢下焦和渗漏之津液混合成为赤带或赤白带，即所谓“热侵阴络下流红”。《沈氏女科辑要笺正》说：“肾家阴虚，相火鼓动而为遗浊崩带之病，本是最多。”正说明了阴虚火动发为带下病的机制。本证大多有腰膝酸软、畏寒身冷、精神困倦等体征，带下清稀，时日一长，郁则成热，又可见黄浊带下，甚则下部瘙痒不适。对此类白带的治疗，以清肝宁神、畅志达木为法，其用药宜偏清凉。

临床经验方与体会：

（1）生白术、茯苓、白芍、甘草、黄芩、香附、柴胡、茵陈、陈皮、栀子。本方疏肝清热、解郁利湿。在饮食上也须注意宜以清淡为主，即《丹溪心法》所言“必须断厚味”。

（2）生地、川百合、莲子、黄连、柴胡、石决明、炒枣仁、龙骨、牡蛎、云苓、泽泻。本方以安神宁志合清肝利湿为一方，治情志不宁，七情失调所致带下。

（3）地骨皮、桑白皮、霜桑叶、柴胡、知母、山栀、黄柏、柴胡、云苓、车前子。本方治七情失调、相火偏旺所致带下如注。伴外阴瘙痒者，可加苦参、制军、龙胆草，亦可参入加减逍遥散。

5. 脾虚湿胜所致带下者，多为饮食不节、劳倦内伤而致脾虚失运、水湿下注为带，所以除带下量多外，更有脾虚失运体征，在治疗上多以健脾益气，升阳化湿为法。

临床经验方与体会：

（1）白术、山药、人参、白芍、苍术、甘草、陈皮、藿香、荆芥穗、柴胡、车前子。本方以完带汤（《傅青主女科》）加减而成，治脾虚，水湿下陷，而致水谷精微不能化为营血，反为带下。方义取补脾胃之气，佐以行肝，而使风木不闭塞于地中，则地气升，脾气健，湿气消。

（2）萆薢分清饮（《医学心悟》）加减：川萆薢、苍术、石菖蒲、黄柏、茯苓、车前草、柴胡、荆芥、泽泻。本方重在疏风化湿、清理下焦之湿热，常与上述有关方剂配合运用。

（3）参苓白术散（《太平惠民和剂局方》）：人参、茯苓、白术、桔梗、山药、甘草、白扁豆、莲子肉、砂仁、薏苡仁。本方治脾虚湿盛，偏于气虚水湿为患的虚性带下病。在临床使用时，常加柴胡、藿香、荆芥穗以芳香疏通，化湿止带。

（4）黄芪、白术、苍术、荆芥穗、柴胡、葛根、云苓、车前草、藿香、砂仁。本方益气升清，健脾摄精，并参入淡渗利湿之法。芳香化湿与补脾升清合用，治湿盛带多。

6. 先天不足或年老肾衰，或久病及肾而致肾阳不足，蒸腾失司或命门火衰，火不生土，脾失健运，以致寒湿内盛，损及任带，发为带下，此属寒湿带下病。

肾阳虚寒所致带下者，主要证候为带下量多，色白清冷，稀薄如水，淋漓不断，头晕耳鸣，腰痛如折，畏寒肢冷，小腹冷感，小便频数，夜间尤甚，大便溏泻，面色晦暗，舌淡润，苔薄白，脉沉细而迟。

肾阳不足，命门火衰，气化失常，寒湿内盛，致带脉失约，任脉不固，故带下量多，色白清冷，稀薄如水，淋漓不断；肾阳虚则胞络失于温煦，故小腹冷感；膀胱失于温煦，则气化失常，故小便频数，夜间尤甚；火不温土，则大便溏薄；阳虚寒从内生，故畏寒肢冷；肾阳虚外府失荣，故腰痛如折；肾虚髓海不足，故头晕耳鸣，面色晦暗。舌淡润、苔薄白、脉沉细而迟为肾阳不足，虚寒内盛之征。

临床经验方与体会：

（1）生熟地、山药、当归、茯苓、泽泻、鸡血藤、龟甲（先煎）、枸杞子、老鹿角、仙灵脾、白芍、女贞子、川续断、杜仲、牛膝。

（2）淡附片、干姜、桂枝、茯苓、苍白术、山药、苡仁、葛根、藿香、荆芥穗。本方治脾肾阳虚、火不暖土、水湿下注之带下。

（3）鹿角菟丝丸加味方：鹿角霜、菟丝子、杜仲、白术、芡实、莲须、牡蛎、银杏。方中鹿角霜、菟丝子、杜仲温肾益精，白术健脾除湿，芡实、莲须、牡蛎、银杏收涩止带。

（4）鹿茸、菟丝子、潼蒺藜、黄芪、白蒺藜、紫菀、肉桂、淡附片、桑螵蛸、肉苁蓉、制附子。本方以内补丸（《女科切要》）为基础加减，方中鹿茸、肉苁蓉、菟丝子温肾填精益髓；潼蒺藜、桑螵蛸补肾涩精止带；附片、肉桂温肾壮阳补火；黄芪益气固摄；白蒺藜疏肝泄风；紫菀、鹿茸温肺益肾。全方共奏温肾助阳，涩精止带之效。若腹泻便溏者，去肉苁蓉，酌加补骨脂、肉豆蔻。

7. 若精关不固，精液下滑，带下如崩，谓之“白崩”。治则以补脾肾，固奇经为主导。

临床经验方与体会：

（1）苍术、柴胡、山药、苡仁、泽泻、车前草、金樱子、芡实、杜仲、川断、桑寄生、老鹿角。本方燥湿健脾固肾以涩精止带。

（2）固精丸（《济阴纲目》）加减：牡蛎、桑螵蛸、龙骨、白石脂、白茯苓、五味子、菟丝子、韭菜子。

8. 湿热带下，有内生和外感之分。内生者或因脾虚湿盛，郁久化热；或恣食膏粱厚味，酿生湿热；或情志不畅，肝郁化火，横克脾土而致肝热脾湿，湿热下注，损及任带而成带下病。《傅青主女科·带下》说："妇人忧思伤脾，又加郁怒伤肝，于是肝经之郁火内炽，下克脾土，脾土不能运化，而致湿热之气蕴于带脉之间。"此外，亦有湿热之邪直犯阴部者。

临床经验方与体会：①丹栀逍遥散（《内科摘要》）。②知柏地黄丸（《症因脉治》）。③龙胆泻肝汤（《医宗金鉴》）加减方：当归、龙胆草、山栀、黄芩、柴胡、车前草、黄柏、知母、茯苓、泽泻、防风。

9. 情志不宁，七情失调，心肾不交而致带下多者。

临床经验方与体会：

（1）丹栀逍遥散加酸枣仁、远志、黄连。

（2）清肝止淋汤（《傅青主女科》）：白芍、当归、生地、阿胶、粉丹皮、黄柏、牛膝、香附、红枣、小黑豆。本方原治赤带火重而湿轻者。全方纯于治血，少加清火之味，意在养肝、疏肝、清肝，使肝气得舒，肝火去则脾不受其克制，其湿自清，此其独到之处，适宜于肝火甚者。

（3）茯苓、白芍、甘草、柴胡、茵陈、陈皮、栀子。本方疏肝清热、解郁利湿。瘀热偏盛者，亦可用大黄、石膏、黄连、车前子、白术、茯苓、知母、王不留行之类，但临床毕竟少见。热重湿轻、带下黄赤或带中夹血，血色鲜红者，加荆芥炭、制军炭、桑叶。

10. 带有五色，所以在用药上亦有侧重。一般来讲：

（1）白带者，责之肺脾气虚，不能摄精，或脾虚湿胜，用药以益气健脾、升清渗湿为原则。

临床经验方与体会：党参、黄芪、山药、白术、葛根、茯苓、薏苡仁、白扁豆、柴胡、白茯苓、炒扁豆、陈皮、甘草、炒薏苡仁、桔梗、大枣。

（2）黄带者，责之肝经湿热，或脾湿化热，用药宜清肝泄热利湿，常用药大都偏于苦寒。

临床经验方与体会：

1）黄芩、黄柏、萆薢、瞿麦、山栀、夏枯草、龙胆草、车前草、泽泻、制军、菊花。甚则加金银花、蒲公英、紫花地丁、知母。

2）金银花、连翘、黄芩、败酱草、苍术、黄柏、薏苡仁、川牛膝、炒贯众、土茯苓、茵陈、车前草。

3）四妙丸（《成方便读》）合五味消毒饮（《医宗金鉴》）加减：苍术、黄柏、薏苡仁、牛膝、金银花、紫花地丁、白鲜皮、百部。诸药合用，共奏清热利湿解毒之功。

（3）赤带属热，或心火亢盛，或肝热伤及血络，治宜清心、凉血为治。

临床经验方与体会：

1）黄连、黄柏、栀子、丹皮、竹叶、赤芍、猪苓、茯苓、泽泻、薏苡仁、茵陈、牛膝。全方活血，导湿热下行，使热去湿除而带止。

2）大黄、石膏、黄连、栀子、车前子、白术、茯苓、知母、王不留行。临床亦常加旱莲草、侧柏炭、生地炭、墓头回、制军炭、茜草、白茅根、夏枯草、连翘、赤小豆等。

（4）青带者属肝经湿热，但临床上单纯青带少见，大多在黄带中见黄青相杂。治疗用药可参照黄带，多以清热利湿，清肝解毒为治。

临床经验方与体会：龙胆草、山栀、黄芩、柴胡、车前草、泽泻、赤芍、黄柏、丹皮、荆芥穗、生甘草。常用于肝郁湿热下注所致的带下。

11. 阴虚夹湿而见带多者，主要证候为带下量不甚多，色黄或赤白相兼，质稠或有臭气，阴部干涩不适，或灼热感，腰膝酸软，头晕耳鸣，颧赤唇红，五心烦热，失眠多梦，舌红，苔少或黄腻，脉细数。此多为肾阴不足，相火偏旺，损伤血络，复感湿邪，伤及任带二脉，故带下偏多，色黄或赤白相兼，质稠，有异气，阴部灼热感；阴精亏虚，阴部失荣，故干涩不适；肾阴亏损，髓海不足，则腰膝酸软，头晕耳鸣；阴虚内热，热扰心神，则五心烦热，失眠多梦。舌红、苔少或黄腻，脉细数，为阴虚夹湿之征。

临床经验方与体会：知柏地黄丸加芡实、金樱子，滋阴益肾，清热祛湿。

12. 湿热下注所致带下病，症见带下量多，色黄，黏稠，有臭气，或伴阴部瘙痒，胸闷心烦，口苦咽干，纳食较差，小腹或少腹作痛，小便短赤，舌红，苔黄腻，脉濡数。

赤白带下，湿热蕴结，症见带下量多或不多，赤白相杂，赤色晦暗，黏腻臭秽，常伴腰腹疼痛，溲黄便结，或大便溏而不爽，面色垢黄，苔黄腻，脉滑或滑数无力。

《傅青主女科·带下》："夫赤带亦属湿病……今不见黄白而见赤者，火热故也。"由于湿热来源不同，湿热相结途径也异，常见者为湿热下注、肝经湿热及肝热脾湿等证型，治宜清热利湿止带。

临床经验方与体会：

（1）苍术、白术、猪苓、白芷、香附、生甘草、薏苡仁、地肤子、苦参、蛇床子、鹤虱。带多者加白头翁、土茯苓；痰湿重者加法半夏、菖蒲；带下黄臭者加鱼腥草、黄柏、红藤、败酱草。本方治脾虚湿热内蕴所致带下量多，且偏于外阴瘙痒、白带腥臭者。

（2）加减胜湿汤：苍术、滑石、樗皮、地榆、白芍、枳壳、黄柏。方中苍术燥湿，滑石利湿，樗皮、地榆清热止血止带，白芍缓急止痛，枳壳理气；加黄柏清热除湿。如湿毒内侵，加炒贯众、败酱草等清热解毒止血之品。

（3）止带方（《世补斋不谢方》）：猪苓、茯苓、车前子、泽泻、茵陈、赤芍、丹皮、黄柏、栀子、牛膝。方中猪苓、茯苓、车前子、泽泻利水除湿；茵陈、黄柏、栀子清热泻火解毒；赤芍、丹皮凉血化瘀；牛膝活血引药下行，直达病所，以除下焦湿热。

13. 肝经湿热下注者，每常见情志不畅，郁怒伤肝，肝郁化热，下克脾土而成湿热，热甚伤络故带色紫黑，质稠，气郁不宣故精神抑郁，气滞肝经故胁胀腹痛，肝经郁热故心烦口苦，脉弦数。

临床经验方与体会：白芍、丹皮、黄柏、银花、连翘、蒲公英、紫花地丁、牛膝、香附、荆芥炭、黑小豆、大枣。临床上常加黄芩、柴胡、青皮，疏肝清热，止血止带。

14. 阴虚血热伤络所致者，常见带下量少色红，质稠黏，似血非血。伴见面色潮红，头晕眼花，心烦少寐，口干咽燥，阴部干涩不适或感灼热，腰部酸痛，身体瘦弱，舌质红少苔，脉细数。

临床经验方与体会：知柏地黄丸合二至丸，加茜草、乌贼骨。本方以知柏地黄丸滋肾益阴清热，合二至丸既滋肝肾之阴，又能止血。

15. 带下赤白相杂，赤色较鲜，质稠，可伴见臭味，或见潮热颧红，口舌干燥，或腰膝酸软，舌质红少苔，脉细数。阴虚虚火妄动，损伤阴络，夹津液渗漏，溢入下焦，故带下赤白杂见，火盛故赤色较鲜，质稠，臭秽，余证均为阴虚内热之象，治以滋阴清热，止血止带。

临床经验方与体会：

（1）六味地黄丸合二至丸，加黄柏、贯众、地榆、旱莲草、仙鹤草、生甘草。

（2）龙胆草、山栀、黄芩、黄柏、柴胡、当归、生地、车前草、泽泻、通草、白芍、生甘草。方中龙胆草既能泻肝胆实火，又能除下焦湿热，是本方主药；黄芩、栀子助主药泻肝胆之火；黄柏、泽泻、通草、车前草清利湿热；火盛恐伤阴血，所以配伍生地、当归、白芍滋养阴血；甘草和中，调和诸药，又能防胆草、黄芩等苦寒伤胃；肝主条达，故佐柴胡疏达肝气。全方泻肝火而清利下焦湿热，本型用之较宜。

16. 因肝热脾湿而致带多者，常见带下色黄或黄绿如脓，质稠或呈泡沫状，有臭气，伴阴部痒痛，头晕目眩，口苦咽干，烦躁易怒，便结尿赤，舌红，苔黄腻，脉弦滑而数。兼有少腹胀痛或见痛经，或伴月经不调，脘闷身重，纳少便溏。

临床经验方与体会：

（1）逍遥散加减：柴胡、白芍、栀子、茵陈、茯苓、陈皮、甘草。方中柴胡疏肝解郁，疏解郁热，白芍柔肝养血，栀子、茵陈清热利湿，茯苓淡渗利湿，陈皮、甘草理气和中。如少腹胀痛者，加调气止痛之川楝子、延胡索、香附之属。

（2）四逆散合四妙散，加夏枯草、苡仁。本方既能疏肝调气止痛，又可清热除湿止带。

17. 带下量多，色黄如脓，混杂黏液血丝，或混浊如泔，甚者脓血杂下或杂色齐下，时多时少，臭秽难闻。常伴阴痒，小便短赤，心烦口渴，或小腹胀痛，或身热，或阴中灼热，苔黄。治宜泻肝清热除湿。

临床经验方与体会：

龙胆泻肝汤（《医宗金鉴》）加减：苦参、黄连、龙胆草、柴胡、栀子、黄芩、半枝莲、半边莲、白花蛇舌草、车前子、通草、泽泻、生地、当归、甘草。

18. 若湿偏甚者，症见带下量多，色白，如豆渣状或凝乳状，阴部瘙痒，可参入萆薢渗湿汤（《疡科心得集》）加减：苍术、藿香、萆薢、薏苡仁、黄柏、赤茯苓、丹皮、泽泻、滑石、通草。方中萆薢、薏苡仁、赤茯苓、泽泻、滑石、通草清热利湿以化浊；黄柏、丹皮清热凉血；苍术、藿香疏风化浊以止痒。

湿毒蕴结而见带下量多，带色黄绿如脓，或赤白相兼，或五色杂下，状如米泔，臭秽难闻，小腹疼痛，腰骶酸胀，心烦口渴，或身热，或阴中灼热，苔腻，脉滑数。治以清热除湿，解毒祛邪。

临床经验方与体会：

（1）黄柏、栀子、丹皮、赤芍、猪苓、茯苓、泽泻、薏苡仁。湿热偏盛者，加银花、连翘、野菊花、紫花地丁、败酱、蒲公英、土茯苓、贯众等清热解毒，利湿止带。

（2）五味消毒饮（《医宗金鉴》）加减：土茯苓、薏苡仁、黄柏、藿香、柴胡、荆芥穗、苍术、山栀、败酱草、蒲公英、金银花、野菊花、紫花地丁。方中以蒲公英、金银花、野菊花、紫花地丁清热解毒；败酱草、土茯苓、薏苡仁清热解毒，藿香、柴胡、荆芥穗、苍术芳香升透化浊、利水除湿。全方共奏清热解毒除湿之功。若腰骶酸痛，带下恶臭难闻者，酌加半枝莲、穿心莲、鱼腥草、樗根皮清热解毒除秽；若小便淋痛，兼有白浊者，酌加土牛膝、虎杖、甘草梢。

（3）银甲丸加减：银花、连翘、升麻、红藤、荆芥穗、紫花地丁、大青叶、椿根白皮、茵陈、生蒲黄、生鳖甲、桔梗。全方清热除湿，解毒化瘀，适用于湿毒带下缠绵不愈。夹血丝者可加炒地榆、炒贯众。

19. 肾虚封藏失职，不能摄精而致带多者，大多有腰膝酸软、畏寒身冷、精神困倦等体征。此多由劳倦伤肾或多产多育、房室不节，气虚升清乏力、清津浊液下注所致。如脾肾两虚，症见神倦困乏，体虚肥胖，食少懒言，带多清稀，则宜补中益气、升清固肾。

临床经验方与体会：

（1）补中益气汤加减：焦艾、五味子、乌贼骨、牡蛎、杜仲、川断、黄芪、白术、陈皮、柴胡、党参、山药。

（2）党参、白术、黄芪、半夏、黄连、荆芥穗、柴胡、茯苓、车前草。

以上二方补气升阳、祛风胜湿而止带。

20. 湿毒内侵或湿热蕴结，久治不愈，瘀结成毒，伤及任带，“胞宫内溃”，故带下杂色，量多，或时而下流杂色秽水，时而出现血水，恶臭异常，质或稠或清，病初体力尚支，病久形体瘦弱，湿毒缠绵，耗伤正气而精神委顿，皮色枯槁，面容憔悴，腹部疼痛难忍。

临床经验方与体会：

在治法上，初起体力尚支时宜清热利湿、解毒除邪。藿香、黄芩、黄连、黄柏、薏苡仁、土茯苓、炒贯众、败酱草、丹皮炭、山栀炭。配服犀黄丸、醒消丸。

至病久形羸体瘦，正气虚损，无力祛邪，宜以扶正为主，佐以止血固带之品。党参、黄芪、白术、当归、薏苡仁、山药、升麻、土茯苓。本方可补五脏，固带脉。出血加地榆、败酱、茜草、乌贼骨，并配合西医检查，综合治疗。

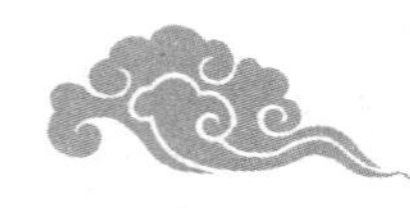

第三章　妊娠病

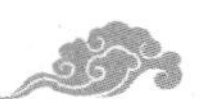

妊娠期间，发生与妊娠有关的疾病，称妊娠病，亦称胎前病。妊娠病不但影响孕妇健康，还可妨碍胎儿的正常发育，甚至造成堕胎、小产，因此必须注意平时的预防和发病后的调治。

临床常见的妊娠病有妊娠恶阻、妊娠咳嗽、妊娠腹痛、胎动不安及胎漏、堕胎及滑胎等。本章就这些疾病加以论述。

妊娠病的发病原因，不外乎外感六淫，情志内伤，以及劳逸过度、房室不节、跌仆闪挫等。其发病机制可概括为四个方面：其一，由于阴血下注冲任以养胎，出现阴血聚于下，阳气浮于上，甚者气机逆乱，阳气偏亢的状态，易致妊娠恶阻、妊娠心烦、妊娠眩晕、妊娠痫症等；其二，由于胎体渐长，致使气机升降失调，又易形成气滞湿郁，痰湿内停，可致妊娠心烦、妊娠肿胀、胎水肿满等；其三，胞脉系于肾，肾主藏精而关乎生殖，因此肾气亏损，则胎元不固，易致胎动不安、堕胎小产、滑胎等；其四，脾胃为气血生化之源，而胎赖血养，若脾虚血少，胎失所养，可致胎漏、胎动不安、胎萎不长等。

妊娠病的治疗原则是治病与安胎并举。如因病而致胎不安者，当重在治病，病去则胎自安；若因胎不安而致病者，应重在安胎，胎安则病自愈。具体治疗方法有三：补肾，目的在于固胎之本，用药以补肾益阴为主；健脾，目的在于益血之源，用药以健脾养血为主；疏肝，目的在于通调气机，用药以理气清热为主。若胎元异常，胎殒难留，或胎死不下者，则安之无益，宜从速下胎以益母。

妊娠期间，凡峻下、滑利、祛瘀、破血、耗气、散气以及一切有毒药品，都宜慎用或禁用。但在病情需要的情况下，如妊娠恶阻也可适当选用降气药物，所谓“有故无殒，亦无殒也”。唯须严格掌握剂量，并“衰其大半而止”，以免动胎、伤胎。

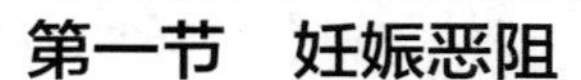

第一节　妊娠恶阻

妊娠早期（6周左右）出现恶心呕吐，头晕，厌食油腻，纳少倦怠乏力，择食嗜酸，严重者食入即吐，或吐出酸水、苦水及血性黏液，唇干舌燥，低热起伏，体重下降明显者，称为“妊娠恶阻”。如《胎产心法》所说：“恶阻者，谓有胎气，恶心阻其饮食也。”又称“妊娠呕吐”“子病”“病儿”“阻病”。

本病相当于西医学的妊娠剧吐。恶阻是妊娠早期常见的病证之一。治疗及时，护理得法，多数患者可迅速康复，预后大多良好。

【溯源】

本病最早见于《金匮要略·妇人妊娠病脉证并治》：“妇人得平脉，阴脉小弱，其人渴，不能食，无寒热，名妊娠……妊娠呕吐不止，干姜人参半夏丸主之。”

“恶阻”之名，首见于《诸病源候论》，且较《金匮要略》更为详细地描述了本病的主要临床特征：“恶阻病者，心中愦闷，头眩四肢烦疼，懈惰不欲执作，恶闻食气，欲啖咸酸果实，多睡少起，世云恶食又云恶字是也。”并阐发恶阻的发病机制：“此由妇人原本虚羸，血气不足，肾气又弱，兼当风饮冷太过，心下有痰水夹之而有娠也。”明确提示素体不足，又感受风冷，兼以有孕，系本病的主要病因。

孙思邈《备急千金要方》曰：“凡妇人虚羸，血气不足，肾气又弱，平时喜怒不节……欲有妊而喜病阻。”并宗《诸病源候论》之说，从“古今治阻病方十数首中”选录了半夏茯苓汤等四首方剂，弥补了巢氏《诸病源候论》有论无方的不足。

《圣济总录》一书中，认识到本病好发于“妊娠之初，月水乍聚”之时，是时“血气未用”而“中气壅实”，故易发生“恶心有所阻”的疾病。这些观点，对于分析和认识恶阻病证具有较大的理论和实践意义。

严用和《济生方》论恶阻：“治疗之法顺气理血，豁痰导水，然后平安。”总结了前人和严氏个人经验，至今仍有一定的指导作用。

陈自明《妇人大全良方》：“妊娠呕吐恶食，体倦嗜卧，此胃气虚而恶阻也。”指出了胃虚及胃弱或兼气郁是本病的重要病因。将恶阻以“胃气怯弱,中脘停痰”立论,指出“恶阻证有轻重,轻者不服药亦无妨,重者须以药疗之”,首次对孕后恶阻,进行了轻重有别的病情划分,提出不同的处理方案,颇具临床价值。此外,他在治疗用药上还提出“半夏有动胎之性,盖胎初结,虑其易散,此不可不谨”的观点。

朱丹溪提出:“恶阻因怒气所激,肝气伤又夹胎气上逆。”

《证治要诀》:“胎前恶阻……盖其人宿有痰饮,血壅遏不行,故饮随气上。”

《景岳全书》:“凡恶阻多由脾虚气滞,然亦有素本不虚,而忽受妊娠,则冲任上壅,气不下行,故致呕逆等证。”突出了恶阻因“忽受胎妊则冲任上壅,气不下故为呕逆”的论点,阐述了冲任上壅或肝胃不和则呕恶吐逆的机制。同时,张景岳观察到的“三月余而呕吐渐止”的本病临床发病特点,亦是非常可贵的认识。

万前《万氏女科》描述妊娠恶阻有“心中愦闷,呕吐痰水”。提出了痰饮致呕的病因及临床症状。痰饮致呕也为古代医家所公认。

李梴《医学入门》描述本病时有“全不入食者”,“日久水浆不入,口吐清水”,及“三四个月病恶阻者,多胎动不安”的记载,提示本病反复呕吐,甚而水浆不入,可致阴气两伤,并有碍胎之虑。他又引申阐述恶阻是由“子宫经络络于胃口,故逢食气引动精气冲上”而起。李氏将子宫、经络、饮食、精气诸因素有机地结合起来探讨恶阻病机,其说虽嫌粗浅,但其认识方法于后世有一定的启迪。

《女科经纶》是对于本病病因学上既往侧重“中州脾胃”的一个突破,丰富了对恶阻的认识。

傅山《傅青主女科》提出“肾水生胎,不暇化润于五脏”,则“肝血太燥”“肝急则火动而逆”是恶阻的又一病因,他的“逆是因虚而逆,非因邪而逆”的见解,及其所拟滋肾平肝、健脾和胃、降逆止呕的顺肝益气汤,为认识和治疗恶阻提出了新的理论、方药。

《胎产心法》一书,在讨论了恶阻常见病因病机之后,着重提出:“怀子病月不在形之强弱,在于脏腑虚实。如中宫气健,胃中宿无痰饮,清浊自能升降,不令秽气上壅,无恶阻等症。”启发后世治疗本病应重在调整脏腑虚实,需特别注意中焦脾胃之强弱。

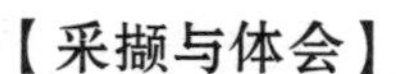

【采撷与体会】

孕后反复出现恶心呕吐的病证首载于《金匮要略》，而以巢氏先提出“恶阻”病名。其后《备急千金要方》所称“病阻”，《经效产宝》名曰“子病”，《证治要诀》名为“病儿”，《坤元是保》称为“食病”，等等。在病因上突出了脾胃虚弱、痰湿、痰热、肝郁、肝火，强调了脏腑虚实，特别是脾、胃、肝在致病中的重要作用。

怀孕之初，月经停闭，血海藏而不泻，且阴血聚下以养胎元，则冲脉气血旺盛。然血既用以养胎，故相对不足，因而冲气偏盛。冲脉隶于阳明，与之会于气冲，今冲气盛又失于相对不稳，则可导致冲气上逆而犯胃，胃失和降是以恶心呕吐诸症生焉。其所以甚而酿生为恶阻病者，又与孕妇脾胃虚弱，或痰湿阻滞中州，气机升降失常及肝气横逆，中宫受累等孕妇素体脏腑功能失常有关。

综上所述，恶阻病机主要在于“冲气上逆、胃失和降”，临床以脾胃虚弱、痰湿阻滞、肝胃不和常见。至于纯因阴阳失和或感受风冷而致恶阻者较为少见。

对脾胃虚弱、素体不足之患者，及或因饮食失节或劳倦过度或忧思气结损伤脾胃者，均可导致中虚而升降之机逆乱。孕初冲气较盛上逆犯胃之时，胃失和降，随冲气上逆，发为恶阻。恰如陈修园在《妇科要旨》中所说：“妊娠脾胃虚弱，夹气而痰涎内滞，致病恶阻。”

因痰湿阻滞之恶阻，多见于肥胖之人，水湿易于内停，致脾虚失运，痰湿内生，滞于中脘。孕后冲气上逆犯胃，胃气失于顺降，是时，冲气及胃气并痰饮上逆而致恶阻。《妇人大全良方》云：“妊娠恶阻病……由胃气怯弱，中脘停痰。”《证治要诀》：“恶阻……盖其人宿有痰饮。”即指此而言。

导致本病的另一个重要因素为肝郁化热，肝失疏泄，木郁横侮，中土受累，影响胃的和降。此类患者平素性躁多怒，易致肝郁化火，孕后血聚养胎，肝血更虚，肝火愈旺，体不足而用偏亢，且冲脉气盛，因冲脉附于肝，肝脉夹胃贯膈，冲气夹肝火上逆犯胃，胃气不和而上逆，胃失和降，遂致恶心呕吐。《女科经纶》引朱丹溪之言：“恶阻因怒气所激，肝气伤又夹胎气上逆。”《沈氏女科辑要笺正》云：“妇人既妊则精血养胎，无以摄纳肝阳而肝阳易升，肝之经脉夹胃，肝阳过升则饮食自不能下胃。”都指明了肝胃不和发为恶阻的病理。

无论脾胃虚弱、痰湿阻滞或肝胃不和均可因呕吐日甚及饮食难进，导致正气耗伤，阴液亏损，发展成为气阴两亏之恶阻重症，或可因剧烈频繁的呕吐，脏气受损，胎失所养而并发胎动不安之疾，即如《妇人大全良方》云："妊娠呕逆者……甚者腹痛伤胎。"

在临床表现上，恶阻以孕初反复出现恶心呕吐，甚至食入即吐，或伴头晕厌食为主要临床表现。但由于导致本病病因各异，故其呕吐物可呈现不同的性状，亦可伴有不同的兼证。例如：呕吐物可呈清水、清涎或夹食物残渣状，亦可表现为呕吐痰涎或黄稠黏腻痰涎；或吐出酸水，苦水，或伴见神疲嗜卧，倦怠乏力，肢冷畏寒或伴胸脘满闷，食欲减退；或兼心烦口苦，胸胁肿痛，嗳气叹息；苔或薄白、薄黄，或白腻、黄腻；脉或缓滑无力，或弦滑，等等。

呕吐日甚，吐出黏涎中带血样物，并见形体消瘦，眼眶下陷，精神萎靡，双目无神，发热口渴，尿少便秘等证候，则是气阴两亏的危重表现，极易导致腰酸腹痛，胎动下坠，或阴中下血、吐甚伤胎，终至流产等结果。

本病多发生于妊娠早期，可根据病史及临床表现予以诊断。但妊娠初期，多种因素均可引起孕妇出现恶心呕吐，甚至食入即吐的症状，若非因于妊娠以致冲气上逆，胃失和降者，均不属本病范畴。临证时，主要应与单纯因为外感风寒、暑、湿、湿热以及秽浊之气侵犯胃腑，或因饮食不节导致脾胃功能紊乱，胃气上逆而突然发生恶心呕吐相鉴别。即如吴煜在《女科秘旨》所言："孕妇饮食失宜，停滞作呕，宜和平消导，不可作恶阻治。"

恶阻病证，通常出现在怀孕初期。它的发生，一方面与妊娠早期孕妇因怀孕所引起的生理变化密切相关，因而恶阻常随妊娠终结，冲脉气血平和如常，而不上逆则其病自止。故临证之时，凡虽罹患本病而又因其他因素需要终止妊娠者，可不必以药疗之，多可因妊娠终止而自愈。另一方面又决定于孕妇素体脏腑虚实，特别是脾胃的功能状况，故辨证时须注意呕吐物的性状，结合兼证、舌脉进行综合分析。

从汉以来，至明清之后，历代医籍虽试图从孕初的生理状态，孕妇素体脏腑虚实或从子宫经络与胃口的联系、孕后冲任二脉气血变化等方面探索恶阻病机。然而本病究竟为何发生，至今尚无定论。治疗中，谨守"冲气上逆，胃失和降"这一病机，调整恢复脏腑功能，如《圣济总录》所云："安其胃气为本，使阴阳升降平均。"

【处方与用药】

1. 因脾胃虚弱而致冲气上逆，胃失和降呕恶者，为虚中夹实之证，在治疗上，除降冲气之上逆外，更宜顾及胃气之和降，降逆与补虚双管齐下。

临床经验方与体会：

（1）党参、白术、茯苓、黄连、生姜、苏梗、竹茹、橘皮、木香、大枣。本方为临床治疗妊娠恶阻的常用方，在遇到本病时一般都以本方为基础方，随症加减。

（2）香砂六君子汤（《名医方论》）加减。若脾胃虚寒者，酌加丁香、白豆蔻以增强温中降逆之力；若吐甚伤阴，症见口干便秘者，宜去木香、砂仁、茯苓等温燥或淡渗之品，酌加玉竹、麦冬、石斛、胡麻仁等养阴和胃；若孕妇唾液分泌异常增多，时时流涎者，古称“脾冷流涎”，原方可加益智仁、白豆蔻温脾化饮，摄涎止唾。

（3）藿香、陈皮、姜半夏、炙甘草、炒条芩、炒川续断、桑寄生、姜竹茹、生姜。本方用于妊娠呕吐，纳呆头晕，腰酸便溏等。全方重在化湿浊，理中气，醒脾胃。且姜半夏、姜竹茹合用可谓降逆止呕之圣药。配炒条芩，清胎火，消除湿从热化之趋。更以川续断、桑寄生固肾安胎，以从治病与安胎并举之要旨。组方用药甚符妊娠呕吐病机，可谓审因求本之剂。

（4）人参、白术、苏梗、黄芩、黄连、半夏、砂仁、藿香、橘红、竹茹、生姜、大枣。本方由《胎产心法》加味参桔饮加减而成，可和中健脾、降逆止呕。但在一般情况下不用半夏，以防伤及胎气。

（5）小半夏汤（《金匮要略》）：制半夏、生姜、茯苓。本方药简而效确，在实际临床中，常加入竹茹、藿香、黄连、生姜之类。但半夏在使用时还宜慎用。

（6）黄连、生姜、茯苓、竹茹、砂仁、橘皮、白芍、藿香、伏龙肝。本方对妊娠恶阻兼有胃热积滞者，效果更佳。大便干结者加制军。

2. 七情失畅，冲气上逆所致肝胃不和者，除呕恶外，还兼有肝郁体征，在治疗上则以抑冲平肝、和中止呕为主。

临床经验方与体会：

（1）苏叶、黄连、黄芩、竹茹、橘红、半夏、枳壳、旋覆花。本方治肝胃不和、津液未伤者，已有阴伤者则可加入玉竹、石斛、北沙参、知母。

（2）竹茹、苏叶、枇杷叶、生姜、砂仁、白芍、乌梅、黄连。本方健胃和中，降逆止呕，能抑冲气之上逆，柔肝和胃而止呕。

3. 若妊娠呕吐剧烈致伤阴，津亏液少，虚热内生，则见口干口苦，小便短黄，舌红少津，脉细数而滑等阴津不足证候。若气损及阳或素体脾阳不足，因病致虚，以致脾胃虚寒，中阳不振，不能温肌肉、煦四肢，鼓动血脉，则见面色苍白，四肢清冷，舌淡苔白厚腻，脉沉缓而滑或虚大等证。

临床经验方与体会：北沙参、太子参、玉竹、石斛、生麦芽、生黄芪、黄连、竹茹、半夏、生姜、大枣。本方养阴生津止呕、和养胃气，治恶阻明显而伤及阴津者。呕吐甚者加伏龙肝以温中和胃、降逆止呕；兼血虚者酌配枸杞、熟地、白芍补血养血；夹外感风冷者，加藿香、苏梗解表和中、降逆止呕。如素有堕胎、小产、滑胎病史，或症见腰酸腹痛，或阴中下血者，宜去半夏，酌配固任安胎之品，如杜仲、菟丝子、桑寄生等。

4. 因呕吐频频而饮食难进，耗气伤阴，导致气阴两亏之恶阻重症。治当益气养阴，和胃降逆。

临床经验方与体会：人参、麦冬、五味子、山药、竹茹、代赭石、玄参、生地。全方重在益养不足之气阴，兼有和胃降逆止呕之功。

亦可用麦门冬汤，并重用麦冬，养胃阴，清虚热。半夏降逆止呕，与大剂清润之药配伍，并不嫌其燥。人参、大枣、粳米养胃益气，使气阴两长，逆气渐平则呕吐可止。

5. 凡因剧烈呕恶而伤胎，致胎动不安，症现腰酸腹痛，或阴中不时少量下血者，均应酌配固摄冲任安胎之品，药用杜仲、续断、桑寄生、菟丝子等，下血者可酌情配用阿胶、黄芩、仙鹤草、苎麻根、炒地榆。

6. 肝胃不和发为恶阻的主要证候为：妊娠早期呕吐酸水或苦水，胸胁满闷，嗳气叹息，头晕目眩，口苦咽干，渴喜冷饮，便秘溲赤，舌红，苔黄燥，脉弦滑数。

临床经验方与体会：

（1）黄芩、黄连、吴茱萸、竹茹、半夏、旋覆花、枳壳、陈皮、生姜、栀子、白芍、石斛。方中黄连配吴茱萸，取“左金丸”之法，辛开苦降、泄肝和胃、降逆止呕。宜于肝胃不和，津液稍亏者。如见大便干结、苔黄而干，则可酌加知母、玄参、生地、大黄清胃泻热，通腑行舟。

（2）加味温胆汤加减：陈皮、制半夏、茯苓、甘草、枳实、竹茹、黄芩、黄连、

麦冬、芦根、生姜。方中黄芩、黄连、竹茹清肝热,除烦止呕;枳实、陈皮宽胸和胃,调气降逆;半夏、茯苓、生姜除湿化痰,降逆止呕;麦冬、芦根养阴清热,除烦止呕;甘草调和诸药。全方有清肝和胃,降逆止呕之效。若呕甚伤津,五心烦热,舌红口干者,酌加石斛、玉竹养阴清热;便秘者,酌加胡麻仁润肠通便。

(3)半夏厚朴汤(《金匮要略》)合左金丸(《丹溪心法》)加减:半夏、厚朴、茯苓、生姜、苏叶、黄连、竹茹。本方抑肝和胃,降逆止呕。半夏厚朴汤,功能行气开郁,降逆化痰,主治痰气郁结之证,合以左金丸清泻肝火,以治肝经火旺之胁痛脘闷,呕吐吞酸,嗳气泛恶等。

孕后阴血日耗,肝体受损,纳食少进,生化不能称职,难以化血养肝,木旺克土,导致肝胃不和。治宜清肝泻火为首要,左金丸治此也被公认。肝郁犯胃则中焦气机闭塞,因此行气理滞也需同时施之,故合以半夏厚朴汤。两方合用治疗本证之呕吐,常较脾胃虚弱证症状为重。患者精神紧张,情绪波动又可加重肝郁,使呕吐不愈,对于精神紧张型妇女尤为如此。

呕吐不止用姜竹茹;口苦咽干加黄芩、山栀子;大便秘结加全瓜蒌,或生大黄少许;口干思饮加乌梅肉、鲜石斛;头晕、头胀加菊花、钩藤。服药后症状减轻,呕吐酸水、苦水消失,只是呕吐清水者,为肝火已平,可按脾胃虚弱证论治。

(4)黄芩、半夏、山栀、姜竹茹、砂仁、陈皮、茯苓、乌梅肉、石斛、苏梗、黄连、生姜。本方有清肝和胃,除烦止呕之功,用治妊娠呕吐苦水、酸水,烦躁泛恶等症。呕吐严重加煅代赭石、柿蒂;口干咽燥加北沙参、麦冬;小便黄赤加芦根。

7. 痰滞所致恶阻者,多为肥胖之人,或因脾虚失运,痰湿内生,滞于中脘。孕后冲气上逆犯胃,胃气失于顺降,是时冲气、胃气并痰饮交结上逆而致恶阻。其中,亦可由素体中焦虚弱之胃虚冲旺者;亦有单以肝旺引动冲气上逆者。证候表现为妊娠早期呕吐痰涎,胸膈满闷,不思饮食,口中淡腻,头晕目眩,心悸气短,甚则食入即吐。

临床经验方与体会:鲜竹茹、制半夏、陈皮、茯苓、生白术、生姜。方中半夏、陈皮燥湿化痰,降逆止呕;竹茹除烦止呕;茯苓、生姜温胃,渗湿止呕。诸药合用,共收除湿化痰,降逆止呕之效。若脾胃虚弱、痰湿内盛者,酌加苍术健脾燥湿、降逆止呕；若夹热者，症见呕吐黄水，头晕心烦，喜食酸冷，酌加黄芩、知母、前胡，或用芦根汤（芦根、竹茹、橘皮、麦冬、前胡）祛痰浊、清邪热。

8. 痰湿阻滞所致恶心呕吐痰涎，不思饮食，心悸气促，胸脘满闷，四肢重乏，或形体肥胖，苔白腻，脉滑或滑而无力之恶阻症。其因多见于肥胖之人、多痰多湿之体，痰湿内停或因脾胃虚弱运化无权，水谷津液内停生湿，聚湿成痰，痰湿阻滞中宫。孕后冲气上逆，胃失和降，痰饮随逆气而上，故呕吐痰涎。痰湿阻滞，中阳不运，故胸脘满闷，四肢重乏。中州运化失常而不思饮食。痰湿之邪上逆心肺则见心悸气促。苔白腻，脉滑或滑而无力为痰湿内阻或伴脾胃虚弱之象。

痰湿中阻，常易郁而化热，演变为痰热阻滞，则呕吐黄稠痰涎；若痰热乘心，则见舌红、心烦，伤津则口干，尿少而黄热。痰热中阻，则可见苔黄腻，脉滑数。

临床经验方与体会：半夏茯苓汤、旋覆花汤等加减化裁。化痰除湿，降逆止呕。

9. 因呕吐不止，不能进食，导致阴液亏损，精气耗散，出现精神萎靡，形体消瘦，眼眶下陷，双目无神，四肢无力。严重者，呕吐带血样物，发热口渴，尿少便秘，唇舌干燥，舌红，苔薄黄或光剥，脉细滑数、无力。治宜益气养阴，和胃止呕。

临床经验方与体会：

（1）生脉散合增液汤：太子参、麦冬、生地、乌梅、玉竹、北沙参、竹茹、芦根。呕吐带血样物者，加白茅根、黄芩炭、山栀炭、藕节、乌梅炭养阴清热，凉血止血。

（2）旋覆花汤加减：旋覆花、半夏、茯苓、白术、黄芩、陈皮、藿香、佩兰、生姜、白芍、枳壳、厚朴。本方对痰湿阻滞而有胸闷腹胀者尤宜。

10. 如痰湿郁久化热，演变为痰热阻滞之证者，治宜清热化痰，降逆止呕。可选用温胆汤加黄连。本方以二陈汤燥湿化痰，理气和胃；加竹茹、枳实清热降逆止呕；配黄连以增强清热之力，使痰与热俱去，则诸证可愈。

第二节　妊娠咳嗽

妊娠后出现咳嗽不已，甚或五心烦热者，称为妊娠咳嗽，亦称子嗽或子

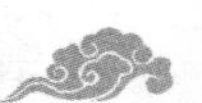

呛。妊娠咳嗽，因孕期特殊生理缘故，虽较一般咳嗽难于痊愈，但其预后大多良好，仅有少数患者其咳经久不止而伤动胎元，出现腰酸腹痛、小腹坠胀等胎动不安征象，甚则导致堕胎小产。

【溯源】

妊娠咳嗽之名，首见于《诸病源候论》："肺感于微寒，寒伤于肺则成咳嗽。"认为寒邪入侵，肺气失宣为妊娠咳嗽发生的主要机制。"妊娠而病之者，久不已，伤于胎也"，注意到久嗽对胎孕所造成的严重危害，亦是十分可贵的经验总结，具有较大的临床指导意义。

《妇人大全良方》论妊娠咳嗽，宗巢氏诸说，并提及"气虚而有痰饮""水泛为痰""肝火伤肺金"等妊娠咳嗽验案，对妊娠咳嗽的病因有了新的认识，补充了《诸病源候论》风寒伤肺而咳论的不足之处，为妊娠咳嗽病因证治提出了新论。

朱丹溪云："胎前咳嗽，由津血聚养胎元，肺乏濡润，又兼郁火上炎所致。"《女科经纶》引朱丹溪之说，结合孕期生理特点，论述了因孕而肺阴不足，本脏失于濡润，形成燥热伤肺及木火刑金致咳的新观点。

《陈素庵妇科补解》论子嗽之治："治肺而用苦寒之品非本治也……胎前嗽证，产后咳嗽，夜热盗汗来由也，每见孕妇初起时，医即用解表之药，不独伤肺，抑且损胎。"确为临床经验之谈。

张璐《张氏医通》有妊娠咳嗽久而不已，易于动胎之论，提出"妊妇咳嗽，悉以安胎为主"的施治方法，重点说明妊娠咳嗽的不良预后，充实了本病的证治内容。

综上所述，妊娠咳嗽自巢元方始，至宋元明清以后，对本病认识日趋完善，病因上论及了风寒、气虚、阴亏、痰湿、肝火在致病中的重要作用，病机上提出孕期津血聚养胎元，孕妇阴亏而肺失濡润易于病咳的见解，确立了妊娠咳嗽病证的治疗大法，也积累了一些常用而有效的治疗方药。

【采撷与体会】

孕期之咳嗽，其病因大致可分为外感及内伤两大类，诚如张景岳《景岳全书》所言："以余观之，则咳嗽之要，止惟二证。何为二证？一曰外感，一曰内伤而尽之矣。"但无论如何，终为肺失肃降，肺气逆上所致。由于人身精血有限，孕期阴血聚以养胎，阴分常可见不足而致阴虚成热之故，子嗽病证临床又以阴虚肺燥及痰火犯肺较为常见，其他亦有因痰湿犯肺或风寒犯肺所致者。

由阴虚肺燥所致的子嗽常见于素体阴虚，肺阴不足之患者，孕后阴血因需涵养胎元而致阴分愈见不足。阴虚则见火旺，灼伤肺阴，是以肺失濡养，清肃不及致肺气逆上，发为咳嗽。

如由痰火犯肺所致者，常因素体阳旺之孕妇，孕后阴聚于下以养胎元，而阳气偏亢于上，两因相感是以内热生焉；或因素性抑郁，肝气不舒，孕后血聚养胎而肝失血养，体不足则用偏亢，郁结愈甚，日久化火。火热邪气其性炎上，犯及肺金，刑金则咳，炼津成痰，痰火胶结壅阻于肺，肺失肃降，气逆而成咳。

或素为痰湿之体，妊娠后肺气不足以宣发精微，水谷精气流则为津为液、滞则为痰为饮，造成痰湿犯肺，脾为生痰之源，肺为贮痰之器。素体脾虚运化失职，水谷精微内停生湿，聚湿以成痰，上扰于肺，肺为痰湿所干，失于肃降而咳。

或因风寒犯肺，肺主气，为五脏之华盖，开窍于鼻，司呼吸而外合皮毛。孕期不慎为风寒邪气所伤，是以肺气壅遏不宣，清肃之令失常，气逆于上而咳。

妊娠咳嗽病位虽在肺，却涉及肝、脾诸脏，其病因分外感、内伤，证有寒热虚实，以肺失肃降、气机上逆为其主要发病机制。故其辨证当分清外感内伤，辨明寒热虚实，并注重落实到具体脏腑之中，从而确立治则、遣方用药。子嗽以孕期而咳嗽不已为主证，是以辨证之时，首先应注意观察、了解咳嗽发病的急缓、病程长短、咳嗽特征（如咳声清亮或重浊不扬，为干咳抑或咳而有痰等），以作为辨识外感、内伤及疾病寒热虚实的依据。如起病较急，病程较短，咳声重浊不扬，痰稀白者多为风寒犯肺而咳；若起病缓，病程较长，干咳无痰者常是阴虚肺燥之证，同时又须根据兼证、舌象与脉象进行综合判断，方能准确无误。

本病在治疗时当分清外感、内伤，辨明寒热虚实，审其病因病位。子嗽病证以肺失肃降、气机上逆为主要发病机制，遣方用药之时，在治病求本的原则下，针对病因适当佐用具有降气止咳功效的药物，对于缓解主证亦属必要。此外，无论外感或内伤咳嗽，均可因肺气不利而滋生痰液，治咳之中酌情配用化痰之品亦有利于肺气通畅。若因久咳不已，内动胎气以致腰酸腹痛、胎动下坠、咳即遗溺者，又当注意配伍益气升提、固任安胎之品，以防堕胎小产发生。

【处方与用药】

1. 阴虚肺燥、肺阴不足、肺失清肃、气逆于上而咳者，临床常见妊娠咳嗽不已，干咳无痰或痰中带血，午后潮热，两颧红赤，口干咽燥，手足心热，失眠盗汗，舌红少苔，脉细滑而数等症。

临床经验方与体会：北沙参、麦门冬、玉竹、石斛、川贝母、玄参、桔梗、桑叶、黄芩、款冬、光杏仁、甘草。本方临床上常用于治疗肺阴津不足、虚火上炎所致妊娠干咳。如兼便秘、大便干结者，可加瓜蒌、生地，使阴津充沛而虚火自清，燥金得润则咳嗽自止。

2. 阴虚致病，一为素本阴虚；二为妊娠后，血聚养胎，而致阴血甚亏，化热上炎，热扰肺者；亦可二者同时兼有而彼此影响。临床以阴虚肺燥诸如干咳为主，甚则出现咳血、口干咽燥、五心烦热等症状，常用方剂多从养阴润肺、止咳安胎着手。

临床经验方与体会：

（1）生地、熟地、麦冬、贝母、百合、当归、白芍、生甘草、玄参、桔梗。本方由百合固金汤（《医方集解》）加减而成。实际应用时常去当归，恐其动胎，而酌加黄芩、知母，既清肺热，亦可安胎。

（2）新贝母、浙贝母、知母、黄芩、杏仁、天竺黄、玉竹、石斛、北沙参、麦门冬、枇杷叶、生甘草。本方养阴清肺，止咳安胎。侧重在清润以化肺燥。

（3）琼玉膏（《洪氏集验方》）加减：生地、茯苓、人参、白蜜。临床实际中酌加贝母、知母、前胡、紫菀之类。

（4）北沙参、生甘草、麦门冬、知母、霜桑叶、火麻仁、生石膏、新贝母、浙贝母。本方为清燥救肺汤加减，大便尚可者去火麻仁，加杏仁。

（5）麦味地黄丸：方用六味地黄丸滋阴补肾，金水相生以润肺，加麦冬养阴清热、润肺止咳，五味子敛肺滋肾生津。适用于肺肾阴虚之妊娠咳嗽。如见因热灼肺络咯血者，酌加旱莲草、大小蓟、生地炭、白及、茅根、阿胶滋阴养血、清热止血；颧红潮热、手足心热甚者，酌加地骨皮、玄参、知母、银柴胡、白薇滋阴清热；大便干结者，酌加肉苁蓉、火麻仁润肠通便；兼有气虚不足者，酌加人参、黄芪以补肺益气。

(6)百合固金汤加减:生地、熟地、玉竹、沙参、玄参、贝母、桔梗、甘草、麦门冬、知母、桑白皮、甘草。

3. 痰火内盛,痰火搏结而犯肺者,多为阳旺之体,加之胎热,两因相感,炼液成痰,壅阻于肺而致。临证可见妊娠久咳不已,咳痰不爽,痰液黄稠黏浊,面红口干,舌红、苔黄腻,脉滑数。治疗上多从清肺化痰为主,佐以安胎。

临床经验方与体会:

(1)新贝母、浙贝母、杏仁、竹茹、黄芩、知母、款冬、半夏、茯苓、山栀、桔梗、瓜蒌、甘草。用于痰热扰肺、肺失宣肃之咳嗽,方以清泄肺热、消痰散结、化痰止咳、清肺利咽,使痰火得清则诸症自愈。

(2)黄芩、杏仁、贝母、前胡、瓜蒌仁、枇杷叶、石膏、生甘草、陈皮、茯苓、法夏、桔梗、生姜、枳壳。本方清肺化痰,止嗽安胎,从清金降火汤(《古今医鉴》)变化而成。

(3)清金化痰汤(《医学统旨》)加减:山栀、黄芩、麦冬、天冬、知母、贝母、桑白皮、瓜蒌、桔梗、橘红、茯苓、甘草。本方清热化痰,肃肺止咳。方中山栀、黄芩、桑白皮泻肺清热;知母、贝母滋阴清热、化痰止咳;瓜蒌清热化痰;茯苓健脾化痰;桔梗宣肺祛痰;天冬、麦冬养阴润燥;橘红理气化痰;甘草清热解毒、润肺止咳。诸药同用,使热清而痰化,肺金得润,其咳自止。如兼有胁痛口苦、烦躁易怒、郁火较甚者,酌加柴胡、白芍以疏肝清热、理气行滞。咳甚者,酌加紫菀、百部、白前、炙枇杷叶清热化痰止咳。其中,知母性寒质软,有润肠作用,若以往有脾虚便溏者应慎用之。

4. 痰湿犯肺之妊娠咳者,常可见妊娠久嗽不止,痰多色白而稠,咳出不爽,恶心欲呕,胸闷不适,神疲纳呆,或形体肥胖。此多因痰湿上扰肺金,肺气为之壅遏不宣,气机升降不畅所致。

临床经验方与体会:

(1)藿香、佩兰、柴胡、白术、茯苓、黄芪、橘红、紫菀、款冬、桑白皮、贝母、杏仁、甘草。本方健脾除湿、化痰止咳。痰湿郁久化热者,酌加黄芩、瓜蒌、知母清热化痰止咳,甚者可参痰火犯肺证治;胸闷痰多者,酌加苏子、厚朴、山栀、桔梗以宽中顺气、止咳化痰;恶心欲呕者,酌加砂仁壳、苏梗、旋覆花、竹茹降逆止呕。

（2）六君子汤加紫菀、款冬花。补气健脾化湿，以助肺宣肃而止咳。

（3）参苓白术散加减方。

5. 七情肝热犯肺致嗽者，多有情绪失调病史，症见干咳、痰气搏结等体征，治疗上多以清肝畅志、润肺之清金平木法。

临床经验方与体会：

（1）知母、浙贝母、郁金、石斛、北沙参、黄芩、枳壳、佛手、橘红、桑白皮、菊花。宣肺清肝，止咳理气。其中知母、贝母用量宜大。

（2）制半夏、制川朴、光杏仁、苏梗、桑叶、贝母、黄芩、知母、橘红。本方以半夏厚朴汤加减变化，治七情气郁，痰气搏结，咳嗽而痰多胸闷者。其中黄芩除清肺热外，更有安胎之功，用量宜大，常在12～15g。

6. 因风寒袭肺，肺失宣肃上逆而咳者，临证常见咳嗽其声重浊，咳痰色白而质稀，伴有外感头痛、恶寒鼻塞流清涕等症。

临床经验方与体会：

（1）荆芥、防风、杏仁、前胡、浙贝、知母、枳壳、桔梗、款冬、桑叶、桑白皮、甘草。本方宣肺化痰、利咽止咳，肺气宣通，其咳自止。

（2）止嗽散加减：本方长于止咳化痰而兼有解表之功，宜于外感风寒，表邪轻浅而咳嗽较甚者服之。如兼有头痛、恶寒、鼻塞流清涕，风寒表邪重者，酌加麻黄、川芎、防风、白芷以助其宣肺散寒、祛风止痛之功；如见痰气郁滞、胸闷不舒者，酌加瓜蒌、薤白、香橼、厚朴花以顺气化痰。

7. 妊娠咳嗽无论何种证候变化，在治疗时首重安胎，在安胎的前提下分别对症治疗，正如刘云鹏《妇科治验》论云："治病必求其本。治疗妊娠咳嗽亦然，不可见咳止咳，必须辨明病因，分清虚实，或祛邪为先，或扶正为法，或祛邪扶正并治。如此辨证治疗，方能收止咳安胎之效，若专意止咳，不顾病因，不但咳嗽难止，势必屡孕屡坠。"若久咳不已，伤动胎气，症见腰酸腹痛、胎动下坠或咳即尿失禁者，均可酌加杜仲、续断、桑寄生、黄芪、白术、白芍、艾叶等以固肾强腰、安胎止痛，如兼见有尿频失甚者则酌加桑螵蛸、五味子、远志、益智仁、覆盆子以补肾固摄。

第三节　妊娠腹痛

妊娠期因胞脉阻滞或失养，致使气血运行不畅而发生小腹疼痛为主证的疾病，称为妊娠腹痛，亦称“胞阻”。如《医宗金鉴·妇科心法要诀》所云“孕妇腹痛，名为胞阻”。妊娠腹痛是孕期常见病，若不伴有下血症状，一般预后良好。若痛久不止，病势日进，也可损伤胎元，甚则发展为堕胎、小产。

妊娠腹痛的主要病机或由血虚，或因气虚，或因虚寒，或为肝气郁滞而最终胞脉受阻，胞脉失养而致气血运行不畅，不通则痛，发为妊娠腹痛。其中不通则痛为实，不荣而痛为虚。常见分型有血虚、虚寒、气郁等。

【溯源】

有关本病的记载，最早见于《金匮要略·妇人妊娠病脉证并治》：“妇人有漏下者，有半产后因续下血都不绝者，有妊娠下血者，假令妊娠腹中痛，为胞阻，胶艾汤主之。”提出了补血缓痛的治疗法则，首创止痛安胎的著名方剂胶艾汤，并沿用至今。

巢元方在《诸病源候论》“妊娠小腹痛候”“妊娠腹痛候”中，阐述其痛之所以起，乃“由胞络宿有冷，而妊娠血不通，冷血相搏故痛也”，或“皆由风邪入于腑脏，与血气相击搏所为，妊娠之人或宿夹冷疹，或新触风邪，疠结而痛”，认为孕妇素体不足或因宿疾在身，又复感外邪，与血气相搏而血不通是腹痛发生的主要机制。巢氏“腹痛不已，邪正相干，血气相乱，致伤损胞络，则令动胎”的记述，足见那时对本病预后，已有一定认识。

《圣济总录》云：“妊娠脏腑虚弱，冒寒湿之气，邪气与正气相击，故令腹痛，病不已，则伤胞络，令胎不安，治法宜祛散寒湿，安和胎气，则痛自愈。”

陈自明《妇人大全良方》宗巢氏之说：“妊娠小腹痛，由胞络虚，风寒相搏，痛甚亦令动胎也。”然该书所录“妊妇小腹作痛，其胎不安，气攻左右，或时逆上”，症因“肝木炽盛而起，用小柴胡汤加青皮、山栀清肝火而愈”的病例，又为妊娠腹痛的病因证治提出了新论。

《陈素庵妇科补解》云：“妊娠少腹痛者，因胞络宿有风冷，后却受娠，受娠之后则血不通，冷与血相搏，故令少腹痛也。甚则胎动不安。”

综上，仲景《金匮要略》、巢元方《诸病源候论》、陈自明《妇人大全良方》所论血虚气弱、阴寒内结、气郁肝火诸说，已初步奠定了妊娠腹痛的病因病机理论基础，后世多宗其说，并在此基础上充实了本病的证治内容，积累了一些有效的治疗方药，从而对妊娠腹痛有了比较全面的认识。

继后有赵养葵《邯郸遗稿》“胎前脐下小腹冷痛，小便数，大便滑。此因食生冷不时物所致”之说。

吴谦等著《医宗金鉴》“胞阻总括”中云：“孕妇腹痛，名为胞阻。须审其痛。”

妊娠腹痛论其病因不外血虚、虚寒、气滞和瘀阻四类。凡孕期因外感风寒或饮食所伤而致心腹、脐下小腹、腰腹作痛，虽有腹痛之表现，但其机制与胞脉阻滞气血运行不畅多无关联，因此应归属妊娠期的内科腹痛病证范畴。

【采撷与体会】

引起胞脉阻滞的病因病机主要有：①血虚气弱。张景岳曰：“凡人气血犹源泉也，盛则流畅，少则壅滞，故气血不虚则不滞。”孕妇素体虚弱，气血不足，妊娠之后阴血聚下以养胎元则阴分愈虚，血少而乏于畅行，气虚则运行无力，胞脉因之阻滞，不通则痛，或因血虚而胞脉失养不营而疼痛乃作。《女科秘旨》：“孕妇腹中不时作痛，或小腹重坠，名曰胎痛。宜地黄当归汤……因中气虚下坠而作痛，则服补中益气汤。”阐述了“血虚气陷”的妊娠腹痛机制。②虚寒。孕妇素体阳虚，妊后因孕而重虚。阳虚则胞脉失煦而致阴寒内盛，寒凝血气运行不畅，胞脉受阻以致小腹冷痛而病胞阻。即如《金匮要略》所云：“妇人怀娠六七月……腹痛恶寒者，少腹如扇，所以然者，子脏开故也。”③气郁。肝藏血，主疏泄而司血海。孕妇若素有七情不畅，影响气机而失于疏泄条达，孕后阴血聚以养胎，肝血偏于不足，木失涵养而使肝气更为郁结，气郁则血行不畅，胞脉受阻，小腹疼痛。《女科经纶》引《大全良方》云：“妊娠四五月后，每常胸腹间气滞满痛……此由忿怒忧思过度。”即指此而言。

本病以妊娠期小腹疼痛为主要临床表现。因腹痛可由血虚、虚寒或气郁等原因引起，是以其疼痛的性质、程度各异，伴随症亦不相同。本病以小腹疼痛为主证，故首当注重审视腹痛的性质，作为辨识妊娠腹痛虚实寒热的一个重要依据。一般而言，腹痛绵绵，按之痛减，多属血虚失荣；小腹冷痛，绵绵不休，喜温喜按者多因虚寒为患；而小腹胀痛不适，甚或痛连胸胁，乃气滞血瘀之征。当然，由于腹痛之证在疾病中并非孤立存在，故在临床上常须结合腹痛时伴见的证候、舌脉，以及患者体征、病史等全面分析，始为至善。例如，血虚腹痛常为绵绵作痛而按之痛减，同时伴见面色萎黄，头晕乏力，心悸少寐，舌质淡、苔薄，脉细弱无力等血虚气弱的兼症。

针对胞脉阻滞、气血运行不畅的主要机制，以通调气血为法，使胞脉流畅，通则不痛为本病的论治原则。但需注意的是，胞脉阻滞因有虚实寒热之异，故通法各有不同，虚者补之使通、实者疏之使通、虚实兼夹者又当通补并用或辨明标本缓急以图治，因于寒者温之使通、热者清之使通，等等，总应在辨证施治的原则下灵活运用通调之法，不可偏执，致犯虚虚实实之戒。

【处方与用药】

1. 因血虚致妊娠腹痛者，当养血补血，止痛安胎。如见气血两虚而血虚气弱者，更宜气血双补调理。

临床经验方与体会：

（1）当归、白芍、川芎、党参、黄芪、柴胡、白术、茯苓、泽泻、大枣、甘草。本方以八珍汤为基础，合芍药甘草汤缓中止痛。当归、川芎养血活血，行血中之滞，白芍合甘草即芍药甘草汤，功能养血缓急止痛，党参、白术、茯苓健脾益气以资生化之源。参入柴胡，即崇补中益气汤升清以固胎元。全方使气充而血沛，气血运行调畅，以收胎安痛止之效。若血虚甚者，酌加枸杞子、制首乌、阿胶、菟丝子滋肾养血，濡养胞脉；心悸失眠者，则可参入归脾汤法，酌加酸枣仁、龙眼肉、五味子养血宁心安神。血虚气弱，无力养胎，导致胞脉失养而致痛，其疼痛多为虚痛，喜温喜按，痛势亦缓，同时伴血虚气弱体征，在治疗上都以养血益气、缓中补虚、安胎止痛为治。

（2）当归、白芍、川芎、茯苓、白术、艾叶、阿胶、泽泻。本方以当归芍药散（《金匮要略》）参入胶艾汤法加减而成，养血安胎止痛。但在实际运用中，常去川芎、泽泻以防碍胎，而参入小建中汤，以缓中补虚、安胎止痛。

（3）阿胶散（《济阴纲目》）加减：阿胶、熟地、黄芪、当归、川芎、芍药、艾叶、甘草。本方在使用时慎用川芎。如纳差便溏者，去熟地，加炒山药、砂仁。其中芍药宜用白芍。

2. 脾肾两虚之虚寒妊娠腹痛，偏于脾虚气弱者。

临床经验方与体会：

（1）党参、白术、黄芪、白芍、阿胶、龙眼肉、杜仲、川断、砂仁、菟丝子、桑寄生、黄芩。本方益气养血，固肾安胎止痛，对妊娠腹痛兼有先兆流产者尤为适宜。

（2）当归、阿胶、鹿角胶、枸杞子、肉桂、白芍、红枣、橘红、砂仁、白术。本方治血虚气弱、气不温血，先后天不足而妊娠腹痛兼畏寒者，以温中养胎、补肾固摄为宗旨。

3. 气虚寒盛，肾阳不振，寒从内生，加之妊娠后因孕而重虚。证候可见少腹冷痛，痛势绵绵不休，喜温喜按、得热而痛缓，面色㿠白，形寒肢冷，舌淡苔白，脉沉迟或沉弦。

临床经验方与体会：

（1）胶艾汤加巴戟天、淫羊藿、补骨脂、桑寄生。方中当归、川芎养血和血，补而不守，能行血中之滞；阿胶、干地黄滋阴养血；芍药、甘草善能缓急止痛；艾叶温经散寒、暖宫止痛；加巴戟天、淫羊藿、补骨脂意在温肾壮阳，离照当空则阴寒自散。全方共奏温阳散寒、暖宫止痛之效，气血流畅则腹痛自愈。

（2）艾附暖宫丸（《仁斋直指方论》）加减：香附、艾叶、当归、黄芪、吴茱萸、川芎、白芍、地黄、肉桂、川断。本方治虚寒腹痛，常去川芎、地黄，重用白芍，或加甘草。因气虚而见阳虚寒盛者，若症见四肢逆冷、小腹冷痛甚而如冰者，酌加附子温阳散寒，或合附子汤以疗之；气虚而偏见中阳不振、食少便溏者，酌加炮姜、白术、云苓、砂仁壳温中散寒，健脾渗湿；气虚阳弱而兼腰痛者，酌加杜仲、菟丝子、桑寄生补肾强腰、安胎止痛。

（3）人参、白术、阿胶、艾叶、补骨脂、益智仁、菟丝子、川断、杜仲、桑寄生。本方补脾益气，助生化之源。方中人参、白术补脾益气，阿胶滋阴养血，艾叶温经散寒，补骨脂、益智仁补肾壮阳，菟丝子、续断、杜仲、桑寄生补肾强腰、安胎止痛。

（4）阿胶、艾叶、当归、川芎、白芍、干地黄、白术、杜仲、菟丝子、甘草。本方以《金匮要略》胶艾汤加减变化而成。方中艾叶暖宫止痛；当归、川芎（用量宜小或不用）养血行滞；白芍、甘草缓急止痛；阿胶、干地黄养血安胎。全方共奏暖宫止痛，养血安胎之效，但在使用时常加黄芩。若肾阳虚衰，兼腰痛者，酌加巴戟天、补骨脂以温肾助阳，使阴寒消散，气血流畅，则腹痛可止。

4. 妊娠时胞脉失煦，阴寒内生，气血凝滞而致小腹冷痛，治疗上多以温阳暖宫、散寒止痛为治。

（1）胶艾汤（《金匮要略》）加巴戟天、杜仲、黄芪、人参、白芍、甘草。本方在使用上侧重温阳补气以散阴寒。

（2）党参、黄芪、巴戟天、鹿角霜、枸杞子、杜仲、白芍、甘草。本方治肾虚阳弱、阴寒弥漫而致小腹冷痛。

（3）杜仲、桑寄生、炒川续断、黄芪、生山药、人参、炒白术、阿胶（烊化）、白芍、炙甘草、黄芩、莲房炭。虚寒者多缘于脾肾，然健脾不可太腻，益肾不可过于温燥，方合妊娠期生理。且胞胎濡养靠气血，提系赖肾阳。虚寒过甚不但腹痛难愈，更有堕胎之虑。本方人参、黄芪、白术益气健脾；阿胶、白芍补血；杜仲、桑寄生、川续断益肾；黄芩、白术、莲房炭调和肝脾而安胎；芍药、甘草缓急止痛。

（4）川断、菟丝子、杜仲、桑寄生、阿胶、黄芪、砂仁、白芍、白术。本方从寿胎丸（《医学衷中参西录》）变化而来，可益气温肾，补养奇经，暖宫止痛。

（5）党参、白术、黄芪、白芍、阿胶、龙眼肉、杜仲、川断、砂仁、黄芩。本方益气养血，安胎止痛，对妊娠腹痛兼有先兆流产者尤为适宜。

（6）当归、阿胶、鹿角胶、紫河车、枸杞子、肉桂、白芍、红枣、橘红、砂仁。本方治血虚气弱，失于温煦所致先后天不足之妊娠腹痛，其中紫河车为血肉有情之品，温而不燥、滋而不腻，但涉药源，今多已不用。

（7）菟丝子、桑寄生、杜仲、太子参、白芍、黄芪、山药、白术。本方脾肾兼补，补火暖土。

（8）党参、黄芪、巴戟天、鹿角霜、杞子、杜仲、白芍、甘草。本方治肾虚阳弱、阴寒弥漫之妊娠腹痛。

5. 七情繁杂、肝失疏泄而致气郁者，临床症见在妊娠期间，小腹胀痛不适甚或连及胸胁满痛，嗳气叹息，心烦易怒，苔薄，质常或稍暗，脉弦滑。

临床经验方与体会：当归、白芍、柴胡、茯苓、白术、甘草、熟地、红枣、制香附。本方系逍遥散加熟地、香附，去生姜、薄荷而成。熟地黄为补血滋阴之品，是以黑逍遥散既可疏肝解郁、理气止痛，又能滋阴养血，孕期气郁腹痛服之尤宜。如兼气郁化火，心烦口苦，舌质红、苔黄者，酌加丹皮、黄芩、焦栀清热除烦；血虚不足酌加山茱萸、制首乌、枸杞，滋阴养血；木郁侮土症见肢倦神疲，食少腹痛，便溏，舌质淡、苔白，脉缓者，酌加党参、陈皮、山药健脾益气除湿；痛连腰胁，恐有动胎之虑，宜加服寿胎丸固肾强腰、安胎止痛。

6. 少数患者素体阳气偏旺，或因孕后过食辛辣等助热生火的食物，或过服辛热暖宫药物，酿生内热，血为热灼，质稠而黏，是以运行不畅，胞脉因之阻滞，发为妊娠腹痛。临症可见妊娠小腹疼痛或灼痛感，不喜揉按，遇热痛

甚，身热心烦，口干喜冷饮，大便干结，小便黄赤，舌质红少苔，脉滑数。治宜清热凉血、行滞止痛。

临床经验方与体会：

（1）黄芩、黄连、山栀、连翘、生地、白芍、地骨皮、丹皮。本方善能清热泻火、养血和营。以生地增强养阴清热之功，地骨皮、丹皮凉血化瘀以通脉中之结热。使热清而瘀散，气血调畅，自无疼痛之患。

（2）逍遥散加苏梗、枳壳、青陈皮、佛手、香附。逍遥散为疏肝解郁、健脾养血之常用方，以此加减调和肝脾，兼和气血，并缓急止痛。

（3）当归、白芍、柴胡、茯苓、白术、甘草、薄荷、香附、延胡索、陈皮、枳壳、青皮、苏梗。此方亦为逍遥散加味而成。所加之药均为疏肝理气之品，加延胡索配白芍缓中止痛，更加枳壳，泄肝热、消积滞而止痛。本方所治者，较之疏肝理脾的逍遥散证，更偏重郁滞之小腹胀痛。

（4）当归、白芍、白术、山药、延胡索、制香附、炒白术、云茯苓、砂仁、广木香、黄芩、炙甘草。全方有养血行滞，止痛安胎之功，用于妊娠腹痛血虚气滞证。云茯苓、白术健脾利湿，砂仁、木香理气止痛，且白术配黄芩、芍药配甘草（即《伤寒论》名方芍药甘草汤，有缓急止痛安胎之功）分别为保胎及止痛良药。如腹痛甚，原方加生蒲黄；便秘加郁李仁；小腹胀痛加炒枳壳；痛有定处并常随妊娠子宫宫底上升而上移者，加红藤、败酱草；妊娠中晚期腹部外伤而致局部瘀血疼痛者，原方去木香、云茯苓，加三七粉。

（5）茯苓、桂枝、延胡索、赤芍、金铃子、丹皮、败酱草、薏苡仁、川楝子、柴胡、陈皮、黄芩、红藤、柴胡、鸭跖草。本方清热利湿，行滞止痛。常用于下焦湿热或感受湿毒所致之炎症性腹痛，症见小腹两侧刺痛或胀痛。热甚者可加金银花、蒲公英、白花蛇舌草，便坚者加制军、川朴。若妊娠腹痛病久未愈，其痛日甚，病致胎漏、胎动不安甚或堕胎小产者，则按斯病处理。

7. 本病施治，虽重在通调气血，使胞脉流畅，通则不痛，但因孕期之故，遣方用药之时，调气不得过用辛温香燥，理血不可过于行血动血，以免伤动胎气而生它变。胞脉阻滞，气血运行不畅而病腹痛，因有虚实寒热之异，症有标本缓急之辨，故施治之要当注意审虚实、辨标本而调治。

（1）当归散（《金匮要略》）加减：白术、白芍、川芎、当归、黄芩、桑寄生、菟丝子、阿胶。肾气不固者，宜加入参芪之类，以宗《黄帝内经》气能摄血之旨;兼有虚热不静扰动胞宫者,可加入地骨皮之属;兼胃气不降则宜以竹茹、黄连、苏梗、砂仁之类加减,但用量则宜轻,以免伤及胎气。

(2)寿胎丸(《医学衷中参西录》)加党参、白术。寿胎丸可补肾固冲,安胎止血。加配党参、白术意在补脾益气,使胎有所载。肾固而脾健,自无胎漏、胎动不安之虞。

(3)桑寄生散加减方:桑寄生、续断、人参、白术、甘草、当归、川芎、阿胶、茯神、香附。方中桑寄生、续断固肾强腰系胎,人参、白术、甘草健脾益气载胎,伍当归、川芎养营和血,阿胶养血止血,配茯神健中扶脾、宁心安神,孕期血聚养胎而气亦易结,故少佐香附以调畅气机。全方脾肾双补、养血止血。阴道下血量多者,宜重用阿胶、艾叶,酌加仙鹤草、地榆炭、旱莲草,亦可配黄芪益气摄血;腰腹疼痛而有坠感,加升麻、黄芪以升阳举陷;偏于肾阳虚,症见腰腹冷痛、面色晦暗者,酌加巴戟天、淫羊藿、仙茅、台乌药以温肾助阳、散寒止痛。

第四节　胎动不安及胎漏

怀孕以后,出现腰酸腹痛,胎动下坠,或阴道少量流血者,称为“胎动不安”,又称“胎气不安”。妊娠期,不时少量下血,或时下时止,或淋漓不断,但无腰酸腹痛及小腹下坠等症状者,称为“胎漏”,亦名漏胎、胞漏、漏胞。李梴《医学入门》即有“有腹痛而下血者为胎动,不痛而下血者为胎漏”之说,《胎产心法》亦谓:“胎动胎漏,皆能下血,胎动腹痛,胎漏腹不痛。”

【溯源】

孕后出现阴道流血的病证,早在《金匮要略》中便有记载:“妇人有漏下者,有半产后续下血都不绝者,有妊娠下血者,假令妊娠腹中痛,为胞阻,胶艾汤主之。”文中提到的胶艾汤方至今仍为临床习用。

巢元方《诸病源候论》首以“胎动不安”见载,在“妊娠漏胞”“妊娠胎动”“妊娠僵仆胎上抢心下血”“妊娠卒下血”诸候中,广泛论述了“劳疫乏力”“触冒冷热”“饮食不适”“居处失宜”“行动倒仆或从高坠下”“妊娠染瘟疫伤寒”等病因,提出了“母有疾以动胎,治母则胎安”“胎有不牢固致动以病母者,治胎则母瘥”,分清了胎病与母病的论治原则。

孙思邈在其所著《备急千金要方》“胎动及数堕胎”中,附录了北齐徐之才“逐月养胎说”，后世医家对此褒贬不一。如陈修园《女科要旨》即云：“妇人受胎以后，十二经气血俱翕聚以养胎元，岂有某经养某月胎之理？又岂有限于某月必见某症、必用某方施治之理？”《医宗金鉴·妇科心法要诀》亦谓：“分经养胎不足凭，无所专养论不经。”然而，孙思邈源此所提出的按月注意饮食宜忌、生活起居、勿为情志矫伤、不可针灸其经及既往有伤该月胎者需预服保胎方药等主张，均是颇为重要的孕期预防保健措施，具有一定的实用价值。同时，该书还收集和整理了治妊娠胎动不安方剂12首。

《妇人大全良方》集前人之论，在“胎动不安”“妊娠胎漏下血”等九个方论中较为详尽地阐述了涉及外感、饮食劳倦、外伤、情志影响及素体因素几个方面，最终导致“冲任气虚，不能约制”发为本病的病因病机，强调施治时须“各推其因而治之”。薛立斋校注时所拟归脾汤、六君子汤、加味小柴胡汤等分证论治方药，至今仍未失临床之实用价值。

李梴《医学入门》主张：“月分根据经善调燮；各经气血多少、虚实不调，则胎孕不安，根据经调之，免堕胎患。”李氏提出：“若冲任不充，偶然受孕，气血不足荣养其胎，宜预服八珍汤补养气血以防之免其坠堕，或原有热而后受孕或孕后夹热及七情劳疫动火……宜安胎丸常服以清其热。”已提出预防为主的主张，对本病施治确有指导意义，至今仍常为临床所采纳。

张景岳《景岳全书》归纳总结出胎漏下血的常见病因，其症有五：“火热迫血而妄行”“郁怒气逆则动血”“损触胎气胞宫受伤而下血”“脾虚气陷命门不固而脱血”，以及“药食误犯、房事不惧”。倡导分清胎病与腹痛、下血的标本缓急，“或当治标，或当救本，或当兼标本而调理之”。拟“凡妊娠胎气不安者，证本非一，治亦不同，盖胎气不安必有所因，或虚或实，或寒或热皆能为胎气之病，去其所病便是安胎之法，故安胎之方不可执一……但当随证随经，因其病而药之乃为至善”的安胎大法。其论平正公允，颇为后世肯首称道。并提出应根据腹痛及阴道下血症状的轻重程度，分别采用“轻者转动不安或微见血，察其不甚，速宜安之”“若腹痛血多，腰酸下坠，势有难留者，无如决津煎、五物煎，助其血而落之，最为妥当”“若胎已死，当速去其胎以救其母”的处理原则。这些景岳临床经验的总结，具有重大的实用价值。

《傅青主女科》在其论跌仆所致胎动不安中，认为：“妊妇有失足跌损，致伤胎元，腹中疼痛，势如将堕者，人只知是外伤之为病也，谁知有内伤之故乎……唯内之气血素亏，故略有闪挫，胎便不安。”这种以孕妇素体因素为基础，结合病因分析疾病发生发展规律的认识，为本病病机提出了新论。

沈金鳌《妇科玉尺》论妊娠胎动不安，因分内外，“其由于本然者，冲任经虚，受胎不实也”，余如“饮酒房劳过度”“误触及或因跌仆”“忽有喜怒气宇不舒”“误服毒药毒物”“遇内外热病火热侵胎”，等等，皆“外之所致”。其论纲目清晰，系统扼要，汇录方药亦切合实际，可资临证参考。

总之，自汉历隋、唐、宋、明至清，对胎漏、胎动不安病证，从病因病机到理法证治有了较为全面的认识，总结和强调了血热、外伤、服食毒物毒药，脾、肾、肝等脏腑功能失常，以及气血失和与本病的密切关系，确立了较为完善的施治原则，也积累了不少行之有效的治疗方药。

【采撷与体会】

胎动不安最常见的病因为虚实两类：因虚致病者，为气血不足，无力温养，气不足则无力升固，血不足则无力濡养，致使胎儿不能安其位。但孕妇气血不足有先后天之分，因先天不足所致者，大都与肾虚有关，孕妇本身禀赋不足，先天亏损，肾精亏虚，一旦受孕，肾中阳气不振，不能温煦胞宫而致胞宫虚寒，不能温养胎儿，导致胎动不安。由后天所致者，多为后天失养、起居无常、食饮不节，导致气血不足而胎儿失养；亦可由平时多次流产伤及胞宫，一旦受孕，则因胞宫虚寒不能温养胎儿而致胞动不安。其他亦有因瘀血致病者，多由七情气滞或不慎跌仆损伤，致使气血不畅，不能温养胞宫，导致胎动不安。究其所因，虽有虚实两端，但以虚证为多，亦有虚实兼夹之证，但全实者所见甚少。临床辨证之时，应根据阴道流血、腰酸疼痛主证特点，结合伴随证、舌脉分析判断，明辨虚实，确立治则，遣方用药。

胎漏、胎动不安之成因，隋代巢元方即指出有“其母有疾以动胎”和“胎有不牢固以病母”之胎病、母病两大类，然就《诸病源候论》及后世医著所论，多从“母疾以动胎”进行较为详尽的研讨，而极少涉足“胎有不牢固”而致病者。现综合历代所述，结合今人认识，归纳胎漏、胎动不安之常见病因病机如下：

1. 气血虚弱　平素体质虚弱或饮食劳倦，损伤脾胃，以致气血生化不足，或因孕后胎漏、胎动不安，日久耗伤气血，以致胎元失于长养之本，而致生长缓慢。胎在母腹全赖气血供养，若气血亏虚，血海不充，则无以养胎，而致胎萎不长。正如张景岳所云:“胎气本乎气血,胎不长者,亦惟血气之不足耳。”胎居母体,赖母之气栽血养。若其母素体虚弱,气血不足,或由劳倦过度、饮食不节、忧思气结,或因恶阻呕恶所伤以致脾虚胃弱,化源匮乏,终致血海不充,妊养失职,则胎元内失气之提摄载护、血之灌溉濡养,发为胎漏、胎动不安。《女科经纶》引朱丹溪云:“血气虚损,不足荣养其胎则自堕。譬如枝枯则果落,藤萎则花堕。”《临证指南医案》亦曰:“胎气系于脾,如寄生之托于苞桑,茑与女萝之施于松柏,脾气过虚,胎无所附,堕滑难免矣。”均取象比类,以说明气血虚弱致胎动不安的机制。

2. 脾肾亏虚　素禀脾肾不足,或孕后房事不节,耗伤肾气;或劳倦太过,损伤脾气以致精血化源不足,胎失所养,故致胎元萎伏不长。脾肾为先后二天之本,脾主运化,输布精微,以供万物之长养,自当是胎儿发育的营养来源;肾为先天之本,生命之源,妊娠者则以精气系养胞胎,固摄冲任。先天禀赋不足,或多产房劳所伤,或因孕后不节房事,以致肾气亏虚,冲任因之失固,阴血下漏不能养胎,发为胎漏;胞失肾系,胎元不固则胎动不安。《女科经纶》:“女子肾藏系于胎……若肾气亏损,便不能固摄胎元。”即已明示其机制。

3. 血寒宫冷　孕妇素体阳虚,或过贪生冷饮食,伐伤阳气,或重病久病,损伤肾阳,寒自内生,以致生化之机被遏,使血寒宫冷,胎元失于温养而生长迟缓。若有某些致病因素导致脾肾损伤者,必会因精气化源匮乏,使胎元之营血不足,引起胎儿萎伏不长。人体阳气主温煦,脏腑功能和气血之生化无不以阳气为动力。若阳气虚惫则阴寒内盛以致脏腑功能衰弱,气血生化不足且运行迟缓,胞胎亦失于温养,故致胎儿生长缓慢。即如《胎产新法》所云:“血气寒而不长,阳气衰,生气少。”

4. 孕妇素体阳气偏旺,或于孕后过食辛辣等助热生火食物,或过服辛热暖宫药物;外感热邪;因七情内伤郁而化火;因阴虚生内热,以致热伤冲任,冲任失固,血为热迫而妄行不能养胎,发为胎漏,扰动胎元则胎动不安。即如《格致余论》云:“劳怒伤情,内火便动,亦能堕胎。”《经效产宝》所称:“非节之气伤折妊妇,热毒之气侵损胞胎,遂有坠胎漏血。”

5. 外伤　孕后或因起居失慎,跌仆闪挫,或因举重提挈,强力所伤以致气血失和,气乱而不载胎,血乱则胎失所养,或因伤而直损冲任,内扰胎元,以致胎元失固，导致胎漏、胎动不安及胎萎不长。《诸病源候论》称："行动倒仆，或从高坠下，伤损胞络，致血下伤胎。"陈无择《三因极一病证方论》论漏胎云："怀妊全假经血以养胎，忽因事惊奔，或从高坠下顿仆失据……致暴下血。"均阐述了外伤以致胎漏、胎动不安的机制。

至于"胎病"而"胎不牢固"，父母先天之精不足，以致胎元有所缺陷而引起胎漏、胎动不安者，因"胎多不牢实"之故，药物治疗常难以建功，最终多不可避免地会出现堕胎、小产。

综上所述，胎漏、胎动不安、胎萎不长诸证，病因多以虚为主，与脾、肾两脏及气血不足关系尤为密切，即或属于血热、外伤或其他如毒物、毒药、癥瘕为患，亦因妇女及妊娠期特殊生理状况之故，常呈虚实兼夹之候而鲜见全实之证。

胎漏、胎动不安的临床表现一般为腰酸腹胀、腹痛，阴道不时少量下血，或时下时止，或淋漓不断。如肾虚致病，常有头晕耳鸣、腰膝酸软、夜尿频数清长，舌淡、苔白、脉沉滑；血热为患，常伴面赤心烦、口干喜饮、尿黄、便结，舌红、苔黄、脉滑数。

胎漏、胎动不安和堕胎、小产有一定联系，可谓是同一疾病的不同发展阶段，前者常为后者之先兆。故在胎漏、胎动不安的论治中，必须注意观察腰腹疼痛的轻重程度、阴道下血之多寡，以判定疾病的发展趋势，若已属胎堕难留或胎死母腹，则不可安胎，当"速去其胎以救其母"，按堕胎、小产或胎死不下处理。

本病以腰腹疼痛伴阴道流血为主证，故首应辨识阴道流血的量、色、质等症状，及腰腹疼痛的性质、程度。一般而言，阴道下血量少、色淡红、质清稀者多为虚证；下血量少，色鲜红或深红、紫红常是血热伤胎之候；若漏下不止，血色暗黑、时而有块，又多系癥病伤胎之象。同时，又须根据伴随症状进行分析，方能准确地辨识疾病的病位、病性。

本病的治疗原则以安胎为主。根据胎居母腹，赖血养气载、肾系之说，《景岳全书·妇人规》提及"妇人之生，有余于气、不足于血"，而"血气贵乎清温调和"诸论，常用补脾、固肾、养血、清热等治法。具体遣方用药，宜温补不宜辛热，调气不得过用辛燥，清热亦勿过于苦寒，至于行血、破瘀、通利、有毒之品更当审慎，若确因病情需用，须注意掌握《素问·六元正纪大论》"衰其大半而止”的原则,中病即止,以免重伤其胎而变生堕胎、小产。

妊娠之后则宜注重调摄情志、劳逸适度,“饮食宜淡泊、不宜肥浓;宜轻清、不宜重浊:宜甘平、不宜辛热”。特别是妊娠早期,尤须节情寡欲、慎戒房事,《产孕集》即有“怀孕之后,首忌交合,盖阴气动而外泄,则分其养孕之力而扰其固孕之权”之说,这些都是本病预防与调护不可忽视的重要内容,否则单凭药饵,实难以全功。

【处方与用药】

1. 因肾虚所致者,常可见胎动不安,或漏下出血,腰膝酸软乏力,神倦困顿等证候。治宜固肾安胎,在用药上多从调补(偏温)奇经为治,常用药多为杜仲、川断、寄生、菟丝子、阿胶、紫河车之类加减。肾气不固者常多气虚,故亦宜加入补气药如人参、黄芪、白术之类;兼有虚热不静、扰动胞宫者,可加入黄芩、地骨皮之类;兼胃气不降则宜以竹茹、黄连、苏梗、砂仁之类加减。

临床经验方与体会:

(1)杜仲、川断、桑寄生、阿胶、葛根、五味子、枸杞子、黄芩、白术。本方补肾气、升清阳、健中土、清浮热,治身体虚乏,肾虚脾弱,气陷于下所致胎动不安者。

(2)菟丝子、阿胶(蒲黄炒)、白术、川断、陈棕炭、艾叶炭、生地炭、荆芥炭。本方治肾虚胎漏下血,血色暗褐、量偏多者。

(3)补肾固冲丸加味:菟丝子、续断、巴戟天、杜仲、当归、黄芩炭、地榆炭、旱莲草、熟地、鹿角霜、枸杞、阿胶、党参、白术、大枣、砂仁。方中菟丝子、续断、巴戟天、杜仲、鹿角霜补肾益精,固冲安胎;当归、熟地滋肾填精、养血而安胎;黄芩炭、地榆炭、旱莲草滋阴止血兼清浮热;党参、白术、大枣健脾益气以资化源;砂仁理气安胎。诸药合用,使肾气健旺,胎有所系,载养正常,则自无堕胎之虑。在使用上常重加黄芩,既可以安胎,又可清因肾虚而生的浮热。

(4)杜仲、川断、桑寄生、菟丝子、阿胶、黄芪、白术、党参、茯苓、当归、川芎、黄芩、大枣、甘草。本方由八珍汤加补肾、固摄冲任药物而成,为治疗胎动不安及胎漏的常用方。腰腹疼痛而有坠感,加升麻、柴胡以升阳举陷;小便频数甚至失禁者,酌加益智仁、桑螵蛸、山茱萸温肾缩小便;偏于肾阳虚,症见腰腹冷痛、面色晦暗者,酌加巴戟天、淫羊藿、仙茅、小茴香以温肾助阳、散寒止痛。但在临床运用上常去川芎，并少用当归，恐其活血伤及胎元。

(5)寿胎丸(《医学衷中参西录》)加党参、白术。若肾阴虚者，治宜滋补肾阴，固冲安胎，方用寿胎丸加熟地、山茱萸、地骨皮。阴道流血者，酌加女贞子、旱莲草。

(6)人参(党参)、白术、杜仲、续断、益智仁、阿胶、艾叶、菟丝子、五味子、枸杞子、补骨脂、狗脊。本方补肾助阳，固冲安胎，临床用于因肾阳虚兼有腰痛如折，畏寒肢冷，小便清长，面色晦暗者。

2. 气血不足所致者，多为肺脾气虚，升清乏力，或血虚不能养胎。治疗上应从肺脾着手，因气旺则血旺，气血旺则胎气自固。治宜补气益血、固任安胎。方选胎元饮、安胎饮、补中安胎饮等加减。

临床经验方与体会：

(1)胎元饮(《景岳全书》)加减：人参、当归、杜仲、续断、桑寄生、白芍、熟地、白术、砂仁、陈皮、黄芩、炙甘草。方中人参、白术、炙甘草补脾益气，助生化之源；当归、白芍、熟地滋阴养血以补其虚；砂仁调中理气；黄芩清热止血；杜仲、续断、桑寄生补肾安胎、壮腰止痛；佐陈皮理气健脾。俾气充血旺，气顺血调，则胎有养载，自无漏动之虑。临床上常去当归而加黄芪，纳差泛恶去熟地、白芍，加砂仁、竹茹、藿香。

(2)安胎饮：方以熟地、白芍、当归、川芎四药配伍，动静结合，补而不滞以滋阴养血；黄芪甘温益气，合当归寓气旺血生，双补气血之意，且黄芪善能升阳，有举载胎元，免于下坠之功；配阿胶、艾叶养血止血、暖宫安胎；佐甘草补脾益气而调和诸药。本方较胎元饮长于养血止血，而逊于益气扶脾，血虚甚者服此为宜。

(3)黄芪、党参、白术、山药、陈皮、柴胡、葛根、杜仲、阿胶、熟地、白芍、当归、黄芩、大枣、炙甘草。方中黄芪、党参、白术、山药、炙甘草益气扶脾，助生化之源；阿胶、当归、熟地、白芍滋阴养血以补其虚；杜仲固肾安胎；其中黄芩一味，在大队补气血之中，清其浮热，并有安胎之效，是临床常用的安胎妙药；佐陈皮理气健脾，俾气充血旺，气顺而血调则胎有所倚。阴道下血偏多者，酌加焦艾叶、血余炭、仙鹤草、陈棕炭、大小蓟炭，并去当归。

(4)黄芪、党参、白术、葛根、柴胡、砂仁、山药、大枣、黄芩、阿胶。血出偏多者，则加艾叶炭、陈棕炭、仙鹤草、地榆炭。本方为临床常用方，补气以

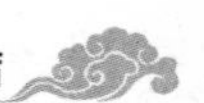

固摄胎元，补血以养胎，佐以黄芩清热、炭类中药止血凉血，是标本兼治之经验方。

（5）黄芪、党参、白术、山药、苎麻根、莲子、杜仲、桑寄生、大枣、砂仁。本方治气虚为主，兼有腰酸乏力之肾虚体征者。

（6）黄芪、杜仲、川断、桑寄生、菟丝子、阿胶。本方即寿胎丸加黄芪、杜仲。方中以黄芪为主，故用量宜大。

（7）泰山磐石散（《景岳全书》）：人参、黄芪、当归、续断、黄芩、川芎、白芍、熟地、白术、炙甘草、糯米。方中人参、黄芪、白术、甘草补中益气以载胎；当归、白芍、川芎、熟地补血；糯米调养脾胃以安胎；续断补肾强腰以固胎；白术配黄芩为安胎要药。全方共奏益气健脾，固冲安胎之效。但在实际临床运用上须慎用川芎，或不用。

（8）党参（或人参）、白术、阿胶、白芍、熟地、川断、杜仲、桑寄生、砂仁、黄芩、大枣。呕吐明显者加竹茹、生姜和胃降逆止呕；若脾病及肾或有滑胎病史者，症见腰痛不适，宜配服杜仲丸（《万氏妇人科》）或用大安胎饮（《大生要旨》）调治。

（9）人参、白术、杜仲、川断、菟丝子、桑寄生、甘草、苏梗、熟地、当归、白芍、黄芩、旱莲草。本方具双补肝肾气血之功，然补而不滞、温而不燥，亦为益气养血、安胎止血之常用方剂。阴道下血量多者，酌加焦艾、阿胶或血余炭、仙鹤草。

3. 如因血热所致者，可见妊娠早期阴道少量下血，色鲜红或深红，小腹坠痛不适；或伴手心烦热、口干咽燥、舌红少苔、脉细滑而数；或兼面赤心烦、口干喜饮、尿黄便结、唇舌红赤、苔黄、脉滑数；或现头晕而胀、胸胁满痛、烦躁易怒、口苦咽干、舌质红、苔薄黄、脉弦滑而数。治法当以清热安胎为主。阴虚血热者，滋阴清热、止血安胎；阳盛血热，宜清热泄火、止血安胎；肝郁化火者，宜疏肝清热、止血安胎。

临床经验方与体会：

（1）生地、黄芩炭、地骨皮、知母、柴胡、阿胶、白芍、砂仁、竹茹。有血者，加生地炭、旱莲草、蒲黄炒阿胶。

（2）保阴煎（《景岳全书》）：生地、熟地、白芍、山药、续断、黄芩、黄柏、甘草。本方滋阴清热、凉血安胎。方中以生地养阴清热、凉血止血，熟地滋阴养血，白芍养血敛阴，黄芩、黄柏清热泻火，山药健脾益肾，续断固肾安胎，佐甘草调和诸药。宜于阴虚血热而胎漏、胎动不安者服之。

(3)沙参、麦冬、五味子、白芍、山萸肉、地骨皮、黄芩、霜桑叶、石斛、山药、知母。本方从清海丸(《傅青主女科》)中变化而来，清血海之热、降虚动之火。但如血色红、量偏多者，仍加止血药用之。血热所致胎漏，常酌情选用以下药物：侧柏炭、丹皮炭、黄芩炭、白茅根、旱莲草、地榆炭、藕节炭、茜草炭、山栀炭等，重点在凉血止血固涩，偏重急则治标之法。

(4)黄芩、山栀、生地、熟地、白芍、连翘、山药、川断、地骨皮。方中以生地养阴清热、凉血止血，熟地滋阴养血，白芍养血敛阴，黄芩、山栀、地骨皮清热泻火，山药健脾益肾，续断固肾安胎，佐甘草调和诸药。全方共具滋阴清热、凉血安胎之功，宜于阴虚血热而胎漏、胎动不安者服之。

(5)北沙参、麦门冬、五味子、山药、生白术、白芍、知母、地骨皮、黄芩、旱莲草、女贞子、大枣、甘草。本方亦以清海丸加减，益气养阴生津、清热凉血，并集滋阴降火、清宁血海、益气安胎诸功于一方，适用于虚火较盛之胎漏、胎动不安。

(6)黄连、黄芩、侧柏炭、椿根白皮、阿胶、白芍、山药、石莲、旱莲草、生白术、荆芥炭。方以黄连、黄芩清热泄火、止血安胎；旱莲草、侧柏炭清热凉血；椿根白皮、荆芥炭收涩止血；白芍、阿胶养血，阿胶又兼有止血之功；白术、山药、石莲健脾益肾安胎。本方长于清热凉血、收涩止血，略具健脾益肾安胎之效。因于实热(阳盛血热)为患而致胎漏、胎动不安者服之为宜。感受外感热病之邪，酿生血热，内侵血海，损伤胎者，酌加银花、连翘、淡竹叶、蒲公英；如见腰酸重胀困乏者，配菟丝子、杜仲、续断、桑寄生固肾强腰。

4. 因不慎跌仆、外伤者，可发生阴道不时下血，色鲜红，小腹疼痛下坠或腰腹疼痛不适等症状。治疗上应有别于一般的跌打损伤，不宜以活血化瘀治疗，而应以和血止血、调气养胎及补养冲任为治。

临床经验方与体会：

(1)圣愈汤(《兰室秘藏》)加减：人参、黄芪、当归、熟地、生地。本方补气养血、引血养胎、益气保元，气血足而能运行如常，自无紊乱之变，胎元得以载养，其病自愈。宜因外伤损动气血，气血不足而病胎漏、胎动不安者服之。但如血量偏多者，还宜加入阿胶、黄芩炭、旱莲草、地榆炭、陈棕炭等养

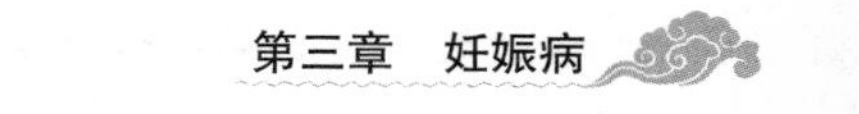

血止血。本方在临床使用时，常酌加化瘀止血药及固肾安胎药。

(2)阿胶、白术、黄芪、桑寄生、杜仲炭、川断、三七粉、乌贼骨、制军炭、大小蓟炭。本方补气摄血养血，兼止血固胎，为临床常用方剂。

(3)当归、白芍、菟丝子、苎麻根、白术、炒杜仲、炒黄芩、地榆炭、炒蒲黄、阿胶、木香、炒山楂。本方以当归芍药散加减变化，安胎止痛和血。

(4)保产无忧散(《傅青主女科》)：当归、川芎、荆芥穗、炙黄芪、艾叶、厚朴、枳壳、菟丝子、川贝母、白芍、羌活、甘草、生姜。本方治跌仆闪气损伤，伤及胎儿见血者，当加止血药。更可酌加黄芩、砂仁、杜仲等，以加强安胎之力。

(5)阿胶、熟地、黄芪、当归、川芎、白芍、艾叶、甘草。本方为阿胶散(《济阴纲目》)加减而成，功在双补气血、敛阴缓急。然其补中寓寄行滞之力、养血兼有和血之功，于外伤而致胎漏、胎动不安者亦为适宜。但毕竟是胎伤出血，临床上应去川芎，改用当归炭，酌加茜草根、乌贼骨、炒大小蓟炭化瘀止血。如见小腹刺痛、舌质暗红，因伤而瘀较为明显者，少佐炒蒲黄、三七粉(量宜少)化瘀止痛，中病即止，不可过服。兼见腰酸痛者，宜酌加续断、杜仲、桑寄生、菟丝子固肾安胎、壮腰止痛。

第五节　堕胎及滑胎

妊娠后，胎自然殒堕，称为堕胎或小产。其中在妊娠3个月内堕落者，称为堕胎，3～7个月而堕落者，则称为小产；凡连续3次以上自然发生堕胎、小产者，称为滑胎，亦名数堕胎。

本病引起原因，大都与胎漏相似，并常从胎漏、胎动不安发展而致，亦有直接发病者。究其病因，多为体质素弱，或先天不足，或后天失养，致脾肾两亏，冲任不固，脾失升清之力，肾失封藏之职，而致胎不成实，引起堕胎或滑胎。如《叶氏女科证治》曰："有屡孕屡堕者……名曰滑胎。"《医宗金鉴·妇科心法要诀》："怀胎三五七月，无故而胎自堕，至下次受孕亦复如是，数数堕胎则谓之滑胎。"

此外，古医籍中，滑胎的另一含义是指在晚期妊娠阶段，医者使用药物使胎滑易产的一种治法。如《千金要方》载车前子、阿胶、滑石为滑胎令易产子方；《经效产宝》用诃子丸(诃子皮、赤茯苓、芍药、厚朴、大黄、槟榔、芎䓖、吴茱萸)使胎滑易产；《校注妇人良方》有"滑胎例"；《景岳全书·妇人规》所云“妊娠滑胎之法，惟欲其坐草之期易而且速”，等等，均是指此种概念的滑胎而言，不属本节滑胎病证研讨范围。

【溯源】

早在两汉时期，张仲景在其所著《金匮要略·妇人妊娠病脉证并治》中就开始讨论半产后冲任不足，阴血失于内守，而“续下血都不绝”的证候，拟调固冲任、温经摄血的胶艾汤主之。可见当时对半产及半产后可以引起阴道长时间或大量失血，已有了一定认识。

继则巢元方《诸病源候论》对堕胎成因已有初步认识，称之为“数堕胎”。在该书中，论述本病是因“血气虚损者，子脏为风冷所居，则血气不足，故不能养胎，所以致胎数堕。”

孙思邈《千金要方》首录“赤小豆为末，酒服方寸匕，日二”，为治妊娠数堕胎方。

《太平圣惠方》讨论“怀胎数落而不结实者”“此是子宫虚冷所致”，明确提出滑胎病位在于“胞宫”，子宫虚冷，失于孕育之职，是数堕胎的直接原因。

陈自明《妇人大全良方》对堕胎小产的病因进行了多方面探讨。“夫胎乃阳施阴化，营卫调和，经养完全，十月而产。若血气虚损，不能养胎，所以数堕也。”提出了“或饮食起居，或冲任风寒，或跌仆击触，或怒伤肝火，或脾气虚弱……轻者转动不安，重者必败伤堕”；“或宿有冷疾，或新触风寒，或痰饮相搏，若痛伤胞络，必致动胎，甚则伤堕。肾主腰足，因劳役伤损其经，以致风冷乘之……盖妇人，肾以系胞，妊娠痛甚则胎堕也”。已认识到本病发生的原因有内外不同，以及堕胎小产可因胎动不安之甚者发展而来，可以说是本病病因学中具有重大意义的突破，并强调母体虚弱、气血不足、胎失濡养，方为滑胎产生的根本原因。

朱丹溪《格致余论》云：“血气虚损不足荣养，其胎自堕，或劳怒情，内火便动，亦能堕胎。”以“虚”“火”立论。

张景岳《景岳全书·妇人规》中第一次较为详尽地阐述了数堕胎病证：“妊娠之数见堕胎者，必以气脉亏损而然。而亏损之由，有禀质之素弱者，有年力之衰残者，有忧怒劳苦而困其精力者，有色欲不慎而盗损其生气者，此外如跌扑饮食之类，皆能伤其气脉”，已认识到滑胎的产生有先天不足与后天损伤两大类，并通过临床实践观察到“屡见小产堕胎者，多在三个月及五

月七月之间，而下次之堕必如期复然”的发病规律。不仅如此，张氏主张治疗滑胎当“预培其源”，否则“若待临期，恐无及也”，这种预防性治疗措施，亦有十分重要的临床意义，为后世医家广为推崇。其所创制的胎元饮、泰山磐石散诸方，至今仍为施治本病所沿用。

王纶《明医杂著》着重指出：“其有连堕数次，胎元损甚者，服药须多，久则可以留。”主张本病贵在坚持长期治疗，否则难以建功奏效。

陈修园《女科要旨》认为虚损不足是产生“应期而堕”的主因，强调当“专主大衰论治”。《女科秘旨》阐述滑胎之“如期复然”，是因“先于此时受伤，故后期必应，乘其虚也”，宜采取预先培补以药饵，补脾益气，滋养营血，特别是复孕以后，要坚持“日日不可缺”的治疗方法，乃是十分重要的措施。这些见解，对于本病论治，均有一定指导意义。

综上，滑胎病证自隋《诸病源候论》首载，历唐、宋、明、清对本病认识渐趋完善，病因上突出了虚损不足在致病中的重要作用，强调了以“大衰论治”和“预培其源”，及复孕后坚持长期治疗的施治原则，也积累了一些行之有效的治疗方药。

【采撷与体会】

堕胎小产一经发生，首要之务应辨清胎元是否已全部离胞堕落，或是堕落不全，此大致可从阴道出血之多寡，流血时期之长短，腹痛消长，及胎元排出情况加以区别。如出血逐渐停止，腹痛亦渐消失，则多为胎堕完整之候；若阴道出血时多时止、淋漓不净，腹痛明显者，大都为胎元殒堕不全之候；若下血淋漓不净，并伴发热、腹痛，阴道排出物臭秽者，则为复感热毒，蕴结胞宫所致，所以在治疗上亦各不同。同时，有条件者可做阴道 B 超，了解宫内是否有异物残留，如有即为不全流产，须以药物或手术清宫处理，以避免出血不止和感受邪毒。若胞胎已全部离胞坠下，当视产妇具体情况，注意“小产重于大产”“产后多虚多瘀”之论，酌服益气化瘀之剂调治。而堕胎小产后之产妇，又应重视产褥期卫生，细心调护。

综观历代名家所述及今人之论，多认为堕胎小产与胎漏、胎动不安的发病机制基本相同，即多系气血虚弱、胎失载养、肾虚而胎失所系、血热伤胎、跌仆闪挫或举重提挈，伤动胎元为常见，偶见因误食毒物、毒药，内伤孕母，损及胞胎而堕者。此外，亦有少数属于父母之精不足，两精相搏之胎元有所缺陷，胎不牢固，离胞殒坠，而病堕胎小产。《景岳全书·妇人规》云："小产之证有轻重，有远近，有禀赋，有人事。由禀赋者，多以虚弱，由人事者，多以损伤。"提纲挈领地概括了本病的病因病机。

综合历代诸家对本病所论及临床实践观察，本病应以虚为见，主要临床表现可分为以下几种：

1. 肾脾两虚　先天禀赋不足，肾气未充，肾精未实，或因房劳过度，或因孕后起居不慎、为纵欲所伤，以致肾气亏虚，肾精暗耗，亦可因劳倦忧思而内伤脾气。脾肾虚则固摄无权，致堕胎小产。

2. 气血不足　本由母体素弱，气血不足，或因中虚化源匮乏，或因大病久病，失血耗气，气虚则摄纳无权，不能内载胎元，血亏而血海空虚，胎失荫养，故而每孕至一定时间即发生堕胎小产，如此屡孕而屡堕乃至滑胎。王化贞《产鉴》中曾云："妊娠数堕胎者，是气血不足。"《妇科玉尺》："有屡孕屡堕者，由于气血不充，名曰滑胎。"即指此而言。

3. 阴虚血热　患者素本阴虚，孕后阴血聚下以养胎元，则阴分愈亏，阴虚而生内热，热甚则伤胞络，冲任失固导致堕胎小产，甚者屡次连续发生，遂至滑胎。诚如《景岳全书·妇人规》所说："凡胎热者，血易动，血动者，胎不安，故堕于内热而虚者，亦常有之。"

4. 癥病　母体胞宫之内素有癥病痼疾，结滞于内，损伤冲任，气血失和，胎元失养，屡孕屡堕。

本症的原因虽有虚实不同，但以虚为主，攸关脾肾亏虚和阴血不足，瘀血患者终属少数而偶见，且久病常由实而致虚，表现为虚实兼夹之候。

"虚则补之"是本病的主要施治原则，但应注意辨识肾、脾、气、血的主次关系及兼夹诸候，配合应用散寒、清热、除湿、化瘀等法，遣方用药。于具体治疗之时，还应采取未孕前的调护与孕后保胎治疗等阶段性施治措施。

凡已排除男方因素所致滑胎者，未孕前宜以补肾健脾、益气养血、调固冲任为法，或审因论治。孕期保胎则多主张在确定有孕，甚或一当停经，疑有孕时即开始服药治疗，直至超过既往滑胎月份之后又未见胎漏胎动不安征象，方可减少服药次数或停药观察之。对于某些无明显症状以资辨证求因的滑胎患者，可按本病最常见的虚型论治，即补肾脾、益气血诸法治之。

【处方与用药】

1. 本症在治法上当以补肾健脾为宗旨。如胎元或胎儿已完全排出，出血亦不多，无发热及明显腹痛者，治疗主要以益气养血扶正和调理胞宫为主。

临床经验方与体会：

（1）生化汤（《傅青主女科》）加减：炮姜、当归、甘草、川芎、桃仁。本方为常用方，对小产或人工流产后瘀血未净者，常须随证加减。血量偏多者则可加益母草、山楂、木香、泽兰、荆芥炭、黄芪、白术等；如伴腹痛明显、以刺痛为主者，可加入延胡索、红花、木香，并加重益母草、山楂之用量，山楂可改为山楂炭。

（2）黄芪、杜仲、川断、党参、乌贼骨、山楂炭、益母草、血余炭、炒蒲黄、阿胶、茜草炭。此方治堕胎小产之后，胎元已去，正气已伤，出血偏多，但无发热腹痛者。如出血淋漓不已，量少而不净者，则可加川芎、山楂、刘寄奴、枳壳、炮姜、荆芥炭、当归炭。

（3）生化汤合失笑散，加益母草、牛膝。本方以当归、川芎养血活血，桃仁、炒蒲黄、五灵脂活血化瘀，炮姜温经散寒，甘草调和诸药；加益母草意在助其活血化瘀，配牛膝取其活血化瘀，善能下行而有下胎之功，全方重在活血化瘀。伴下腹痛明显者，可加延胡索、小茴香，助其殒胎外排不致滞留胞中，使新血得归而诸证渐愈。

（4）脱花煎（《景岳全书》）加减：当归、肉桂、川芎、牛膝、车前子、红花。兼见气短神疲等气虚不足之象者，酌加党参、黄芪补中益气；气机郁滞、胁腹胀痛，酌加香附、小茴香、木香、延胡索、台乌药、橘核、丹参以理气行滞止痛。殒胎堕而不全，阴道流血日久不止，复感邪毒，症见发热恶寒，阴道流血色紫黑如败酱，有臭味，小腹疼痛拒按，舌红苔黄，脉数者，去炮姜、肉桂，选加银花、黄芩、山栀、益母草、山楂炭、连翘、败酱草、红藤、蒲公英、鱼腥草、丹皮以清热解毒，凉血化瘀。

若经活血化瘀治疗，殒胎仍未见外排，而阴道流血量多不止，则不可拘守此方，应配其他方法如刮宫、胎盘钳刮术等，尽快排出已殒之胞胎或宫内残留物。

2. 因堕胎、小产后，瘀热内结，蕴邪成热，或体弱复感邪毒，而致下焦瘀热互结者，在临床上亦不少见。除有一般的堕胎小产体征外，更有发热恶寒，或高热，伴腹痛拒按，恶露时多时少，伴有臭味等临床表现，治宜清热解毒祛瘀。

临床经验方与体会：

（1）银花、野菊花、蒲公英、紫花地丁、败酱草、柴胡、黄柏、黄芩、益母草、制军炭（便坚者改用生大黄）、山楂、枳壳。本方治堕胎产后发热，恶露秽臭，热蕴下焦者。此为临床常用方。

（2）银花、连翘、黄芩、黄柏、红藤、败酱草、薏苡仁、丹皮、栀子、赤芍、桃仁、延胡索、川楝子、制大黄。本方清热解毒、化瘀止痛，治堕胎小产后复感邪毒者，侧重于胞宫及下焦湿毒。

（3）银花、蒲公英、山栀、黄芩、白花蛇舌草、夏枯草、制大黄、生甘草、当归、益母草、红花。本方治瘀热互结、恶露不绝、腹痛拒按者。

（4）黑荆芥、柴胡、制大黄（或制大黄炭）、蒲公英、黄连、车前子、当归、牛膝、红花、益母草、川桂枝、延胡索。本方治恶露量多、有臭味，伴腹痛、发热、便秘明显者。

（5）所以载丸（《女科要旨》）：白术、桑寄生、杜仲、人参、茯苓。本方取土为万物之母而载万物之说，故取名“所以载丸”。方中重用白术，甘温补脾以益气升清，为补土之主药。人参、茯苓益气补脾助之，配桑寄生、杜仲固肾强腰膝以系胎元。诸药同奏脾肾双补之功，且用药精当，便于临床加减化裁。在实际应用中，本方多配以黄芪、柴胡等，参入补中益气汤方，意在升清阳、防胎堕。

3. 滑胎之因多为虚，或为肾气不摄，或由脾虚不守，或因气血不足，或为阴虚热扰，偶亦由胞宫癥积，影响胎元而成滑胎者。所以治疗本病多以补虚为主。

临床经验方与体会：

（1）菟丝子、续断、巴戟天、杜仲、当归、熟地、山药、鹿角霜、枸杞子、阿胶、党参、白术、大枣、砂仁。本方治肾虚脾弱，封藏失守。为脾肾同治、气血双补之法。但本方偏温，以阳虚形冷者服用较佳，阴虚血热者忌用。

（2）加味安奠二天汤（《妇科治验》）加味方：川断、桑寄生、炒杜仲、山萸肉、熟地、白芍、枸杞、党参、白术、山药、扁豆、炙甘草。方用续断、桑寄生、炒

杜仲固肾强腰安胎，合山茱萸养血益精以同补先天，熟地、白芍、枸杞滋阴养血，党参、炒白术、山药、扁豆、炙甘草健脾益气以补后天化源，补中而奠下，兼以养血安胎。如兼有素禀不足，肾气肾精未实者，酌加鹿角胶、龟胶、阿胶等血肉有情之品，补之以味；如兼见面色晦暗、肢冷畏寒、小腹冷痛等肾阳亏虚之候，可酌加巴戟天、仙茅、淫羊藿、补骨脂、艾叶、台乌药以补火生土、温经散寒、暖宫止痛；如兼有中虚失运，食少便溏，苔白腻者，则可参入香砂六君汤，酌加茯苓、芡实、白蔻仁健脾渗湿；湿聚成痰者，配法半夏、生姜、厚朴化痰除湿。

（3）菟丝子、五味子、枸杞、杜仲、川断、阿胶、黄芪、黄芩、白术。阳虚者酌加二仙汤之类，阴虚者酌加二至丸之属。

（4）补中益气汤加减：脾虚清阳不振，升举乏力而致滑胎者用之。

4. 因气血两虚而致本症者，治宜益气养血，佐以补肾安胎。

临床经验方与体会：

（1）加味泰山磐石散：党参、黄芪、白术、炙甘草、糯米、当归、白芍、熟地、黄芩、五味子、续断、砂仁。方中党参、黄芪、白术、炙甘草补中益气，糯米健脾养胃，当归、白芍、熟地合用以养血滋阴，佐黄芩清胞宫浮热，阴血宁谧则循经而不妄行，专以养胎，续断固肾强腰，砂仁调中理气，五味子养心安神。诸药合用，双补气血兼可固肾，使气血充沛、肾气健固，则胎居母腹如若泰山之稳、磐石之安，焉有动坠之虞。

（2）安胎饮加减。人参、黄芪、白术、茯苓、甘草益气补中，辅以陈皮理气健脾，香附调气解郁则补而不滞，当归、川芎、熟地、白芍养血滋阴，艾叶温经散寒、敛血止痛，杜仲、续断固肾安胎。本方功效类似泰山磐石散，亦属气血双补兼可固肾安胎之剂，但在使用本方时一般常去川芎而不用，以防其走窜碍胎。

（3）固胎丸加减。方中以人参、黄芪、白术、茯苓补脾益气，砂仁芳香化湿、行气畅中，醒脾而调胃，当归、白芍养血调经，山萸肉滋肾益阴；香附理气行滞。本方重在补气养血，然补而不滞、滋而不燥，宜于气血两虚之滑胎患者服之。如是兼有气虚下陷，小腹空坠不适，重用人参、黄芪，酌加升麻、柴胡升阳举陷；如见气损及阳，兼见形寒肢冷，小腹冷痛，酌配台乌药、小茴香、杜仲、菟丝子、补骨脂以温阳祛寒、暖宫固胎。

5. 如因阴虚而致血热，扰及胞宫，伤及胎元者，治宜养阴清热凉血。

临床经验方与体会：

（1）生地、熟地、白芍、山药、川断、黄芩、黄柏、甘草。本方源于保阴煎（《景岳全书》）。滋阴清热、凉血安胎，使用时常加入二至丸，并少用黄柏，以防其苦寒伤胎。

（2）熟地、白芍、玄参、山萸肉、山药、丹皮、地骨皮、沙参、麦冬、五味子、龙骨、石斛、黄芩、桑叶。本方以《傅青主女科》清海丸加减变化而成，在实际使用时少用丹皮，并加重黄芩用量，以防其破血伤胎之虑。

（3）加减一阴煎：生地、熟地、麦冬、白芍、知母、地骨皮、炙甘草。方用生地、熟地、麦冬滋阴养血，白芍养血敛阴，知母、地骨皮养阴清热，炙甘草调和诸药。是方亦为养阴清热之剂，可资选用参考。

6. 如因胞宫癥瘕积聚所致本病者，临床症见患者原有癥瘕积聚于胞宫，瘀血内滞下腹或胞脉之中，影响胚胎的正常发育，而屡孕屡堕；或平时少腹常有拘急疼痛，皮肤粗糙等症。在治疗上宜活血化瘀、消癥散结。选方桂枝茯苓丸、少腹逐瘀汤。此类患者临床效果大都不佳，常以胎儿停育、流产堕胎而终止妊娠。

应注意的是，屡孕屡堕可数伤气血、内亏脾肾，故阴虚血热及癥疾为病者，待虚热得清、癥疾已去，常须养血益气、健脾固肾以调理善后，待本固而血充，胎元内有系养，方可考虑再次妊娠，以防复堕之患。滑胎之病因病机，近人亦多主张其病位在肾脾，且与气血相关。如《哈荔田妇科医案医话选》即云：“滑胎又以先天不足、肾气虚弱，或脾弱中虚，或肝郁素胜、善怒多忧，或性生活失度为重要原因。”

7. 本病论治，《朱小南妇科经验选》特别提出：“素有滑胎者，不宜生育过密，否则屡孕屡堕，徒然形成气血虚亏，冲任损伤而后嗣终不可得。”故而主张：“逢滑胎家，需嘱于小产后必须避孕年余，而在期间，用杜仲、川断、菟丝子、覆盆子、紫河车、黄芪、熟地等补肝肾、温补奇经，使受损之胞宫得以充分恢复正常后再行受胎，则胎元结实，不致轻易滑矣。”

8. 治疗本症，主要掌握下列原则：一是补气益血。凡有小腹重坠感觉时应注重补气，太子参、黄芪等都可使用，中气足，带脉固，胞胎不致下垂；而益血乃为补充胎儿营养，促使发育成长，熟地、阿胶等亦颇惯用。二是固肾气。

肾系胞，肾气不足则胎元不固。胎动不安或胎漏下血，更需固肾气、强冲任，使胞胎稳固，杜仲、续断等得以入选。三是健脾胃，脾胃为水谷之海，生化之源，消化吸收、输布精气，与母胎的营养和健康有直接关系。

第四章　产后病

第一节　恶露不下

产后胎盘娩出后，胞宫内的余血浊液停留不下，或下亦甚少，并伴见小腹疼痛及其他症状者，称“恶露不下”。

产后胞宫应排出余血浊液，2～3周排净。恶露的正常排出，有利于胞宫的复旧及产妇身体的康复。若胞宫内恶露滞留宫内不下，除有小腹疼痛及其他症状外，还可因瘀血蓄结胞中，积结成癥；或血逆上冲而头晕目眩、恶心呕吐，甚则昏厥；或瘀血流注于经络、关节，而肢体关节酸痛、麻木重着；又瘀血不去，血室正开，邪毒易乘虚直犯阴中与胞宫，与瘀血相结而病产后发热，甚而邪毒入营及血，内陷心包，症情险恶。故对本病应及时处理，以免发生不良后患。若恶露不来，腹无痛苦，且无其他症状者，不作病症论治。

本病病因，不外乎虚实两类，其中实证居多。实证恶露不下多为寒气凝滞胞宫，瘀留不下，究其所因，或为产时不慎，寒气外客；或本素阳虚，产后正虚感寒；其次为产妇平素抑郁，心绪不稳，郁怒伤肝，影响气机疏泄，遂使产时或产后气机不顺，气机不得泄而致血运不畅。虚证则为平素体虚、气虚无力推送，恶露由此滞留不下而壅阻胞宫。

【溯源】

“恶露不下”一词首见于唐代《备急千金要方》“治产后恶露不除方”，及《产乳集验方》“芸薹散治产后恶露不下”，但有方无论，直至宋代。

《太平圣惠方》提及本病病因：“夫恶露不下者，由产后脏腑劳伤，气血虚损，或胞络夹瘀宿冷，或产后当风取凉，风冷乘虚而搏于血，血则壅滞不宣，积蓄在内，故令恶露不下也。”强调产后因虚感寒而血行壅滞不下，并列出治恶露不下方15首。

陈自明《妇人大全良方》又剖析其因，认为系“脏腑劳伤，气血虚损或风

冷搏于血”所致。后世医家除强调产后因虚感寒、血行壅滞之外，认为肝郁气滞或脾胃虚弱亦能导致血瘀阻滞或无血可下。虚实之辨，当以腹部有无痛胀为要。如无瘀滞或寒证，不宜轻与破血或辛热之药。

《医学纲目》则指出：“产后恶露方行，忽然渐少断绝不来，腹中重痛，此由血滞，宜桃仁汤。”提出产后胞宫积血瘀滞为恶露不下的主因。

《校注妇人良方》中薛立斋则将恶露不下归之于气滞血瘀，提出了用药方向，以失笑散、花蕊石散治之。

《万氏女科》提出本病致因的另一论点：“因脾胃虚弱，中气本虚，败血亦少。”即因虚致瘀的观点。

《济阴纲目》则认为本病为“思虑动作，气有所壅遏，血蓄经络”而成，即病因为气滞致瘀，壅阻（胞宫）经络。

阎纯玺《胎产心法》则在《妇人大全良方》的基础上，强调恶露不下与“风冷乘虚而搏于血，壅滞不宣，积蓄在内”有密切关系。进一步强调风寒邪气的致病因素。

《医宗金鉴》谓：“产后恶露不下，有因风冷相干，气滞血凝而不行者，必腹中胀痛；有因产时去血太多，无血不行者，面色必黄白，腹必不痛，以此为辨。”提出本病虚实之辨证。

《沈氏女科辑要》提出“恶露不来，腹无痛苦者，勿乱投药饵，听之可也……慎毋妄施峻剂”的经验。

张山雷详述前《沈氏女科辑要》之见，谓：“产后无瘀，本非概属攻破之症。苟其体质素薄，血液不充，即使恶露无多，而腹无胀痛之苦者，即不可投破血之药。惟有瘀滞不行之确证者，则桃仁、延胡索、归尾、乌药、青皮等行滞导气，已足胜任，亦非必须辛热。”

《傅青主女科》强调因产后虚实兼夹，主张恶露不下者，服“生化汤加楂炭三钱”，以此方药化瘀生新，补虚散寒。生化汤亦成为现今妇女产后的首选之方。

诸如上述先贤所言，恶露不下一症，引起之因较多，《太平圣惠方》后，《妇人大全良方》首论本病之因为气血虚损或风冷相搏，后世医家则在强调产后因虚感寒、血行壅滞之外，更提及肝郁气滞或脾胃虚弱也能导致血瘀阻滞或无血可下。其中虚实之辨，当以腹部有无痛胀、是否拒按为要点。如无瘀滞或寒证,不宜轻与破血之品。

【采撷与体会】

本病的病机病因,主要为寒凝或气滞,致使余血浊液瘀阻胞宫,滞留不下。临床上本病则以实证为多见,但亦有因产后元气虚弱,虚则无力推动胞宫瘀血,又可加重瘀血阻滞,因而实证之中,或有夹虚之证候。

因寒凝血瘀所致恶露不下者,皆因产后脏腑劳伤,血室正开,风冷寒邪乘虚而入,或伤于生冷而血为寒邪所凝滞,亦可素本阳气偏虚,因产更虚,易感寒邪,致余血浊液排出不畅、停蓄胞中而病恶露不下。

此外,亦可见因产时或产后,诸事繁杂、七情不畅、抑郁恚怒伤肝所致气滞血浊,滞留胞中而不下者;或素体抑郁,因产时分娩不顺,致使产妇心绪紧张,气机疏泄不及,血不畅行成瘀而恶露不得者。

在临床具体表现上,则可见在胎盘娩出后,阴道无余血浊液排出,或所下甚少,其色紫暗或正常,夹有血块,腹痛拒按,甚者触之有块,或胀甚于痛,肢冷畏寒,或胸胁胀痛。舌质紫暗或正常,脉沉紧或弦涩等。

本病重在辨恶露的色质、腹痛性质,结合兼证与舌脉。如恶露不下或所下甚少,其色紫暗,夹有血块,腹痛拒按,甚者触之有块,面色青白,肢冷畏寒,舌质紫暗,苔白而润,脉沉紧者,多为寒凝血瘀之证。如恶露不下或所下甚少,时下时止,其色质正常、夹有瘀块,小腹胀甚于痛,胸胁胀痛,精神抑郁,脉弦涩者,则多见于气滞血瘀证候。

恶露不下的治疗原则,其大法为活血化瘀。因寒凝者,宜温而化之以散寒,兼活血化瘀;因气滞者,宜行气解郁、活血化瘀。

用药宜忌与调护:因寒所致血滞胞宫者,首当温经暖宫,产后本来多寒,用药多重温养;恶露为瘀浊范畴,消瘀止痛亦为首务,在用药上要偏于温养而不宜温散,在温养中参以消瘀;因寒为阴郁,寒甚则气机不展,所以处方中亦应加入行气、温气之品;因病在产后,故应照顾产妇体质偏虚的一面,选用活血、温阳、行气的药物;产后气血已虚,用药宜适中,不宜过于猛烈,又恐通行血脉、消散瘀血之品有伤血、失血之弊,所以宜适当佐入养血之品;若伴明显虚证,则当和益气养血之药并用,以补虚祛瘀。此外,气为血帅,故活血化瘀时,酌情加入理气补气的药物。

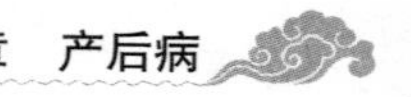

【处方与用药】

1. 寒凝血瘀证。

临床经验方与体会：

（1）当归、肉桂、益母草、五灵脂、小茴香、川芎、赤芍、山楂、延胡索、丹皮。本方是从古方起枕散加减变化而来，临床效果确实。有温阳逐寒、祛瘀止痛之效。如兼有外感头痛身痛者，则可加入荆芥炭、白芷、羌活之属。

（2）当归、川芎、赤芍、桂枝、丹皮、桃仁、山楂、延胡索、枳壳、党参、黄芪、阿胶。本方治产后寒凝血瘀并见气血虚亏之恶露不下者，如兼见体虚而食欲差者，则可加入生麦芽、生谷芽、鸡内金等健脾消导，并有通乳之功。

（3）当归、川芎、桃仁、炮姜、香附、丹参、泽兰、五灵脂、蒲黄、延胡索、肉桂。本方以生化汤为基础，活血散寒化瘀，增肉桂温阳散寒，延胡索活血止痛。适用于寒凝血瘀而瘀块久不消之恶露不下。

2. 因产后肝郁气滞，疏泄失常，余血浊液不得畅行，而见恶露不下。治宜行气解郁，活血化瘀。

临床经验方与体会：木香、川芎、当归、枳壳、陈皮、益母草、制川朴、艾叶、小茴香、苏梗。腹胀胁痛甚者，加郁金、延胡索，以增行气解郁之力；如见恶露夹有血块、小腹痛甚者，加蒲黄、五灵脂、山楂以化瘀止痛；如见嗳气少食者，加白术、神曲、生麦芽、生谷芽、鸡内金、砂仁以健脾理气；如见烦躁易怒、头痛失眠者，酌加栀子、丹皮、酸枣仁、钩藤、夏枯草、菊花、珍珠母等以清泻肝热；如见血色紫暗、腹痛有冷感者，加桂枝、吴萸、炮姜以温经散寒；如见倦怠乏力、头晕心悸、舌质淡红者，酌加党参、黄芪、熟地、当归、枸杞等以益气补血。

3. 因气滞肝郁而致胞宫血滞、恶露不下者，治宜理气疏肝行血为主，但方中活血逐瘀药需占一定比例，且药性上不宜过寒。

临床经验方与体会：

（1）山楂、益母草、刘寄奴、川桂枝、麻黄、桃仁、川芎、小茴香、高良姜、台乌药、延胡索、泽兰。本方为临床常用方，治产后恶露不下，属于寒阻血留者，对儿枕痛兼恶露少者，尤为相宜。

（2）山楂、益母草、泽兰、台乌药、小茴香、枳壳、青皮、川芎、柴胡、枳壳、桃仁、红花、川桂枝、茯苓。

(3)香艾芎归饮(《中医妇科治疗学》)加减:香附、焦艾叶、川芎、当归、延胡索。本方在具体应用中,常酌加木香、青皮、橘红、佛手、柴胡等行肝药物。

(4)通瘀煎(《景岳全书》):当归尾、山楂、红花、乌药、青皮、泽泻、木香。

(5)山楂、益母草、泽兰、台乌药、小茴香、青皮、川芎、柴胡、枳壳、川桂枝、茯苓。本方治疗产后恶露不下,也为临床上所常用。

(6)起枕散(《济阴纲目》)加减:肉桂、当归、赤芍、川芎、丹皮、生蒲黄、五灵脂、延胡索、没药、白芷。本方用于寒凝血瘀所致恶露不下、产后腹痛、痛经等症。倦怠乏力者,加黄芪、党参以益气补虚;胃脘胀痛,纳少便溏者,加白术、白豆蔻、砂仁以健脾和胃散寒;若小腹胀痛,腰膝冷痛者,加香附、乌药、川断、牛膝以理气通瘀。

(7)温经汤(《金匮要略》)加减:吴萸、桂枝、当归、川芎、丹皮、阿胶、益母草、人参、甘草、半夏。本方温中化瘀,为治疗产后恶露不下之常用方。本方已有补气扶正之品,身体壮实而致寒者不宜使用。

(8)当归、川芎、益母草、山楂、丹皮、延胡索、红花、桃仁、肉桂、炮姜、泽兰、炙甘草。本方以生化汤为基础,酌加温经活血祛瘀药,以达温经散寒,活血化瘀之目的。

4. 因气虚力薄,无力推送而致恶露不下者,临床上较为少见。症见产后无恶露排出或排出甚少,色淡红、质清稀,小腹绵绵作痛或下坠不适,喜揉按,面色苍白或萎黄,神疲气短,头晕目眩,心悸梦多,舌淡苔白,脉细弱无力。此证多由平素体虚,产时用力耗气所致,治疗上应从益气行血化瘀双管齐下之法,同时益气药中常须参入行气之品,以免补益过甚,影响气机而使恶露更少。

临床经验方与体会:

(1)温经汤(《金匮要略》)加减:吴萸、桂枝、当归、川芎、丹皮、阿胶、人参、甘草、半夏。本方补气行气,散寒温经共用,使用范围较广,对因虚而致恶露不下者,不失为常用方之一,但如患者气血不虚,阿胶宜去之。

(2)加减八珍汤(《万氏女科》):人参、白术、茯苓、炙甘草、当归、川芎、赤芍、熟地黄、延胡索、香附,姜、枣为引。本方因具气血双补之功,用于产后气血虚弱型恶露不下，使其气充血足，气血运行，恶露排出。若头晕目眩，心悸多梦者，加夜交藤、酸枣仁宁心安神；纳少便溏者加山药、砂仁、木香以健脾醒胃；腹部冷痛者加桂心、乌药、艾叶以散寒止痛；腹痛甚者酌加蒲黄、五灵脂、益母草以补中有行。

（3）加味圣愈汤：黄芪、党参、当归、赤芍、川芎、熟地黄、益母草、山楂炭、牛膝、丹参。圣愈汤原为补气养血，治诸恶疮出血多，而心烦不安，不得睡眠者。笔者在原方补气益血基础上，加入益母草、丹参、牛膝以增强养血活血之功，用于气血虚弱型恶露不下等证。

（4）黄芪、党参、白术、葛根、五味子、川芎片、山楂、益母草、老鹿角。本方温肾扶正、益气行血，祛瘀而不伤正，治产后体虚之恶露不下。亦可每剂加入赤砂糖 1～2 匙。

第二节　恶露不绝

恶露是指产褥期中从阴道排出胞中的余血浊液。正常恶露，初为红色，继则逐渐变淡，且无特殊臭气，一般在产后 3 周内应完全排尽。胎盘娩出后，经阴道排出胞宫内的余血浊液超过 3 周仍淋漓不断者，称为恶露不绝。

恶露不绝虽以恶露量少、淋漓不尽为主要证候，但若出血久久不止，亦能因失血耗气，加重阴血的亏耗。再因产后正气偏虚，恶露不止，血室正开，易导致寒、热、湿邪直犯阴中、胞中，邪气与余血浊液相结，郁而成滞，形成正邪交争、湿热胶结、血瘀气滞，不仅恶露不绝难愈，且郁结之凝，必有伏阳，而易变生产后发热等他疾，临证时尤当警惕。

【溯源】

“恶露不尽”一词首见于《金匮要略·妇人产后病脉证治》：“产后七八日，无太阳证，少腹坚痛，此恶露不尽……”论述了产后瘀血内阻恶露不尽兼阳明腑实的证治。

《诸病源候论》首列“产后血露不尽候”，认为“新产而取风凉，皆令风冷搏于血，致使血不宣消，蓄积在内，则有时血露淋沥下不尽”。又列“产后崩中恶露不尽候”：“产伤于经血，其后虚损未平复，或劳役损伤，而血暴崩下……若小腹急满，为内有瘀血，不可断之，断之终不断”，谓本病可由“风冷搏于血”“虚损”“内有瘀血”所致，指出了本病的主要病因及治则。

《备急千金要方》收载了治疗恶露不尽的方剂达25首之多，并弥补了《诸病源候论》中有论无方的不足，为当时医家所重视。

《妇人大全良方》则首次提出“恶露不绝”之病，论述了本病与“因伤经血，或内有冷气，而脏腑不调”有关的观点。

《景岳全书·妇人规》则进一步分析了恶露不绝除因伤冲任之络为起病之由外，更以肝脾气虚、气血俱虚、怒火伤肝、风热在肝等立论，并各列方药治之，集诊治恶露不绝的理法方药之大成。其中，气虚与火热之说，至今日仍有重要的指导意义。

《万氏妇人科》提出了恶露不尽为“产后冲任损伤，气血虚惫，旧血未尽，新血不敛相并而下”的观点。

《医宗金鉴》则在强调“冲任虚损，血不收摄”的同时，进一步提出了“因瘀行不尽，停留腹内，随化随行”的病理观点，至今仍对临床有重要的指导意义。

《沈氏女科辑要笺正》记载：“新产恶露过多而鲜红无瘀者，是肝之疏泄无度，肾之闭藏无权，冲任不能约束”，若“关闸尽废”，则有“暴脱之变”。

《胎产心法》对本病病因病机及治法做了较全面的论述：“产后恶露不止……由于产时伤其经血，虚损不足，不能收摄，或恶血不尽，则好血难安，相并而下，日久不止”，或“火动病热”，即有气虚、血瘀、火热三方面病因，并指出本病之治：“不可轻用固涩之剂，致败血聚为癥瘕”，强调恶露不下与“风冷乘虚而搏于血，壅滞不宣，积蓄在内”有密切关系，指出“产后恶露不止，非如崩证暴下之多也”，首次将产后恶露不绝与产后崩漏在临床辨证上作了区别，至今仍为临床辨证的重要原则之一。

【采撷与体会】

本病的致病原因较多，历代医家分别从产伤冲任，因虚不能固摄；瘀血阻滞，新血不得归经；热扰冲任，迫血妄行下溢等方面发展了对恶露不绝的认识。强调以审恶露的色、质、气味以辨其虚实，从而选用补虚、祛瘀、清肝、凉血等方药调治，达到脏腑功能正常，气血调和，止血固冲的效果。需要指出的是，产后出血过多乃至暴脱者，则非本病所属。

恶露不绝可分为虚实两类，但二者之间也不是绝对的，往往是以本虚标实、虚实夹杂为多见。辨证应“审其血之色，或污浊不明，或浅淡不鲜，或臭或腥或秽，辨其为实为虚而攻补之”。正常的恶露有血腥味，但不臭，一般血性恶露持续3～7天，以后逐渐变成浆性，2周左右变为白色或淡黄色，3周左右干净。子宫复旧不良，或宫腔有残留胎盘、胎膜，或感染时，恶露量会增多，持续时间延长，并混有臭味。

恶露不下，主要为寒凝或气滞，致使余血浊液阻而为瘀，故本病以实证居多。但因产后元气虚弱，虚则运血无力，又可加重瘀血阻滞，因而实证之中，或有夹虚之候者，不可不辨。恶露不绝，不论属虚属实，终为冲任不固所致，故治当固冲止血。固冲之法，脾气虚弱者，补气摄血；瘀血阻滞者，活血化瘀；湿热蕴结者，清热化湿；阴虚血热者，养阴清热；肝郁血热者，解郁清热。

本病的病机方面，冲为血海，血由气率，任主胞胎，总司阴液，恶露的主要成分是血。气血调和，冲任功能正常，则恶露的排出按时而止。若因气虚不能固摄胞络之血，或产后瘀血阻滞胞络，亦可因湿热蕴结，阴虚内热或肝郁化热而血为热迫，致使恶露过期不止。

如属脾气虚弱者，则可见因患者体质因素，或孕后脾虚而致气血生化不足，复因产失血耗气，使脾气益虚；产后过早操劳，劳倦伤脾，脾虚则统摄无力，气弱不能统摄冲脉之血，致使恶露不绝。如属瘀血阻滞胞宫者，则见产后胞脉空虚，寒邪乘虚而入，血为寒凝，结而成瘀；或七情内伤，气滞血瘀。

临床辨证上，应以恶露的量、色、质、气味等来辨别寒、热、虚、实。如恶露量多，色淡，质稀，无臭气者，多为气虚；色红或紫，黏稠而臭秽者，多为血热；色暗有块伴腹痛明显者，多为血瘀。同时也要结合全身症状，如见恶露不绝，且恶露较多，色淡红，质清稀，无臭气，伴有神倦懒言，小腹空坠，舌质淡红，苔薄白，脉缓弱者，属脾气虚弱证；如恶露量少，色暗有血块，伴有小腹疼痛拒按、块下痛减，舌质紫暗或有瘀点，脉沉涩者，属瘀血阻滞证；如恶露或多或少，色紫红，质稠黏秽臭，伴有小腹及腰骶痛胀，按之加重，纳呆食少，口干不欲饮，舌质红，苔黄腻，脉濡数者，属湿热蕴结证；如恶露量少，色紫红，质稠黏，伴有颧赤咽干，手脚心烦热，舌质偏红，苔少，脉虚细而数者，属阴虚血热证；如恶露时多时少，色紫红，质稠黏，伴有乳房、胸胁、小腹胀痛，烦怒口苦，舌质红，苔薄黄，脉弦数者，属肝郁血热证。

在论治原则上，恶露不绝，不论属虚属实，终为冲任不固、胞宫不摄所致，故本病治疗应遵循虚者补之、瘀者攻之、热者清之的原则。当遵固冲止血、温养胞宫之法。固冲之法，脾气虚弱者，首推补气摄血；瘀血阻滞者，则宜活血化瘀；湿热蕴结者，当以清热化湿；阴虚血热者，以养阴清热为宜；肝郁血热者，当用解郁清热之法。

在用药宜忌与调护方面，注意证虽属虚，勿补摄太过，以防止血留瘀；证虽属实，但宜禁用破血之品以恐动血耗血。同时，宜使用既具有摄血止血或凉血止血作用，又兼有化瘀之功的药物，以达到补虚而不留瘀，祛瘀而不伤正，冲任功能正常而恶露自净之目的。同时应保持外阴清洁卫生，纸垫应选用消毒卫生纸，减少邪毒入侵的机会。

【处方与用药】

1. 因脾气虚弱所致者，大多素体虚弱，产时气随血耗，其气愈虚，或产后操劳过早，损伤中气，导致中气虚陷，冲任失固，脾失统摄之功，无力摄纳，胞宫之血不能回归经脉，以致恶露日久不止。治宜益气健脾、摄血固冲。

临床经验方与体会：

（1）黄芪、白术、炒山药、当归、白芍、熟地、菟丝子、巴戟天、茜草、乌贼骨、益母草、山楂炭、贯众、墨旱莲、五味子。本方为治疗恶露不止的首选方，具有益气养血，缩宫复旧，固冲止血的作用。用于产后子宫复旧不全，恶露淋漓不尽等症。

（2）黄芪、人参（或党参）、五味子、柴胡、葛根、白术、阿胶、益母草、地榆炭、荆芥炭、山楂炭。本方升清固摄、止血补血，适用于气虚不摄之恶露不绝。

（3）黄芪、党参、柴胡、升麻、白术、陈皮、益母草、当归炭、黄芩炭、大枣、甘草。方中黄芪、党参、白术、甘草、大枣益气健脾；升麻、柴胡助参、芪益气升阳而增止血之效；益母草推陈致新；当归炭补血止血；黄芩炭止血而清血中浮热；陈皮和中。本方适用于脾虚而偏中气下陷之恶露不绝。

（4）黄芪、人参、阿胶、五味子、白术、葛根、山楂炭、艾叶炭、益母草、炮姜炭。

（5）老鹿角、杜仲、川断、菟丝子、桑寄生、杞子、黄芪、白术、益母草、山楂炭、贯众炭。

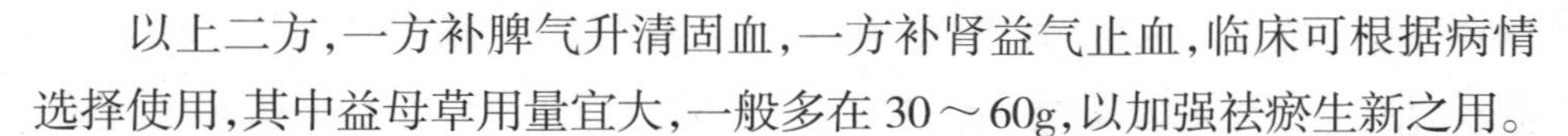

以上二方，一方补脾气升清固血，一方补肾益气止血，临床可根据病情选择使用，其中益母草用量宜大，一般多在30～60g，以加强祛瘀生新之用。

（6）固本止崩汤（《傅青主女科》）：熟地、白术、黄芪、当归、黑姜、人参。本方原为固本止崩之方，也可用于气虚不能摄血的产后恶露不绝，以益气补血止血。临床使用时，多是取其法而不必全取其方。

（7）人参、黄芪、当归、升麻、陈皮、柴胡、白术、甘草。本方由补中益气汤（《脾胃论》）加减而成，着重补气升清、气能摄血。但在临床上仍须加入消瘀止血药，如益母草、山楂炭、茜草、地榆炭之属。

（8）人参、黄芪、五味子、当归、熟地、煅龙骨、煅牡蛎、地榆炭、艾叶炭、陈棕炭、大枣、甘草。本方治疗气虚固摄无力，阴虚热扰胞宫，及本身胞宫瘀阻，气虚固摄无力，而致恶露淋漓不止者。有气虚体征，同时恶露色淡而稀，但无臭味。治疗上当以补气摄血为法，酌加止血药。

（9）黄芪、人参、阿胶、五味子、白术、葛根、山楂炭、艾叶炭、益母草、炮姜炭。

（10）当归、白芍、川桂枝、川芎、半夏、丹皮、党参、甘草、阿胶、延胡索、小茴香、大枣。本方适用于寒凝血瘀而兼气血两虚之恶露不绝。方中桂枝、小茴香温经散寒；当归、川芎、延胡索、丹皮活血祛瘀；阿胶、白芍合当归养血；党参、甘草、大枣益气补虚；半夏和胃降逆。

（11）加味生化汤加减：当归、川芎、桃仁、干姜、甘草、肉桂、延胡索。本方以生化汤活血散寒化瘀，增肉桂温阳散寒、延胡索活血止痛。适用于寒凝血瘀而瘀块久不消之恶露不下。

（12）老鹿角、杜仲、川断、菟丝子、桑寄生、枸杞子、黄芪、白术、益母草、山楂炭、贯众炭。本方补肾益气止血，临床可根据病情灵活加减。

（13）起枕散加减：肉桂、当归、赤芍、川芎、丹皮、生蒲黄、炒五灵脂、延胡索、没药、白芷。方中肉桂温经散寒，助阳通脉；当归、赤芍、川芎、丹皮活血化瘀；生蒲黄、炒五灵脂祛瘀止痛；延胡索、没药活血止痛；白芷祛风散寒。适用于寒凝血瘀而恶露不下。

（14）人参、黄芪、五味子、当归、熟地、升麻、陈皮、柴胡、白术、小茴香、艾叶炭、地榆炭、甘草、煅牡蛎、煅龙骨。本方益气补血，固涩止血，适用于脾气虚弱、气血两虚之恶露不绝。方中人参、黄芪、五味子补气摄血；当归、熟地养血理血；白术、甘草补脾益气；升麻、柴胡伸展阳气；陈皮理气；龙骨、牡蛎固涩；地榆炭止血；小茴香温中散寒；艾叶炭温经散寒止血。形寒肢冷，小腹疼痛喜热喜按者，加桂枝、炮姜、补骨脂以温经止血；见恶露夹块，小腹疼痛，排块痛减者，加延胡索、山楂炭、益母草以化瘀止血。

2. 瘀血阻滞胞宫所致恶露不绝者，常见于产后冲任损伤，气血虚惫，瘀血阻滞胞脉，新血不得归经，故恶露过期不止，淋沥量少，色暗有块。治宜活血化瘀、理血归经。

临床经验方与体会：

（1）生化汤合失笑散加益母草、红花。本方以生化汤活血化瘀散寒，蒲黄、五灵脂、益母草化瘀止痛。适用于瘀血阻滞之恶露不绝。

（2）少腹逐瘀汤加减，适用于血瘀寒盛，疼痛较重之恶露不绝。小腹冷痛者加吴萸、艾叶以温经散寒；神倦气短者加党参、黄芪以补气；精神抑郁、胸胁胀痛者加柴胡、郁金、香附以疏肝解郁。

（3）败酱饮（《圣济总录》）加减：败酱草、当归、芍药、川芎、竹叶、生地黄、马齿苋、薏苡仁、贯众。本方清热化瘀，凉血止血，治疗产后恶露不绝秽臭者。若恶露量多夹块，块下痛减者，去川芎，加茜草根、乌贼骨、炒蒲黄化瘀止血；若腰腹胀痛甚者，加延胡索、川楝子理气止痛；若大便秘结者，加大黄清热化瘀通便；若发热口渴，腹痛加重，热毒瘀并重者，可选用五味消毒饮（《医宗金鉴》）加红藤、赤芍、丹皮以增清热祛瘀之功。

（4）当归尾、炮姜、川芎、桃仁、红花、小茴香、山楂、山楂炭、延胡索、三七粉、茜草、益母草。如兼口干咽燥，舌红，脉弦数者，酌加地榆、黑黄柏、黄芩以清热止血；若恶露量多者，加藕节炭、槐花、地榆清肝凉血止血；若恶露夹块伴小腹胀痛者，加乌贼骨、炒蒲黄以化瘀止痛；若胸闷纳呆者，加荷叶、陈皮理气和胃。

（5）小茴香、姜炭、延胡索、没药、当归、肉桂、山楂、炒灵脂、益母草、赤芍。本方以生化汤为基础加减，活血化瘀散寒。适用于瘀血阻滞之恶露不绝。小腹冷痛者，加吴萸、艾叶温经散寒；兼神倦气短者，加党参、黄芪补气；如精神抑郁，胸胁胀痛者，加柴胡、郁金、香附疏肝解郁；若恶露秽臭，身热口渴，舌红，脉数者，酌加银花、连翘、败酱草、赤芍等清热解毒。

3. 若因瘀热蕴结，热扰胞宫、血不归经而致恶露淋漓不净者，临床常见

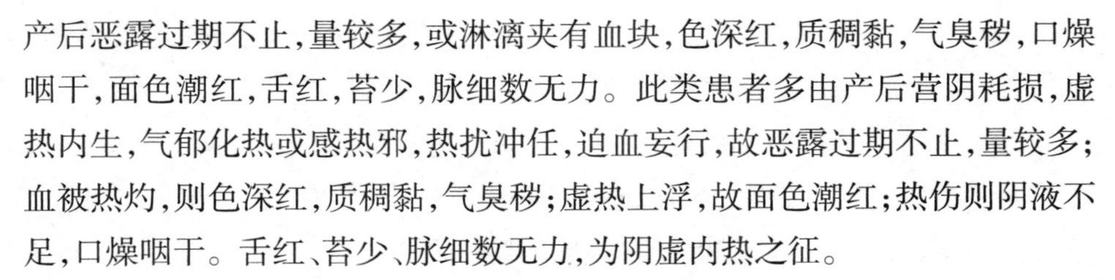

产后恶露过期不止，量较多，或淋漓夹有血块，色深红，质稠黏，气臭秽，口燥咽干，面色潮红，舌红，苔少，脉细数无力。此类患者多由产后营阴耗损，虚热内生，气郁化热或感热邪，热扰冲任，迫血妄行，故恶露过期不止，量较多；血被热灼，则色深红，质稠黏，气臭秽；虚热上浮，故面色潮红；热伤则阴液不足，口燥咽干。舌红、苔少、脉细数无力，为阴虚内热之征。

临床经验方与体会：

（1）银花、黄芩、连翘、丹皮、柴胡、赤芍、益母草、知母、黄柏、蒲公英、红藤、炒地榆。本方适用于湿热瘀滞之恶露不绝。

（2）若兼乳房、少腹胀痛，心烦易怒，恶露中夹有血块，口苦咽干，脉弦数者，此属肝郁血热之证。治宜疏肝解郁，清热止血，方用丹栀逍遥散。

4. 因产后不慎起居、护理失当，致湿热之邪乘血室正开、产后体虚直中阴中、胞中，损伤冲任，热迫血行，恶露过期不止。因湿热下注、内扰胞宫所致恶露不绝者大多为产时或产后不慎，感受湿毒所致，为临床所常见，体征上除恶露不绝外，更有恶露秽臭、量时多时少，甚则恶寒发热，用药变化较多。

临床经验方与体会：

（1）红酱解毒汤：银花、连翘、红藤、败酱草、薏苡仁、丹皮、赤芍、桃仁、延胡索、川楝子、乳香、没药。本方适用于湿热俱盛之恶露不绝。

（2）银甲丸（《中医妇科学》）加减：银花、连翘、黄芩、黄柏、升麻、红藤、蒲公英、紫花地丁、知母、大青叶、椿根皮、茵陈、生蒲黄、琥珀、生鳖甲、桔梗。大便秘结者，加生大黄泻热通便；大便溏泄秽臭者，加黄连清泻胃肠湿热；恶露量多，酌加益母草、地榆、槐花、赤芍等清热凉血止血；恶露夹块，排块后腹痛减轻者，加乌贼骨、山楂炭、茜草根、益母草化瘀止痛；伴腰腹及胸胁胀痛甚者，加木香、香附行气导滞；如见身热口渴者，加石膏。

以上两方，方意均为清热解毒，治胞宫湿热而致恶露不绝，但在实际用药时，上方中没药、乳香及鳖甲、琥珀常多不用。

（3）银花、菊花、蒲公英、黄柏、制军炭（便秘者同时使用制军）、丹皮、益母草、瞿麦、桃仁。

（4）银花、黄芩、黄柏、黄连、山栀、制军、生石膏、知母、荆芥、生地炭、地榆炭、益母草。

(5)益母草、山楂、桃仁、红花、丹皮、赤芍、制军、银花、连翘、蒲公英、柴胡、生甘草。

以上三方主治瘀热内扰胞宫所致恶露不绝,其中第一方、第三方为恶露不绝而量少者,第二方则为恶露偏多者使用。以上处方多偏苦寒,使用时要随时关注患者胃气,因产妇保护胃气实为第一要务。

5. 如因阴虚血热所致恶露淋漓不止者,治宜养阴清热。

临床经验方与体会:

(1)生地、阿胶、白芍、山栀、黄芩、侧柏叶、柴胡、丹皮、地骨皮、知母。方中生地、白芍、阿胶养阴补血止血;炒栀子、黄芩、侧柏叶、丹皮、地骨皮、知母清热凉血止血;柴胡清热疏肝。本方适用于阴虚血热之恶露不绝。

(2)生地炭、熟地炭、山萸肉、知母、玄参、阿胶、鳖甲、黄芩炭、地骨皮、山楂炭、益母草。

(3)生地、熟地、白芍、阿胶、山萸肉、黄芩、知母、山栀子、银花、蒲公英、益母草。

以上两方为临床常用方,前方以滋阴泄热止血为主,后方则治阴虚热甚,故侧重在清降。前方偏在滋,后方侧重于清。

(4)柴胡、丹皮、山栀、黄芩、白芍、知母、制军炭、益母草、夏枯草、大小蓟、生地炭。

(5)生地、熟地、山药、黄芩、丹皮、白芍、地骨皮、玄参、知母、益母草、山药。本方适用于阴虚血热而火热较盛之恶露不净者。

(6)生地、熟地、玄参、白芍、阿胶、地骨皮、益母草、黄芩、黄柏、山栀、知母、荆芥炭、艾叶炭。本方适用于阴虚血热而虚热较盛之恶露不绝。方中生地、玄参清热养阴;熟地、白芍、荆芥炭、阿胶养阴补血止血;地骨皮清虚热;艾叶炭、益母草止血;黄芩、黄柏、栀子、知母清热。心悸气短、口渴汗出者,加党参、丹参、麦冬、五味子补气生津;胸胁胀痛者,加郁金、川楝、延胡索、柴胡、香附行气舒郁;如见恶露有块、小腹疼痛者,加茜草根、乌贼骨、延胡索、山楂、桃仁、红花化瘀止痛;如兼有恶露秽臭者,加贯众、银花、鱼腥草、蒲公英、败酱草清热化湿。

6. 患者产后由于环境因素干扰,以致心情压抑、心绪繁杂,日久而致肝郁血热,恶露淋沥不止。治宜解郁清肝,凉血固冲。选方可从疏郁清肝汤、丹栀逍遥散等加减变化。

临床经验方与体会：

（1）柴胡、香附、郁金、枳壳、青皮、陈皮、厚朴、延胡索、丹皮、生麦芽、蒲公英、黄芩、当归、白芍、山栀子、白术、甘草。本方适用于肝郁血热火盛之恶露不绝。方中柴胡、香附、郁金、枳壳、青皮、生麦芽疏肝解郁；陈皮、厚朴理气化湿；当归、白芍养血柔肝；蒲公英、黄芩、山栀子、丹皮清热凉血止血；白术、甘草健脾和中。

（2）丹栀逍遥散去煨姜。本方适用于肝郁血热而偏肝脾失调之恶露不绝。恶露量多者，去当归，加地榆、槐花、马齿苋凉血止血；恶露夹块，排块后小腹痛胀减轻者，加茜草根、乌贼骨、益母草化瘀止痛；头目胀痛者，加夏枯草、白蒺藜、钩藤清热平肝；咽干舌燥者，加生地、麦冬、石斛养阴生津；胸闷纳呆，舌苔黄腻者，加茵陈、藿香清热除湿。

7. 因胞宫本身瘀血留滞者，新血不得归经，而致恶露不停，除恶露时多时少、淋漓不尽外，常伴有小腹疼痛拒按，恶露时红时暗、并有块。瘀血留滞胞宫，日久则可化热，易招外邪，故常导致瘀热互结。在用药上应注意：①用药不宜过寒；②活血清瘀同用；③一旦化热，即于化瘀中参入清热化湿药。

临床经验方与体会：

（1）生化汤加减：川芎、延胡索、当归、桃仁、炮姜、炙甘草、益母草、山楂、泽兰、小茴香。生化汤为产科要方，具有活血化瘀、温经止痛功效。临床应用时可适当加减变化：参入银花炭、大黄炭、黄芩炭、炒丹皮、贯众炭清热止血；参入党参、白芍、焦山楂益气养血，健脾和胃，使生化有源；加茜草、炒蒲黄可祛瘀止血。

（2）山楂、桃仁、丹皮、益母草、泽兰、川桂枝、茯苓、当归、木香、白术、制军炭、柴胡。本方适用于瘀留胞宫而未见化热者，药效当优于生化汤。

（3）益母草、山楂、丹皮、泽兰、川桂枝、刘寄奴、制军炭、黄芩炭、银花炭、蒲公英、夏枯草。本方治瘀留胞宫而夹热，瘀热互结者。

第三节　产后发热

产褥期内以发热为主症，并伴有其他症状者，称为“产后发热”。

产后一两日内，由于产时过度疲劳与失血，使产妇处于阴血骤虚，阳无所依，阳气浮越于外，营卫失和的状态而有轻微发热，但短时即能自行营卫调和，其热不治即退，此属生理性发热。

若发热持续不退，或突然出现高热，则应视为产后发热，此种产后发热尤以产后十余日内多见，且以发热并伴有其他症状为特点。不论是何种原因所致的产后发热，由于热为阳邪，易耗气伤津，令产妇气阴亏损更甚。尤其是感染邪毒与暑热之产后发热，若治疗不当，其热邪可迅速入营入血，甚则内陷心包而发生痉厥、昏迷之危候，瘀血内停胞中，又易感染邪毒。若因蒸乳所致发热者，又当警惕乳痈之发生。

【溯源】

《素问·通评虚实论》记载："帝曰：乳子而病热，脉悬小者何如？岐伯曰：手足温则生，寒则死。"此处"乳子"即是指新产产妇。

产后发热，始载于《金匮要略·妇人产后病脉证并治》："产后中风、发热、面正赤，喘而头痛，竹叶汤主之。"指出产后正气大虚，复感风寒，虚阳上越之证治。又"产后风，续之数十日不解，头微痛，恶寒、时时有热，心下闷，干呕汗出，虽久，阳旦证续在耳，可与阳旦汤"，为产后太阳表证不解久不愈之证治。"病解能食，七八日更发热者，此为胃实，大承气汤主之"，为胃实发热证治。此外，该篇还附有"治妇人在草蓐，自发露得风，四肢苦烦热，头痛者与小柴胡汤，头不痛但烦者，三物黄芩汤主之"。这些条文体现了仲景在对产后发热一证的辨证施治中，既不拘泥于产后禁忌，又能照顾产后的特点。

巢元方《诸病源候论》列有"产后虚热候"及"产后寒热候"，介绍了其病因及证候。

孙思邈《千金翼方》中列有5首方剂治疗"产后烦热"，但对本病发病机制缺少论述。

《陈素庵妇科补解》列有产后发热专论多篇，其论病因病机方面较为全面。

《产育宝庆集》则最早认识到"产后血虚，恶露未消，气为败浊凝滞，荣卫不调，阴阳相乘，憎寒发热"之病理。

《妇人大全良方》则告诫医家"产后发热、头痛身疼，虽如伤寒时气"，但提出不可轻易使用麻黄，勿犯产后三禁。

《证治要诀》中首论产后"亦有独热"，分析独热之因与辨证要点为"恶血未下者，腹痛而发热；感外邪者，必有头痛恶风而发热；惟血虚，即但发热而无余证，名曰蓐劳，可宜于前血虚证求药”。

《景岳全书》更进一步细分产后发热“有风寒外感而热者，有邪火内盛而热者，有水亏阴虚而热者，有因产劳倦虚烦而热者，有去血过多、头晕闷乱烦热者”，并详立方药论治。张氏之论不仅丰富了前贤对产后发热的认识，亦为后世医家展示了研究和治疗产后发热的方向。

《医宗金鉴》在“妇科心法要诀”中，除强调外感、瘀血、血虚、劳力等为产后发热之因外，还注意到有“食饮太过，胸满呕吐恶食者”之伤食发热与产后三日之“蒸乳”发热，对产后发热的认识更趋全面。

《沈氏女科辑要笺正》指出：“新产发热，血虚而阳浮于外者居多。亦有头痛，此是虚阳升腾，不可误为冒寒，妄投发散，以煽其焰。此惟潜阳摄纳，则气火平而热自已。如其瘀露未尽，稍参宣通，亦即泄降之意，必不可过于滋填，反增其壅。感冒者，必有表证可辨，然亦不当妄事疏散。诸亡血虚家，不可发汗……惟和其营卫，慎其起居，而感邪亦能自解。”

综如上述，产后发热证，始见于《金匮要略》，发挥于《证治要诀》，详论于《景岳全书》，补充于《医宗金鉴》。综各家所论，产后发热与产后正气大虚，易于感受外邪，或失血阴虚，或恶露停留，或伤于饮食，或蒸乳等原因有关。其治法或调和营卫，或补血益气，或养阴清热，或活血祛瘀，或和胃导滞，或通络下乳等。这些理论和实践有益于指导临床对产后发热的治疗。

【采撷与体会】

产后体虚，百脉空虚，极易招致外邪而发热，外邪多以风、寒、热毒为主；其他如血瘀发热，或血虚发热亦偶可见到。

产后发热，亦可因恶露不下，而致瘀血内郁发热；或阴血暴虚，阳无所依而浮越于外之发热；或乳汁蕴结而发热，致成所谓蒸乳，症见产后乳汁将通未通，若气机失宣，脉络受阻，则乳汁蕴结不行，致营卫不和而发热。即如《张氏医通》所谓：“产后三朝，五更发寒热，名曰蒸乳。”

如产后出现寒战高热，继而热势不退，伴见恶露色紫黑、秽臭，小腹疼痛拒按，心烦口渴，尿黄便结，舌质红、苔黄，脉数有力者，则属感染邪毒证（亦称“热入血室”，或“产后病温”）。如产褥期中，恶寒发热，伴见头痛无汗，鼻塞声重，喉痒咳嗽，涕痰清稀，舌苔薄白，脉浮紧者，属外感风寒证。如产褥期中，发热重而恶寒轻或不恶寒，汗出恶风，头痛口渴，咽喉疼痛，咳痰黄稠，舌苔薄白微黄，脉浮数者，属外感风热证。如产褥期正值盛夏之时，突然高热，伴见口渴多汗，恶心胸闷，心慌乏力，舌红，脉虚数者，属外感暑热证。如产后寒热时作，伴见恶露不下，或所下甚少，其色紫暗有块，小腹疼痛拒按，排后疼痛减轻，舌紫暗或有瘀点，脉弦涩者，属血瘀发热证。如产褥期中，低热缠绵，或暮热昼凉，伴见面色苍白，头晕心悸，或五心烦热，舌淡、苔薄白，脉细数无力者，属血虚发热证。如产后二三日，发热而伴有乳汁不行或行而不畅，乳房胀痛，脉弦数者，属蒸乳发热证。

在本病的论治原则上，以调气血、和营卫为主。感染邪毒者，宜清热解毒、凉血化瘀；如外感风寒者，宜扶正解表，疏邪宣肺；外感风热者，宜辛凉解表，肃肺清热；外感暑热者，宜清暑益气、养阴生津；血瘀发热者，宜活血化瘀、清热解毒；血虚发热者，宜补血益气、养阴清热；蒸乳发热者，宜解郁散结、通络下乳。

在选方用药时，应注意外感风寒之产后发热，因失血家不可大量发汗，只宜微汗辛开疏解，慎以辛温发表；外感风热之产后发热，宜辛凉清解，透邪外出，不可选用苦寒药物，恐其化燥伤阴以伤脾胃，影响生化之源，由此影响乳汁的化生；血虚之产后发热，应在养血益气的同时，佐入甘淡滋液之品，待营阴充足，阴阳调和，其热自平。

【处方与用药】

1. 产后表虚，如不慎感受风寒而见恶寒发热者，多因产后虚弱，易感受风寒之邪，卫阳郁阻，正邪相争所致。治宜扶正疏邪解表，用药多以辛温为主。

临床经验方与体会：

（1）荆芥（或荆芥穗）、紫苏、浙贝、桔梗、橘红、防风、柴胡、前胡、益母草、羌活、杏仁。本方用于外感风寒兼有咳嗽等肺气不宣者。

（2）麻黄、川桂枝、柴胡、荆芥、防风、浙贝母、橘红、制半夏、藿香、桔梗、前胡。如头痛加独活、白芷、川芎；身痛加桑枝、秦艽；咽痛加银花、菊花、知母；纳差加藿香、川朴、佩兰、山楂等。

（3）银翘散（《温病条辨》）加减：金银花、连翘、黄芩、益母草、桔梗、牛蒡子、荆芥穗、薄荷、竹叶、豆豉、茅根、甘草。

（4）桑菊饮（《温病条辨》）加减：桑叶、益母草、柴胡、菊花、薄荷、芦根、黄芩、杏仁、桔梗、甘草、连翘。

以上二方均为辛凉解表的经典处方，但在用药上还须随证加减为宜。

（5）荆芥、苏叶、柴胡、黄芩、前胡、杏仁、麻黄、枳壳、制半夏、桔梗、党参、甘草、橘红。本方扶正解表、疏邪宣肺。适用于外感风寒而偏气虚之产后发热。

（6）当归、白芍、川芎、桂枝、黄芩、苏叶、羌活、白芷、防风、荆芥、桔梗、前胡。本方以四物汤为基础加减而成，参入疏风祛寒解表之品，以达养血扶正、祛寒解表之功。适用于外感风寒而偏血虚之产后发热。如兼见胸膈满闷，呕恶，纳呆口淡，舌苔白腻者，加白豆蔻、藿香、砂仁、厚朴、陈皮以化湿宽中；如头痛、关节疼痛明显者，则可酌加独活、秦艽、细辛、桑枝以祛风除湿止痛；如见头痛、眉棱骨痛者，加蔓荆、藁本以散寒止痛；如见发热不恶寒，咳嗽咽干，涕痰黄稠，苔红，苔薄黄，脉浮数明显者，则改以辛凉清解，可酌加银花、连翘、淡竹叶、瓜蒌以辛凉清解。

本病在治疗中，还要考虑到患者正虚血亏的体质因素，平时居室宜避风寒，注意保暖，衣着厚薄适宜，夏季应防中暑。饮食要偏于清淡和富于营养，又要易于消化。产褥期中应严禁房事，并保持外阴与纸垫清洁，避免邪毒直犯阴中、胞中而变生他疾。

2. 产后发热属外感风热者。

临床经验方与体会：

（1）银花、连翘、竹叶、荆芥、牛蒡子、豆豉、薄荷、芦根、黄芩、鱼腥草、生甘草、桔梗。方中银花、连翘辛凉清解、宣邪透表；薄荷、牛蒡子、荆芥、豆豉辛凉解表、疏散风热；桔梗、甘草宣肺祛痰；竹叶、芦根甘寒轻清，生津止渴；牛蒡子、桔梗兼能清利咽喉；黄芩、鱼腥草清热解毒。本方适用于外感风热而邪在肺卫之产后发热身体偏于壮实者；如偏于气弱津亏者，则宜加入北沙参、石斛、麦冬之属。

（2）桑叶、野菊花、桔梗、连翘、黄芩、甘草、薄荷、光杏仁、知母、石膏。本方治产后感受风寒，发热不解转而化热者。无汗者加麻黄。

（3）柴胡、黄芩、半夏、知母、连翘、甘草、北沙参、鱼腥草、板蓝根。本方适用于外感风热而邪在少阳之产后发热。咳嗽痰稠，咳痰不爽酌加瓜蒌皮、浙贝母；小腹疼痛加冬瓜仁；恶露不畅者，酌加当归、川芎、桃仁、益母草以活血祛瘀。

（4）柴胡、银花、黄芩、菊花、生甘草、薄荷、云茯苓、益母草、知母、石膏。

（5）银花、柴胡、菊花、知母、浙贝母、前胡、桑白皮、生甘草、款冬花、地骨皮、竹叶、瓜蒌。

以上二方临床常用于产后外感风热，偏于肺热咳嗽者，热甚还可加石膏，便秘加制军。

3. 如产后不慎感染邪毒，出现寒战、高热，继而热势不退，或起即高热，小腹疼痛拒按，恶露或多或少，色紫黑，秽臭，心烦口渴，小便短赤，大便秘结，舌质红，苔黄腻或干燥，脉数有力。证候分析：产后正气大虚，火热邪毒直犯阴中胞中，正邪交争，热毒内盛，故寒战、高热，继而热势不退，或起即高热。邪毒入胞与余血浊液相结成瘀，故小腹疼痛拒按。热迫血行，恶露可多；瘀血阻滞，其量偏少。血为热灼，故恶露紫黑、秽臭。热扰心胸，热甚伤津，故心烦口渴，小便短赤，大便秘结。舌质红，苔黄腻或干燥，脉数有力，皆为热盛津伤之征。

临床经验方与体会：

（1）解毒活血汤（《医林改错》）加减：连翘、葛根、柴胡、枳壳、当归、赤芍、生地、红花、桃仁、甘草、银花、黄芩、生石膏、知母。方中银花、连翘、黄芩、葛根、柴胡、甘草、石膏、知母清热解毒；生地、赤芍凉血解毒，当归配之以和血；桃仁、红花活血行瘀；枳壳理气行滞。全方共奏清热解毒，凉血祛瘀之效。

本证发热，因产妇体质之强弱不同，所感邪毒种类之差异，其临床表现也颇复杂，而且病情变化快，故当随证处治。若高热不退，大汗出，烦渴引饮，脉虚大而数者，属热盛津伤之候。治宜清热除烦，益气生津。

（2）白虎加人参汤（《伤寒论》）加减：石膏、知母、粳米、甘草、人参。用于产后气阴两虚，兼有虚热者。

4. 若高热不退，烦渴引饮，大便燥结，恶露不畅，秽臭如脓，小腹疼痛拒按，甚则全腹满痛，神昏谵语，舌紫暗，苔黄而燥，或焦老芒刺，脉滑数者。为热结在里，应急下存阴，方用大黄牡丹汤。如寒热往来者，加柴胡、黄芩和解少阳。若高热汗出，心烦不安，斑疹隐隐，舌质红绛、苔黄燥，脉弦细者，为邪入营分而累及血分，此时只宜清营解毒，散瘀泻热。

临床经验方与体会：

（1）清营汤（《温病条辨》）加减：玄参、麦冬、生地黄、金银花、连翘、竹叶心、丹参、黄连、水牛角。本方以水牛角、生地黄清热凉血解毒；金银花、连翘清热解毒；黄连、竹叶清心泻火；丹参清心而凉营血；玄参、麦冬养营阴而生津液。诸药合用，以收清热解毒、清营凉血之效。上证不解，继而出现神昏谵语，甚至昏迷，面色苍白，四肢厥冷，脉微而数者，可用清营汤送服安宫牛黄丸或紫雪丹以清营凉血开窍。

（2）银花、野菊花、蒲公英、紫花地丁、黄芩、柴胡、丹皮、益母草、生甘草。本方以五味消毒饮为基础加减而成，为治产后发热的基础方，需根据体征随症加减。

（3）银花、黄芩、知母、石膏、竹叶、连翘、黄连、柴胡、益母草。便坚者加制军、桃仁。

（4）银花、山栀、黄连、黄芩、黄柏、菊花、制军、石膏、生甘草。

以上三方均为清热泻火、解毒化瘀之方，以第三方为强，第一方较轻，临床上可随症选择。

（5）大黄（后下）6g，芒硝（单包，冲服）15g，牡丹皮15g，丹参20g，冬瓜仁15g，枳壳20g，厚朴15g，连翘20g，黄柏25g，香附15g，莱菔子15g，金银花50g（《全国名医妇科验方集锦》）。本方通便化瘀泄热，主治产褥感染的高热阶段，或感染性休克的早期，即中医的“感染邪毒型产后发热”。此时宜急下存阴，本方可使大便得通，瘀热得泄。

（6）大黄牡丹汤（《金匮要略》）加减：败酱草、红藤、生薏苡仁、大黄、丹皮、桃仁、冬瓜仁、芒硝、益母草。此方是仲景治疗湿热郁结、气血凝聚的肠痈方。加红藤、败酱草清热解毒，生薏苡仁利湿排脓，益母草促进宫缩，排出瘀血。全方泄热逐瘀，排脓散结，畅通阳明腑道，使瘀热脓毒排出。

（7）黄芩、银花、连翘、黄柏、山栀、柴胡、蒲公英、紫花地丁、益母草、丹皮、生甘草。本方适用于感染邪毒而火热较盛、体质壮实之产后发热患者。

（8）银花、蒲公英、鱼腥草、败酱草、红藤、制军炭、藿香、竹叶、知母、生石膏、生甘草、柴胡、益母草。本方适用于湿毒壅盛，血瘀气滞之产后发热。汗多，烦渴甚者，加天花粉、芦根、竹茹清热生津；大便秘结者，加大黄、芒硝清热泻下；胸膈痞闷，舌苔黄腻者，加茵陈、山栀清热渗湿。

5. 如产褥期正值盛夏之时，而见发热，口渴，多汗，烦躁面赤，体倦少气，舌红，脉虚数。此因产后调养失宜，感受暑热之邪，津气两伤，属外感暑热证。

临床经验方与体会：

（1）北沙参、麦门冬、银花、连翘、黄芩、柴胡、藿香、佩兰、竹叶、白茯苓、生甘草。本方适用于外感暑热较轻之产后发热，如兼见中焦不和者，常参入六和汤（藿香、厚朴、砂仁、杏仁、制半夏、木瓜、茯苓、党参、白术、扁豆、甘草），随证变化。

（2）生石膏、知母、麦门冬、竹叶、生山药、生甘草、人参、地骨皮、黄芩、柴胡。本方从《伤寒论》竹叶石膏汤变化而来，方中石膏辛甘大寒，既能解热透邪，又可生津止渴；知母、地骨皮清热养阴；麦门冬养阴生津；甘草、山药和中养胃；人参益气生津；竹叶、柴胡、黄芩清热。全方有清热生津、益气防脱之功。适用于外感暑热而又气阴两伤之产后发热。

（3）北沙参、西洋参、麦冬、甘草、荷叶、竹叶、石斛、黄芩、黄连、知母。本方适用于热盛气津不足之产后发热。热重可酌加银花、石膏。

6. 产后发热，兼证多变，常见者有身重、脘痞、呕恶，苔腻者，酌加苍术、藿香、佩兰、半夏以除湿；下利稀水，小便短赤，渴饮不甚，舌红，苔黄滑者，加银花、黄芩、滑石、猪苓以清暑渗湿；身热已退，汗出不畅，喘喝欲脱，脉散大者，合用生脉散以益气生津；脉虚，面赤，心烦口干，夜寐不安，时有谵语者，为暑邪入营，心营耗损之征，应改用清营汤送服安宫牛黄丸以清心开窍；身灼热烦躁，斑疹紫黑，舌绛苔焦，甚则神昏谵语者，为暑热燔炽营血，血热内陷心包之征，急用神犀丹合安宫牛黄丸，共收凉血解毒、清心开窍之功；身热，四肢抽搐，甚或角弓反张，牙关紧闭，神迷不清，脉弦数者，为暑热引动肝风所致，用清营汤加犀角（现已禁用，水牛角代）、丹皮、羚羊角、钩藤以清营凉肝；抽搐较甚者，酌加蜈蚣、全蝎、地龙、僵蚕以镇痉息风。

7. 产后血瘀较重之发热，治宜活血祛瘀，清热解毒两法并用。

临床经验方与体会：

（1）益母草、山楂、赤芍、制军（炭）、银花、连翘、刘寄奴、黄芩、败酱草、延胡索、柴胡。

（2）益母草、山楂、桃仁、山栀、苏木、乳香、没药、赤芍、炮姜、败酱草、蒲公英、银花。

(3)丹参、归尾、牛膝、桃仁、红花、益母草、延胡索、丹皮、山楂炭。本方适用于血瘀较重之产后发热。方中丹参、归尾、牛膝活血;桃仁、红花破血祛瘀;延胡索、山楂炭活血消积止痛。

(4)炮姜炭、当归、甘草、川芎、桃仁、丹皮、银花、连翘、益母草、贯众、丹参、赤芍。本方以生化汤为基础,适用于瘀阻热毒偏盛之产后发热。丹皮、丹参、益母草增强化瘀之效;银花、连翘、甘草、贯众清热解毒。诸药合用,共收活血化瘀,清热解毒之效。

(5)金银花、野菊花、紫花地丁、蒲公英、蒲黄、五灵脂、黄芩、赤芍、丹皮、鱼腥草、益母草。本方适用于热毒、瘀血并重之产后发热。方中以金银花为主药,配以野菊花、蒲公英、紫花地丁,清热解毒之力颇峻;蒲黄、五灵脂化瘀止痛;丹皮、赤芍凉血活血;鱼腥草、益母草能增清热祛瘀之效。

8. 如因产后失血伤津,或发热日久,营阴不足,久未康复,阴不敛阳而虚阳外浮,则持续低热不退。此种发热,纯为因虚致热,故其发热一般不甚,或暮热早凉,即所谓"热自阴来者"。治宜养血清热。

临床经验方与体会:

(1)当归、黄芪、柴胡、知母、地骨皮、青蒿、玉竹、石斛、麦门冬、荆芥穗、红枣。本方以当归补血汤加减而成,补血柔肝清热,养阴清泻虚热。

(2)当归、柴胡、地骨皮、丹皮、青蒿、黄芩、知母、白芍、阿胶。本方养血兼清虚热。

(3)当归、黄芪、北沙参、黄芩、银柴胡。本方适用于血虚较轻之产后发热。方中当归养血和营通脉,黄芪大补脾肺之气以资化源,取其有形之血生于无形之气,守气涵阳,气旺血生,则虚热自退。

(4)人参、黄芪、当归、芍药、阿胶、白术、陈皮、生姜、大枣:本方适用于血虚气亦虚之产后发热。方中人参、黄芪益气扶阳,当归、芍药、阿胶补血滋液,白术、陈皮健脾培中,以助气血,生姜、大枣调和营卫。

(5)一阴煎加减:生熟地、当归、白芍、知母、地骨皮、银柴胡、太子参、五味子。方中生熟地、当归、白芍养血;知母清热养阴;地骨皮、银柴胡清虚热;太子参益气健脾;五味子养心益气。失眠多梦者,加酸枣仁、柏子仁、夜交藤养心安神;发热多汗者,加浮小麦、麻黄根止汗;如见颧红盗汗,五心烦热,舌红少苔者,加龟甲、白薇以滋阴益气退热。

9. 如属蒸乳发热，常见产后 1 周内发热，伴乳汁不行或行而不畅，乳房胀硬疼痛或有结块，苔薄黄，脉弦数。此皆因乳汁蕴结未通，或虽通，但余结不解，气机失宣，脉络受阻，营卫不和，故发热。治宜解郁散结，通络下乳。

临床经验方与体会：

（1）蒲公英（量宜大，50～100g）、柴胡、浙贝母、连翘、皂角刺、小青皮、穿山甲、通草、王不留行、生鸡内金、全瓜蒌。本方通乳散结，下乳活络。大便干结者加生军，以通便泻热。

（2）柴胡、黄芩、生麦芽、青皮、白芷、桔梗、通草、蒲公英、瞿麦、连翘、赤芍、甘草。本方适用于乳滞气郁之产后发热。如见乳房胀痛甚者，酌加漏芦、路路通、川芎、王不留行以增强通乳散结之效；如乳房胀痛有热感，酌加栀子、丹皮以清热凉血，并可外敷金黄散以清热解毒、消肿止痛。如经治无效，乳汁仍不能畅行，乳房有轮廓不清之块状物与搏动性疼痛，伴寒战高热者，参见“乳痈”证治。

（3）通草散加减：柴胡、青皮、白芷、桔梗、通草、瞿麦、连翘、天花粉、赤芍、甘草、大枣。方中柴胡、青皮、白芷、桔梗解郁行气散结；通草、瞿麦通络行乳；连翘、天花粉、赤芍清热凉血；甘草、大枣调和诸药。本方适用于乳滞气郁化热之产后发热。

（4）瓜蒌散加减：瓜蒌、青皮、当归、白芷、乳香、没药、金银花、生甘草。方中瓜蒌、青皮通络解郁，当归活血养血，白芷辛散结块，乳香、没药活血定痛，金银花清热，生甘草解毒和中。本方适用于乳滞结块之蒸乳发热。

第四节　产后身痛

产妇在产褥期内，出现肢体或关节疼痛、酸楚、麻木重着等症状者，称为产后身痛。

【溯源】

本病始见于《妇人大全良方》：“产后遍身疼痛者何？答曰：产后百节开张，血脉流散，遇气弱则经络、分肉之间血多流滞；累日不散，则骨节不利，筋脉急引。故腰背不得转侧，手足不能动摇，身热头痛也。”并设“趁痛散”方以疗之。

薛己《校注妇人良方》中，赞同前人“气弱血滞”立论，并补充“以手按而痛益甚者，是血瘀滞也，用四物、炮姜、红花、桃仁、泽兰补而散之，若按而痛稍缓，此是血虚也，用四物、炮姜、人参、白术补而养之”的辨证观点，论述其治法有所丰富。

萧埙《女科经纶》除同意血滞经络致产后遍身疼痛外，更强调“去血过多，虚而风寒袭之，亦为疼痛……投趁痛散最为妥当”。对本病风寒致病有所侧重。

《医宗金鉴》则概括本病之因为“荣血不足，或因风寒外客，必有表证……若面唇紫色、身胀痛者，必是停瘀所致”，将血虚与风寒外客并重立论，进一步探讨了本病病因。

沈金鳌《妇科玉尺》宗“瘀血不尽，流于遍身”之理，以如神汤（当归、延胡索、桂心）疗之，则偏于瘀阻致病的观点，着重在治实方面。

《沈氏女科辑要笺正》则进一步指出，产后遍身疼痛为“多血虚，宜滋养。或有风寒湿三气杂至之痹，则养血为主，稍参宣络，不可峻投风药”，提出了本病因虚而招致邪乘的观点，并明确提出血虚、风寒湿三气杂至合而为痹的致病之因，此说颇合《黄帝内经》对痹证论述的本意。

【采撷与体会】

本病的发生与产后营血亏虚，或风寒湿邪稽留有关，主要发病机制是产后气血不足，虚损未复，百节开张，卫阳不固，腠理不密，起居不慎，风寒之邪乘虚而入，致气血运行不畅，经脉失养，不通则痛，或经脉因血虚而失养，不荣则痛，或因产后失血未复，致四肢百骸及经脉关节失于濡养，或瘀血流注经络，或体虚感邪致经脉阻滞而身痛。此外，血虚而气弱，气虚运血无力，又可虚中夹实，迟滞而痛。

临床表现：常见产后身痛，可表现为上肢或下肢或腰背等处的关节、肌肉麻木、重着、酸楚，并伴有冷感，严重者患处肿胀，关节屈伸困难。凡产后出现上述体征者，即应诊为产后身痛。若诸证延续至产褥期以后，则不按本病处理，当属“痹证”范畴。

在临床辨证上，要着眼于疼痛的特点，结合兼证与舌脉。如疼痛而有肢体酸楚、麻木，伴见面色萎黄，头晕心悸，舌质淡红，少苔，脉细弱者，则偏属气血虚证。如疼痛较重，按之痛甚，经色偏紫，伴见恶露量少色暗，舌质紫暗，脉弦涩者，则偏属血瘀证。如疼痛宛如针刺，或痛处肿胀、麻木、重着，活动受限，或疼痛游走不定，伴见恶寒发热，头痛，舌质淡，苔薄白，脉浮紧者，则偏属感寒邪证。但在实际临床上，上述分型不是截然而分的，各型之间也常有交叉变化，如气血不足之产后身痛也可伴有寒伏或瘀阻等情况。所以要灵活分析，做到“知犯何逆，随证治之”的原则。

本病治疗原则总以养血活血、通络止痛、温经逐寒为主。血虚者，养血佐以益气，以气为血帅，气行则血行，补气即是补血；同时也须佐以温经通络之品。血瘀者，养血化瘀，佐以温经通络止痛，在治疗血瘀证产后身痛时，用药宜温，即遵“寒则涩不能流、温则消而去之”之意。感受外邪者，宜养血益气，调和营卫，固表祛邪通络。

产后遍身疼痛，历代医家虽有气虚、血瘀、外感之说，但均重视因产后失血偏多，血虚为发病之根本。故提倡以补养气血、扶正固本为主。纵有外感，也不可峻投风药，只宜稍事疏散以去外邪，稍佐宣络之品，这就从治疗原则上把产后身痛与痹证作了区分。

临证用药时，应注意养气血之中，应参入理气通络之品，并配合补气，以体现气血同源的特点；活血祛瘀时，则又宜参入养血之药，须注意勿破血以伤正；在祛邪时，当配入补虚之药，扶正以祛邪。且应根据感邪之偏胜程度，分别佐入祛风、散寒、除湿之品，但不宜过度选用辛温性燥之品，以防重伤阴液。此外，若体虚病久者，又可加入补益肝肾药以增强药效。

本病的病理基础是产后血虚气弱，百脉空虚，继而招致风寒之邪，所以本病的病因首为血虚，血虚则经脉失于濡养，而见酸楚不适；其次为卫气虚弱失守，表虚而招致外邪，此即《黄帝内经》所言“邪之所凑，其气必虚”。其他亦可由产后恶露过少，瘀阻经络而致痛。在临床实际中，本病发于产褥期，与平时的痹证不同，所以在用药上，当以养血扶正为主，佐以祛风、通络、化瘀，不可一味攻伐，伤及正气，而犯虚虚之戒。在治疗的同时，也应注意保暖，避免外邪入侵，致使病情加重而难以痊愈。

【处方与用药】

1. 血虚所致产后身痛者，治宜补血益气，宣络止痛。

临床经验方与体会：

（1）黄芪、党参、桂枝、赤芍、当归、川芎、延胡索、羌活、独活。本方以黄芪桂枝五物汤为基础加减用药，是治疗产后身痛的首选方剂。若关节疼痛

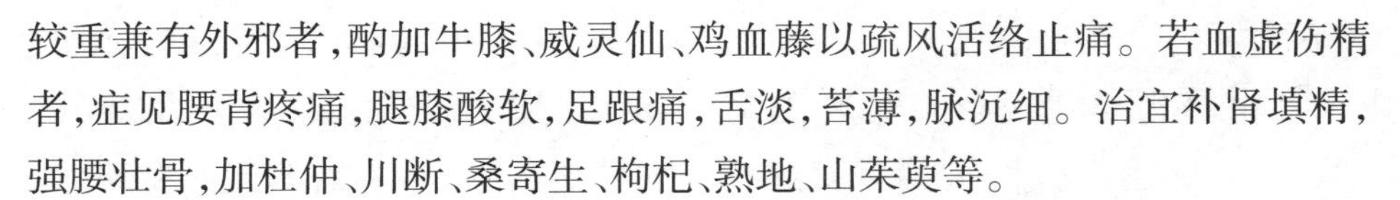

较重兼有外邪者，酌加牛膝、威灵仙、鸡血藤以疏风活络止痛。若血虚伤精者，症见腰背疼痛，腿膝酸软，足跟痛，舌淡，苔薄，脉沉细。治宜补肾填精，强腰壮骨，加杜仲、川断、桑寄生、枸杞、熟地、山茱萸等。

（2）当归、川芎、独活、肉桂、防风、杜仲、川断、桑寄生、生姜、大枣、熟地、山茱萸。本方为养荣壮肾汤（《叶天士女科证治》）加减而成。方中熟地、山茱萸滋肾填精养血；杜仲、川断、桑寄生补肾强腰，壮筋骨；肉桂、生姜温经散寒；防风、独活祛风湿而止痛；当归、川芎养血活血止痛。全方可收补肾填精，强腰壮骨止痛之效。

（3）当归、威灵仙、延胡索、白芍、川芎、熟地、党参、白术、黄芪、肉桂、大枣、生姜。本方以十全大补汤为基础，气血双补，营涵经脉，亦可加入鸡血藤、秦艽以增养血祛风止痛之效。用于血虚气亦虚之产后身痛。上肢疼痛者加桑枝；下肢疼痛者加牛膝；关节疼痛者加松节以通络止痛；肌肤麻木重着者，加苍术、苡仁、茯苓皮除湿；痛甚，可酌加海风藤、鸡血藤、姜黄祛风通络，除湿止痛；兼胸胁胀痛者，加柴胡、郁金、丹参疏肝活血止痛；如以腰痛为甚者，可加桑寄生、续断、杜仲以补肾强腰；如见食少便溏者，则可加怀山药、白扁豆、鸡内金、山楂以健脾除湿；兼头晕眼花、心悸怔忡者，酌加归脾汤法，参入枸杞、龙眼肉、制首乌、阿胶等，以补血祛风止痛。

2. 血瘀所致产后身痛者，多因产后百脉弛张，血运偏于迟缓，或加之气虚不运，或寒湿阻滞，而致恶露偏少不下，遍身疼痛。治宜养血活血，通络止痛。

临床经验方与体会：

（1）益母草、当归、桃仁、红花、川芎、肉桂、山楂、甘草、大枣、桂枝、鸡血藤、没药、牛膝。方从生化汤加减，养血活血化瘀。增桂枝、鸡血藤温经通络，没药、牛膝化瘀止痛。其中山楂、益母草用量宜重。本方适用于血瘀偏寒之产后身痛。上肢疼痛者，加桑枝、羌活以增通络止痛之力；对身痛明显、经脉青紫者，酌加延胡索、丹皮、苏木、乳香以增活血止痛之效；如身痛，痛处冷感明显者，加小茴香、淡附片散寒止痛；如遇麻木重着者，加藿香、苍术、白芥子以除湿化痰。

（2）黄芪、当归、桂枝、赤芍、三棱、莪术、鸡血藤、甘草、大枣。本方常用以治疗产后气血不足，无力推送而致血运滞缓、身痛者。方中黄芪、当归用量宜大。

（3）秦艽、川芎、桃仁、红花、甘草、羌活、没药、当归、五灵脂、香附、牛膝、地龙。本方由《医林改错》身痛逐瘀汤加减而成，原方主治痹证而有瘀血。此处用于治疗产后身痛血瘀证，取其活血祛风、通络止痛之功。但在具体使用时，常参入黄芪桂枝五物汤加减变化，临床效果会更好一些。

3. 产后不慎感受风寒而致身痛者，临床常可见产后遍身疼痛，酸楚不适，项背不舒，关节不利，或痛处游走不定，或冷痛剧烈，恶风畏寒，或关节肿胀、重着，或肢体麻木，舌淡，苔薄白，脉浮紧。究其致病根源，则多由产后失血耗气，腠理不密，百骸空虚，加之平时或产后摄生不慎，风寒湿邪乘虚内侵，稽留于肌肤、经络、关节之间，阻碍气血运行，则遍身疼痛，关节不利；风邪偏盛者，其痛处游走而无定处；寒邪偏盛者，则冷痛剧烈，恶风畏寒。方用黄芪桂枝五物汤加减。

4. 产后气血俱虚，卫表不固，易感外邪，或外感风寒，随体质而化热，或直接感受风湿热之邪，留滞经络关节，发为本病。在治法上当以清热除湿，疏风活络为主。如风邪偏盛者，则痛处游走不定。以寒邪偏盛者，因血为寒凝而疼痛剧烈，犹如针刺。如以湿邪偏盛者，湿阻而致气滞不畅，症见肢体关节肿胀、麻木、重着。在初起之际，因外邪束表而致营卫失和，正邪相争，故还伴有恶寒发热、头痛等表证。在临床治疗上当以祛风逐寒、养血通脉为主。

临床经验和体会：

（1）独活、桑寄生、秦艽、防风、细辛、当归、川芎、白芍、干地黄、桂心、茯苓、杜仲、人参、牛膝、甘草。本方由独活寄生汤合八珍汤加减变化而成，具有养血益气，祛风散寒，除湿止痛之效。方中四物汤养血和血；人参、茯苓、甘草益气固表；独活、秦艽、防风祛风除湿止痛；桂心、细辛温经散寒止痛；杜仲、牛膝、桑寄生补益肝肾，强筋壮骨。此外，本方还具有“治风先治血，血行风自灭”的含义，为临床治疗产后感受风寒而致身痛的常用方。如见重着麻木者，酌加苍术、防己、木瓜、苡仁以除湿；如见痛如针刺，皮色或经脉青紫者，酌加红花、桃仁、姜黄、乳香、没药等以活血化瘀止痛；如见关节、经脉疼痛，屈伸不利者，加海风藤、伸筋草以宣络止痛；如兼有恶露量少、色紫暗，并夹有血块、小腹疼痛者，加山楂、益母草以化瘀；若关节红肿疼痛，发热、口渴、心烦，舌质红，苔黄，脉滑数者，宜防风汤加银花藤、黄柏、石膏、知母等以清热除湿，宣痹止痛。

(2)四妙丸(《成方便读》)加减：川黄柏、薏苡仁、苍术、怀牛膝、延胡索、柴胡、藿香、桂枝、威灵仙。本方原治湿热下注之两足麻痿肿痛，为治痿妙方。方中黄柏苦寒，寒以清热、苦以燥湿，且偏入下焦；苍术苦温，善能燥湿；加牛膝祛风湿，引药下行；薏苡仁利湿清热；延胡索活血止痛；柴胡疏肝理气；藿香化湿；桂枝解肌；威灵仙祛风湿。诸药共奏清热利湿除痹之效，故用治本病。如表证重者，可加金银花、连翘以辛凉透邪，解表清热。

(3)银花藤、威灵仙、青风藤、海风藤、络石藤、全蝎、羌活、川芎、黄柏、延胡索、防己、桑枝、茯苓。本方主要由清热祛湿与疏风活络两大类药物组成，清热除湿、散风活络而不伤正为本方特点。用药虽平淡，但是直中湿热邪实之的。

5. 如原本肾虚患者，产后肾气更虚，更易招致外邪入侵，导致气血不畅而身痛。临床常见产后身痛，以腰膝关节疼痛、酸困不适为主，或足跟痛，可伴头晕耳鸣，眼眶暗黑，夜尿多，舌淡暗等症。治宜补肾强腰，壮筋骨，养血固本为主，兼祛外邪。

临床经验方与体会：

(1)杜仲、川断、桑寄生、怀牛膝、川桂枝、当归、黄芪、威灵仙、羌独活、苡仁。本方为临床常用方，取其壮肾养血，益气固表，通络止痛之功，参以“治风先治血，血行风自灭”之法。

(2)养荣壮肾汤(《叶氏女科证治》)加味方：当归、川芎、独活、肉桂、川续断、杜仲、桑寄生、防风、生姜、秦艽、熟地黄、川桂枝、大枣、甘草。全方以补肾养血、祛风强腰之功，而治产后身痛效果确实。

(3)当归、人参(或党参)、黄芪、防风、葛根、白芍、羌活、独活、大枣、甘草。本方治产后气血不足，卫阳不守，招致风寒外侵所致产后身痛。以补气养血固表为主，佐以升阳疏风祛寒，调和营卫为法。

(4)枸杞子、熟地、阿胶、玉竹、桂枝、鸡血藤、黄芪、当归、荆芥穗。本方为四物汤合当归补血汤加减而成，养血补血，佐以宣络祛风止痛。

(5)黄芪、桂枝、白芍、甘草、生姜、大枣。本方从《金匮要略》治血痹、补气益血的黄芪桂枝五物汤变化而成。该方重用黄芪、桂枝。临床上需根据病情而加减变化：下肢痛可酌加杜仲、牛膝、木瓜；上肢痛加防风、秦艽、羌活；腰痛可加补骨脂、川断、狗脊、肉桂。煎时加生姜、大枣，以黄酒为引。本病多因产后气血虚弱，营卫俱虚，卫阳不固，腠理空疏，受风寒侵袭所致。

（6）当归、枸杞、黄芪、木瓜、五加皮、荆芥穗、延胡索、威灵仙、薏苡仁、川桂枝、防风。本方治血虚感受风寒者，标本兼治。

（7）山楂、赤芍、益母草、川牛膝、炮姜、当归、川芎、桃仁、延胡索、川桂枝、五灵脂。产后身疼兼有络脉瘀者，常在其主方中参入本方，可以明显增强止痛效果。

6. 单由瘀滞所致身痛者，临床上较为少见，常夹杂在其他证型中。单纯血瘀致痛者，其痛多为刺痛，按之痛甚，肢体关节屈伸不利，或肢体皮肤轻度紫暗，恶露量少。治宜养血活血，益气行血，通络止痛。

加减：偏于上肢痛者，可加羌活、桂枝、桑枝、伸筋草；偏于下肢疼痛者，可加独活、牛膝、木瓜；头痛偏于额部为主者，加白芷、荆芥穗；以两颞侧痛为主则可加川芎、羌活；偏于巅顶痛为主者可加藁本、葛根；如身痛兼有麻木重着者，可酌加苍术、薏苡仁、茯苓皮、海桐皮、威灵仙、五加皮；以腰痛为甚者，可酌加桑寄生、杜仲、川断、老鹿角、五加皮、菟丝子；如身痛甚者则可加延胡索、威灵仙、桑寄生、狗脊、全蝎、白花蛇；痛如针刺者，可酌加红花、桃仁、丹皮、延胡索、细辛、益母草、乳香、没药、泽兰；偏重于寒痛者，可酌加附片、鹿角、桂枝、麻黄、细辛。

第五节　产后自汗、盗汗

产后汗出过多，或汗出持续时间过长而不能自止者，称为“产后自汗”；若为寐中汗出较多，醒来即止者，称为“产后盗汗”，临床上以产后自汗为多见。

产后汗症的主要病因病理是产后耗气伤血，气虚则卫阳不固，血虚则阴虚内热，以致自汗盗汗。据其临床表现又分为气虚与阴虚两类。素体虚弱，产时元气受损，肺气益虚，卫阳不固，营阴不内守，漏而为汗，表现为自汗不止。如《校注妇人良方》云：“产后汗出不止，皆由阳气频虚，腠理不密，而津液妄泄也。”阴虚体质，或产时出血过多，营阴耗伤，阴虚生内热，阳浮不敛，迫津外泄，导致盗汗。

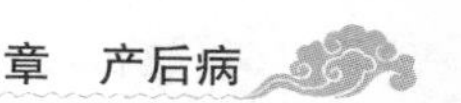

本病原因，多见于卫表不固而致阴津外泄而汗出；产时出血过多，血去伤阴，或平素阴虚体质，产后阴液更见亏乏，阴虚则内热，睡时阳入于阴，虚阳迫阴外出而见盗汗。但部分患者元气、阴津都见不足而呈气阴两伤，则其自汗盗汗常可互见，临床上宜灵活辨证。不论自汗盗汗均可进一步损伤津液，津液内耗，轻则可致乳源缺乏而缺乳，或津枯肠燥而大便难，甚则阴血不濡，筋脉失养而发为痉病。病甚者可因汗出如油，阴气耗伤，而为亡阳之变。因产后失血耗气，卫阳不固，腠理疏漏而汗出，复因阴血骤失，阳易浮散，虚阳（热）迫液泄，亦令汗出。故新产之后，睡中或醒后，尤以进餐和活动时，汗出较多。若值夏季分娩，则汗出更甚，且持续时间延长，但都不伴有特殊不适，并随气阴渐充，阴平阳秘，数日内汗可减少或自止，此属正常现象。亦有汗出过多，或持续数日以后仍汗出不止，并伴有其他证候者，是为病理表现。由于产后亡血伤津，元气耗损，汗为阴液，乃心血所化，汗出过多，轻则影响阴液，心血不足，重则有亡阳、元气虚脱之患。此外，因多汗而腠理空虚更甚，极易遭受外邪所侵而添他疾，故本病亦值得重视。

【溯源】

《诸病源候论》首立“产后汗出不止候”，指出因产伤血，“里虚表实，阳气独发于外”为发病之因。

《妇人大全良方》谓“产后虚寒（汗）不止”，其因“皆由阳气频虚，腠理不密，而津液妄泄也”，并以麻黄根汤（当归、黄芪、麻黄根、牡蛎、人参、甘草）、止汗散（牡蛎、小麦麸）、人参汤（人参、当归）等治疗产后自汗、盗汗。

《医学入门》谓：“产后发热自汗者，古归芪汤，汗甚加白术、防风、牡蛎、麦门冬、熟地、茯苓、甘草，或黄芪建中汤。自汗兼肿满者，大调经散。自汗肢体疼痛者，当归羊肉汤。”这些方药，使产后自汗的辨证治疗日趋丰富。

《医宗金鉴》则名为“产后自汗”，指出“若阴血大脱，孤阳外越，大汗不止，非大剂参附不能回阳也”。

《妇科玉尺》对产后自汗不止兼喘者，除用苏木汤（苏木、人参、麦冬）加当归、熟地、黄芪外，又谓“不效，宜补心。心主血，又汗为心液，故血耗而病汗也。宜白芍、枣仁、五味子等”。

《傅青主女科》认为：“濈濈然汗出，形色又脱，乃亡阳脱汗也……速灌加参生化汤，倍参以救危。”其治“当健脾以敛水液之精，益荣卫以嘘血归源”。

同时指出“并宜服加参生化汤及加味补中益气汤(即补中益气汤加茯苓、半夏)二方”。亦可用麻黄根汤(即《妇人大全良方》之同名方加白术、桂枝、浮小麦)加减,晚服八味地黄丸(六味地黄汤加五味子、炙黄芪)治之。“若服参芪而汗多不止,及头出汗而不至腰足,必难疗矣。如汗出而手拭不及者不治。产后汗出气喘等症,虚之极也,不受补者不治”,不仅如此,该书还首次论述“睡中汗出,醒来即止,犹盗瞰入睡”为产后盗汗,以止汗散或用牡蛎、小麦调治。

《沈氏女科辑要》强调产后“汗出不止,属气血两虚”,谓以黄芪、白芍、归身、枣仁、炙甘草、小麦、枣肉煎服,神效。张山雷笺正时说:“自汗已是虚阳之外浮,头汗出,尤为阳越之明证。”在赞同沈氏“固表涵阴”之法的同时,“尚宜加以潜敛,龙、牡、萸肉皆不可少,人参亦佳”。

产后自汗,始见于《诸病源候论》。历代医家多认为自汗与产后气血两虚有关,其组方用药,体现了益气、养血、敛汗的治疗原则,并认为汗出过多有变痉与亡阳之变。而产后盗汗的病名仅见于《傅青主女科》,其病理探讨与辨证治疗,与产后自汗相比,颇感不足。

【采撷与体会】

产后汗出,其原因不外气虚失守,表卫不固,营卫失和,或产后失血,或素体阴虚,虚阳浮动,扰及营卫功能而致阴津外泄所致。

因产后阳虚所致者,多见以自汗为主要表现,并常伴有形寒身冷,身倦困乏等证。如因由产后失血或阴虚体质者,因产后失血更伤其阴,大都伴有身热,五心烦热,入夜汗出为主的特征。

因血虚所致者,多为素体虚弱,因产失血,气随血耗;或产后失血过多,阴血骤失,不能敛阳,阳气外浮,津液随之而泄,故而产后多汗或汗出不止。因气虚所致者,患者素体虚弱,复因产时气血耗损,肺气益虚,卫阳不足,腠理不实,表虚而津液外泄,故产后自汗。由阴虚所致者,则多为患者营阴素弱,产后失血伤阴,阴血更感不足,阴虚则内热,睡时阳乘阴分,热迫液泄,故产后盗汗。本病虽有血虚、气虚与阴虚之别,但血能养气,气能生血,故血虚亦可兼有气虚,气虚亦可兼有血虚。又血虚也可导致阴虚,而阴虚日久,也每有阴损及阳而致气虚之变,故此三种病理可相互转化或兼见,不能断然分开。

临床上，本病可表现为产后汗出过多，静时汗出不止，或稍动则汗出湿衣，甚或面如水洗；或虽然汗出不多，但数日后仍出汗不止；或寤时少汗，而寐中汗出过多，甚有通身如浴，亦可持续数日而醒后自收者。亦可伴有恶风微热、头晕心悸；或汗出身冷，气短懒言；或头晕耳鸣，五心烦热。本症常可迁延，病程缠绵不止。

治疗产后汗证，补气固表、和营止汗和益气养阴、生津止汗是其常法。自汗者，重在益气固表止汗；盗汗者，重在养阴潜阳敛汗。但应注意气为血之帅、血为气之母，及其两者阴阳互根的特点，用药时务使阴阳平衡，营卫和调，腠理固密，而无自汗盗汗之患。治疗用药，须毋忘产后宜温、恶露应下的病理特点，故当询问恶露之有无、量之多少，有无腹痛及其性质、程度，或是否有复感外邪等情况，综合分析，权衡用药。对产后盗汗需及时处理，盖产后多虚，大量汗出，甚而周身大汗，可致气血津液随汗而泄，使气阴更亏，造成亡阳虚脱重症，故临床必须慎重。

【处方与用药】

1. 产后自汗、盗汗，皆因虚所致，故辨证时，除以汗出时间来判断是自汗或盗汗外，还应结合兼证与舌脉来辨证分析。如因阳虚失守所致者，则因分娩失血，阳浮失敛，腠理不密，表卫不固，产后汗出过多，或持续数日不能自止，时有恶风。症见汗出不止，时多时少，稍一活动，则汗出淋漓，甚则衣被尽湿，疲乏无力，面色㿠白，气短懒言，恶风身冷，可有微热。舌质淡，苔薄白，脉虚缓。阳浮而阴弱，则营卫失和，虚阳不静，故有微热。血虚气不足，故疲乏无力，气短。产后肺气虚弱，卫阳不足，腠理空虚，阴津外泄，故见汗出不止，时多时少，稍一活动，则汗出淋漓，甚则衣被尽湿。因汗出不止，则表虚更甚，故恶风身冷。气虚阳气不布，故倦怠乏力，面色㿠白，气短懒言。舌质淡，苔薄白，脉虚缓，皆为气虚之征。

临床经验方与体会：

（1）黄芪、白术、山药、碧桃干、浮小麦、荆芥穗、防风、黄柏、红枣。本方专治气虚自汗，其他方药均可在其基础上随证加减变化。

（2）淮小麦、五味子、甘草、红枣、黄芪、麦门冬、生枣仁、远志、山萸肉、生龙牡、炒黄柏、葛根。本方从甘麦大枣汤变化而成。汗为心之液，故以养心益气为基础，再加养阴止汗之品，对自汗过多，兼有心悸虚烦者，尤为适宜。

(3) 黄芪、白术、茯苓、桂枝、白芍、五味子、浮小麦、煅龙骨、煅牡蛎、黄芩、知母、大枣、生姜、甘草。本方以桂枝汤调和营卫,加黄芪益气固表,白术、茯苓、甘草健脾补中益气,另以五味子、龙牡收敛固表,黄芩、知母清浮热,若畏寒者可去之。

2. 若气血两虚,元阳不足,汗出畏冷,面色皖白,少气懒言,治宜益气养血,温阳敛汗。

临床经验方与体会:

(1) 大补黄芪汤(《魏氏家藏方》)加减:党参、黄芪、白术、茯苓、熟地黄、当归、肉苁蓉、牡蛎、五味子、防风、黄芩、生龙骨。该方补气血,调阴阳,使阳气收敛,阴液固守,汗出自止。

(2) 牡蛎散(《太平惠民和剂局方》):黄芪、麻黄根、煅牡蛎、小麦。本方以黄芪益气固表,煅牡蛎敛汗潜阳,麻黄根敛汗止汗,小麦养阴益心。适用于气阴皆虚之产后自汗、盗汗。恶风加桂枝和营解表;食少便溏者,加党参、怀山药以健脾。

(3) 党参、炙黄芪、糯稻根、当归、炒白芍、炒枣仁、穞豆衣、碧桃干、淡附片、远志炭、炙甘草。本方为妇科名医何子淮治产后汗出之经验方,适用于偏阳虚气弱者。

3. 自汗者,益气固表为常法。“汗为心之液”,养心宁神亦为治本之道。稍佐敛汗之品,则可相辅为助,标本同治。但不可过用固涩收敛之品,一防瘀滞,二虑乳汁减少。

临床经验方与体会:

(1) 龙齿、牡蛎、白芍、生地黄、当归、阿胶(另烊化冲服)。本方补阴养血敛汗。

(2) 黄芪、白术、防风、熟地黄、煅牡蛎、白茯苓、麦冬、甘草、大枣。本方由《济阴纲目》黄芪汤变化而成,既可补气固表,又资气血生化之源,使脾胃健旺,肌表充实,邪不易侵,津液不泄。于产后失血伤津之体,因气虚卫阳不固而自汗者,服之尤宜。

4. 若表证重,兼有恶寒发热头痛者,宜调和营卫,敛阴固阳止汗,方可用桂枝加龙骨牡蛎汤(《金匮要略》)加减方:桂枝、芍药、甘草、生姜、大枣、龙骨、牡蛎、荆芥穗、防风、浮小麦。

5. 阴虚而致者，则以盗汗为主，见产后睡中汗出过多，甚或通身如浴，醒来渐收，持续多日不减，并伴有轻重不等的阴虚体征，如面色潮红、头晕耳鸣、口燥咽干、渴不思饮，或五心烦热等证候。

临床经验方与体会：

（1）生地、熟地、阿胶、山萸肉、五味子、生枣仁、远志、黄柏、知母、天麻、石决明、生龙牡。本方滋阴潜阳，养血柔肝而止汗，治阴虚汗出之甚者。

（2）生地、熟地、麦冬、五味子、旱莲草、女贞子、北沙参、石斛、黄连、生黄芪、大枣、生姜。本方滋阴补肾，敛汗固表，少佐黄连以清热，重用黄芪以固卫。

（3）生脉散（《内外伤辨惑论》）合玉屏风散（《世医得效方》）加减：人参、麦冬、白术、防风、黄芪、山萸肉、五味子、煅牡蛎。生脉散气阴双补，玉屏风散益气固表，伍山萸肉酸敛止汗，煅牡蛎固涩敛汗，诸药共奏养阴益气，生津止汗之功。如口燥咽干甚者，去黄芪，加石斛、乌梅、玉竹以生津滋液；五心烦热者，加丹皮、白薇、栀子以清热除烦。

（4）止汗散（《傅青主女科》）加减：人参、当归、熟地黄、麻黄根、黄连、浮小麦、大枣。本方益气养阴，生津敛汗。

第五章　妇科杂病

第一节　脏躁

脏躁是以精神抑郁，心中烦乱，无故悲伤欲哭，哭笑无常，呵欠频作为主要表现的情志疾病。本病发作常有诱发原因，出现症状时虽不能自控，但情绪发泄后常渐平静，一般无癫狂、精神错乱等症状，故应与精神疾病相鉴别。

【溯源】

《黄帝内经》记载："心藏脉，脉舍神，心气虚则悲，实则笑不休""肝藏魂""肝藏血，血舍魂，肝气虚则恐，实则怒"。

《金匮要略·妇人杂病脉证并治》云："妇人脏躁，喜悲伤欲哭，象如神灵所作，数欠伸……"

《中藏经》："思虑过多则怵惕伤心，心伤则神失，神失则恐惧。"

《太平圣惠方》："心气不足，或喜或悲，时时嗔怒烦闷……"

《陈素庵妇科补解》即有"经行发狂谵语方论"，对其临床表现、病因病机、证治方药均有论述，如云："经正行发狂谵语，忽不知人，与产后发狂相似。"又云："妇人血分向有伏火、相火时发多怒，本体虚弱，气血素亏，今经血正行，未免去寿血虚，必生内热，加以外受客邪，引动肝火，血分伏火，一时昏闷，不省人事，或痰涎上涌，或卒仆口噤，或妄言见鬼，此系血虚火旺，不可汗下，宜凉血清热，则狂妄自止。"

《医宗金鉴》进一步作了病机分析，曰："脏，心脏也。心静则神藏，若为七情所伤，则心不得静而神躁扰不宁也。"

《金匮要略心典》进一步作了"血虚脏躁，则内火扰而神不宁，悲伤欲哭，有如神灵，而实为虚病"的论述。

《叶天士妇科证治》亦有"经来怒气触阻，逆血攻心，不知人事，狂言谵语，如见鬼神"的记载，并指出"先用麝香散定其心志，后服茯神丸以除其根。故喜悲伤欲哭，是神不能主情也，象如神灵所凭，是心不能神明也，即今之失

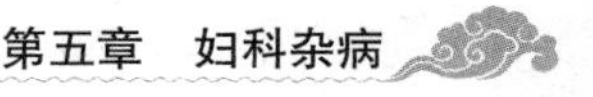

志癫狂病也”。所论机制甚为妥帖，但言为癫狂病是有太过。

【采撷与体会】

本病主要机制为阴血亏耗，不能涵养肝木，导致肝燥化热，上扰心神；或五脏失养，五志之火内扰，以致神不守舍；或素体阴虚，五脏失养，五志易伤，五志化火，煎液成痰，痰火上扰清窍，以致神志失宁，发为脏躁；或行经、妊娠期间，阴血聚于冲任，脏阴相对不足而化热上扰神明；或产后阴血耗伤、绝经前后阴精渐亏，相火不宁，扰及心神。故本病常发生于经期或经期前后，或于妊期、产后、绝经前后时期多见。

临床病机以心气不足，心肾不交为多见。病位主要在心、肾、脾、肝四经，多与患者体质、性格等因素有关，加之各种原因导致阴血不足、脏失所养，五志之火内动，上扰心神。

本病治疗原则，以滋阴养液，安神宁志，壮水涵木，交通心神为主。宁志者，或以养心安神，或以柔肝解郁，或以豁痰清心，当视其证而宁其志；若因于心脾两虚者，则宜养心健脾安神；因于肝气郁结者，则宜疏肝解郁；心肝火旺者，则宜清热泻火；痰火上扰者，则宜清热涤痰为主。本病属虚性内伤证候，故虽有火而不宜清降，有痰而不宜温化。在用药上宜柔润滋涵，慎用刚燥之品，免重伤其阴。注意经期、妊娠、产后的保健摄生，应特别重视调畅情志。

【处方与用药】

1. 在具体治疗上，多从调养心肝之生血藏血功能入手，用药多以甘药为主，取“甘以缓之”之法，使肝受血而能涵养心血；或从滋阴降火着手，而采用甘润滋补、养心益脾、滋阴降火、化痰宁神等法治疗。

临床经验与体会：

（1）炙甘草、生麦芽、大枣、玉竹、石斛、丹参、生地、龙骨、牡蛎、酸枣仁、钩藤。本方由甘麦大枣汤配合经验用药而成，取“肝苦急，急食甘以缓之”之意，为临床治疗本症的首选方，对由肝燥血虚、水不涵木之情志失调引起者尤为相宜。如兼口苦心烦眠差者，则可加入麦冬、黄连、远志之属。

（2）生熟地、北沙参、天麦冬、枸杞子、玄参、丹参、当归、生龙骨、珍珠母、生山药、炙甘草、大枣。本方为一贯煎加减，功能滋阴疏肝、壮水涵木、宁神定志。

（3）川百合、大生地、生麦芽、莲子肉、生黄芪、五味子、炒枣仁、茯神、山药、生龙骨、大枣、炙甘草。本方由百合地黄汤、甘麦大枣汤加减而成，对气阴两虚、心血不足之脏躁尤为相宜。

（4）当归、生地、熟地、天门冬、麦门冬、酸枣仁、柏子仁、远志、丹参、茯苓、五味子、柴胡、丹皮。本方由天王补心丹加减而成，治疗心阴不足、心火偏旺、虚阳扰及心神之虚烦不眠、脏躁不宁者。

2. 因心脾两虚所致脏躁者，临床症见每值经行出现心中懊侬，倦怠懒言，心悸怔忡，健忘失眠，神情呆滞，面色少华，经行量少，色淡，舌质淡、苔薄，脉虚细。

临床经验方与体会：

（1）甘麦大枣汤合归脾汤加减：甘草、小麦、大枣、党参、黄连、当归、茯神、远志、广木香、龙眼肉、生姜。本方补心益脾，养血安神。

（2）生黄芪、生白术、党参、当归、茯神、远志、酸枣仁、木香、龙眼肉、肉桂、黄连、炙甘草、大枣。本方以归脾汤为基础，参入交泰丸法，治疗心脾两虚、心不藏神、脾虚统血不力所致心神不宁之脏躁。

（3）五味子、龙骨、牡蛎、川百合、生地、麦门冬、生地、地骨皮、玄参、白芍、麦冬、阿胶、钩藤、茯苓、远志、九节菖蒲、竹茹。本方由《傅青主女科》两地汤变化而来，可养阴滋液，安神宁志。

3. 因心肝火旺所致者，症见行经期间烦躁易怒，心胸烦闷，语无伦次，甚则动辄怒骂殴打，不能自控，舌苔黄厚或腻，脉弦数或滑数。治宜清心平肝，镇定安神。

临床经验方与体会：清热镇惊汤（《医宗金鉴》）加减。柴胡、薄荷、麦冬（去心）、栀子、神曲、黄连、龙胆、茯神、钩藤、通草、生甘草、灯心草、竹叶。方中黄连、栀子清心泻火；龙胆清肝火，配麦冬滋阴养液，并有清心之功，以防苦寒太过；神曲、薄荷疏肝清热；钩藤平肝清热镇静；通草、竹叶、灯心草清心热。

4. 阴虚心肾不交、相火偏旺、心神不宁者，治宜滋阴降火宁神，选方百合地黄汤加黄柏、酸枣仁。本方具滋润脏阴之效，加黄柏以泻相火，酸枣仁宁心安神。大便燥结，数日不解者加大黄，懊侬不得眠者，加栀子、淡豆豉、夜交藤、五味子。如因肝气郁结所致者，症见每值经前情绪不宁，郁郁寡欢，心

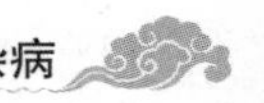

烦易怒，胸闷胁胀，经后则复如常人，苔薄白，脉弦。方选逍遥散加郁金、贝母、天竺黄。其中，逍遥散疏肝养血健脾，疏肝解郁；郁金加强行气解郁之力；加贝母、天竺黄以防肝病侮脾、脾湿生痰。

5. 阴虚，痰火上扰心窍而致脏躁者，治疗上多以养阴清心豁痰为主。

临床经验方与体会：

（1）温胆汤加味：半夏（汤洗七次）、竹茹、麸炒枳实、陈皮、茯苓、炙甘草、制南星、葶苈子、知母、麦冬、夜交藤，生姜5片，大枣1枚。温胆汤祛痰和中，加制南星、葶苈子豁痰祛湿；知母、麦冬养阴清热化痰；夜交藤养阴安神。全方泻火涤痰、安神养阴。痰多热重者，常酌加浙贝、石斛、天竺黄，并可去竹茹，易鲜竹沥。

（2）血府逐瘀汤（《医林改错》）加减：当归、赤芍、黄连、桃仁、红花、川芎、柴胡、生地、枳壳、木香、牛膝、桔梗、大黄、礞石。

（3）生铁落饮（《医学心悟》）加减：天冬、麦冬、贝母、胆南星、石菖蒲、橘红、远志、连翘、茯苓、玄参、钩藤、丹参、朱砂、生铁落。全方清热涤痰，使热去痰除，神清志定而病自愈。

（4）清半夏、淡竹茹、天竺黄、郁金、生龙骨、黄连、麦冬、生大黄（后下）、橘红、杏仁、生甘草。

（5）生地、玄参、麦冬、石斛、知母、丹皮、黄连、石菖蒲、地骨皮、龙骨、白芍、甘草、枣仁、远志。本方养不足之阴，泄独胜之热，融豁痰、清心、滋阴、宁神于一方。

（6）生地、北沙参、枸杞子、麦门冬、当归、丹皮、钩藤、石决明、炒枣仁、川百合、浙贝母、山栀、淮小麦、甘草、大枣。本方为百合地黄汤、丹栀逍遥散合一贯煎加减而成，治疗血虚肝旺所致脏躁。

第二节 乳癖

乳癖是一种以乳房部疼痛结块，与月经周期及情志变化密切相关为主要表现的良性增生性疾病。相当于乳腺增生病。

【溯源】

隋代《诸病源候论》中有关于“乳中结核”的记载，其曰：“足阳明之经脉，有从缺盆下于乳者，其经虚，风冷乘之，冷折于血，则结肿。夫肿热则变败血为脓，冷则核不消。”从症状的描述来看，与本病特征颇为相似。

宋代《圣济总录》：“盖妇人以冲任为本，若失于将理，冲任不和，阳明经热，或为风邪所客，则气壅不散，结聚乳间，或硬或肿，疼痛有核……”其所载病因病机和症状表现与后世医家对乳癖病证的论述基本相符。

清代《疡科心得集》对乳癖的记载颇为具体：“第乳之为疡有不同。有乳中结核，形如丸卵，不疼痛，不发寒热，皮色不变，其核随喜怒为消长，此名乳癖。”

【采撷与体会】

因肝经循胁肋，过乳头，乳头乃足厥阴肝经支络所属，乳房为足阳明胃经循行之所，足少阴肾经入乳内。故有乳头属肝、乳房属胃亦属肾之说。冲脉所司在肝而又隶于足阳明胃经，故冲脉与乳房、乳头相关，若肝气郁结或痰湿阻滞，遇经前、经期冲脉气血充盛，郁滞更甚，令乳络不畅，可致本病发生。以发病时间联系脏腑功能析之，应与肝、胃、肾有密切关系。就肝之功能而言，肝藏血，主疏泄，冲脉隶于阳明而附于肝，发病时间多在经前或经期，而经行时气血下注血海，易使肝血不足，气偏有余，若为情志内伤，肝失条达，血行不畅，则经行乳房胀痛由此而作。又有因素体阴虚，经行时阴血愈虚，乳络失于濡养，经行乳房胀痛。

本病多由气滞肝郁、七情不畅、痰气搏结、气血瘀滞所致。大都与性格情绪因素有关，乳房肿块也常随喜怒而消长，《疡科心得集》谓：“乳癖乃乳中结核，形如丸卵，或垂作痛，多由思虑伤脾、恼怒伤肝、郁结而成。”肝郁则气滞，思虑太过则气结，最终导致痰气搏结成块。本病初起多为实证，但迁延日久则可累及肝肾之阴，筋脉失养而致络脉拘结。

本病以乳房胀痛随月经周期性发作为辨证要点，治疗以行气豁痰，疏通乳络为大法。

【处方与用药】

1. 肝郁气滞证，症见经前、经期乳房乳头胀痛，或乳头痒痛，甚或结节成块，痛而不能触衣，疼痛拒按，胸闷胁胀，经行小腹胀痛，经行不畅，色暗红，忧郁寡言，喜叹息，或心烦易怒，口苦咽干，舌暗红，苔薄白，脉弦细。治宜疏肝理气，通络止痛。

临床经验方与体会：

(1)柴胡疏肝散(《景岳全书》)加减：王不留行、川楝子、柴胡、枳壳、炙

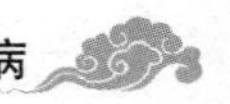

甘草、白芍、川芎、香附、陈皮。方中柴胡、川楝子疏肝解郁调经；枳壳、香附、陈皮理气行滞消胀；白芍、甘草缓急止痛；川芎行血中之气，配王不留行以通络行滞。全方合用，能疏肝之郁，通乳之络，故乳房胀痛可消。若乳房有结块痛甚者，酌加夏枯草、海藻以软坚散结；肾虚腰痛者，酌加菟丝子、续断、杜仲。

（2）当归、杭白芍、北柴胡、炒白术、橘叶、橘核、蒲公英、制香附、小青皮、丝瓜络、广郁金、白茯苓、焦山栀、路路通。本方疏肝理脾，行气通络。适于肝郁乘土犯脾，脾失健运、生化之力不足而见腹胀、纳谷不香、面色少华等体征者。于月经前5～7天开始服用。

（3）柴胡、小青皮、陈皮、橘核、桃仁、红花、丹皮、赤芍、鸡内金、忍冬藤、枳壳。若肝郁化热夹瘀者，症见经前乳房胀痛，乳中结块疼痛拒按，月经先期，量多，色红，质稠，有血块，或经行发热。治宜疏肝清热，凉血祛瘀，调经止痛。

2. 本病初起，七情失畅，肝气郁于本经，乳房一侧或双侧胀痛，随月经来临而加重，待月经来潮，胀痛旋即消失，可从疏肝理气、通络散结着手，用药侧重于疏肝。

临床经验方与体会：

（1）逍遥散：本方为行肝理气之通用方，功能疏肝解郁。

（2）丹栀逍遥散加减：逍遥散加丹皮、山栀、路路通、王不留行、皂角刺、炮山甲。本方治肝郁日久，有化热而兼见烦躁、口苦者。

（3）当归、柴胡、青皮、橘叶、白芍、益母草、橘核、丹皮、王不留行、穿山甲、蒲公英、延胡索。本方治乳癖，经来胀痛，触之有块，侧重于疏肝散结、通络止痛。

（4）柴胡、当归、丹皮、皂角刺、蒲公英、丝瓜络、郁金、浙贝、制香附、夏枯草、牡蛎。本方侧重于疏肝软坚散结，对乳中肿块胀痛，经临床治疗而未见明显缩小者可以试用。结块偏硬者，可加入三棱、刘寄奴等。

（5）当归、柴胡、小青皮、益母草、生麦芽，川郁金、丹皮、延胡索、京三棱、川楝子、莪术、桃仁、红花。本方功在活血化瘀、理气通络，治疗乳癖日久，气滞血结，由气渐及血络。肿块偏硬者，应从疏肝理气兼活血化瘀、软坚散结为治。

(6)柴胡、夏枯草、白花蛇舌草、半枝莲、蒲公英、昆布、浙贝母、橘核、穿山甲、老鹿角、天花粉、麦芽、鸡内金。本方侧重于散结消块,疼痛甚者加延胡索、乳香、没药。

(7)当归、桃仁、红花、枳壳、川芎、老葱、赤芍、麦芽、青陈皮、蒲公英、桔梗、益母草、桂枝。本方由血府逐瘀汤加减而成,重在逐瘀散结。

(8)制半夏、浙贝母、牡蛎、茯苓、白芥子、夏枯草、瞿麦、皂角刺、柴胡、当归、蒲公英、青皮、橘叶。本方侧重于软坚化痰散结,对痰气搏结者尤为相宜。

3. 乳头属肝,乳房属胃,故肝胃二经的病变,尤能影响乳癖的形成。阳明胃经为多气多血之经,肝气稍有怫郁,即可使阳明腑热壅滞,腑气不畅,热壅阳明,郁结乳房而成块。因此,在临床上常可遇到因饮食失节,膏粱厚味,加之情志不畅而气血壅滞成块者,在治疗上则宜另辟蹊径,以通泄阳明、清胃通腑为法,消乳房气血之壅滞。

临床经验方与体会:

(1)蒲公英、柴胡、浙贝母、黄芩、黄连、制香附、生石膏、丹皮、知母、夏枯草、丝瓜络、山楂、麦芽。本方以清胃为主,清泻阳明经热。大便干结者可加入制军、川朴。

(2)蒲公英、黄芩、黄连、丹皮、柴胡、浙贝母、山栀、制军、忍冬藤、皂角刺、槟榔、制军。治前症兼有便秘口臭者。

(3)蒲公英、浙贝母、牡蛎、夏枯草、柴胡、制军、桃仁、丹皮、延胡索、川楝子、枳壳、橘核、泽兰、刘寄奴。本方治双乳胀痛,兼有胃热壅盛、腑气不通、气血壅滞之实证。

4. 如病程日久,气血耗损,或素属阴虚之体,经前阴血下注于胞宫,经潮血海由盈而虚,阴津更显不足,乳络失养,或因心肝火旺,内热伤阴,经行或经后两乳房作胀,腰膝酸软,头晕耳鸣,目眩,舌红少苔,脉细数。宜在疏肝软坚中,参以调肝肾之法。

临床经验方与体会:

(1)大生地、麦门冬、北沙参、玄参、枸杞子、当归、柴胡、丹皮、枳壳、蒲公英、丝瓜络、青皮、皂角刺、橘核、生鸡内金、茯苓。本方滋阴疏肝、通络散结,

治疗因肝肾阴虚所致乳房胀痛及伴有色块或结节者，方从一贯煎加减而成，尤其适宜于形体瘦弱、七情繁杂的阴虚肝旺，或兼有气阴两虚所致的乳癖患者。口苦咽干则加天花粉以清热生津；大便秘结者，可加瓜蒌仁、郁李仁润肠通便；潮热盗汗、五心烦热者，加地骨皮清虚热；心烦失眠者，加酸枣仁、珍珠母宁心安神；气阴两虚者则可加入西洋参、石斛、太子参、生黄芪等。

(2) 柴胡、当归、蒲公英、巴戟天、老鹿角、菟丝子、仙灵脾、茯苓、麦芽、橘核、王不留行、鸡内金。本方治肝郁气滞而偏于气虚形寒者，调肝之中参入温养奇经之品，通过温奇经八脉来调和冲任。

(3) 柴胡、当归、蒲公英、王不留行、穿山甲、生麦芽、生山楂、鸡内金、夏枯草、知母、山萸肉、旱莲草、白芍、鳖甲、益母草。本方治肝郁气滞日久而偏于肝肾阴虚者，于疏肝解郁之中参入滋阴软坚之品，临床上用于肝脾不和之乳癖。症见经前乳房、胸胁或胃脘胀痛，情志抑郁，纳谷欠佳，或食后腹胀，面色少华，舌淡或偏暗，苔薄白或薄腻，脉弦或弦缓。

5. 胃虚痰盛，水湿留滞而致乳癖者，症见经前或经期乳房胀痛，或有结块，或乳头痒痛，痛甚不可触衣，胸闷痰多，食少纳呆，平素情绪不畅，烦躁易怒，带下量多，色白稠黏，月经量少，色淡，舌淡胖，苔白腻，脉缓滑。治宜疏肝健胃祛痰，活血止痛。

临床经验方与体会：四物汤合二陈汤加减。当归、赤芍、川芎、生地、陈皮、柴胡、半夏、茯苓、海藻、红花、香附、丹皮、甘草。方中陈皮、半夏、茯苓健胃祛痰；当归、赤芍、川芎、红花活血祛瘀通络；生地、丹皮凉血行滞；柴胡、香附疏肝理气；海藻软坚散结；甘草调和诸药。全方共奏健胃祛痰，理气活血，通络散结之效。

第三节　乳痈

乳房局部呈现红肿热痛，甚至化脓溃烂，伴恶寒发热者，称为“乳痈”。乳痈是发生在乳房的急性化脓性感染。

乳痈因发生时期与发病原因不同，可分为以下几种：发生于哺乳期的，名外吹乳痈；发生于妊娠期的，名内吹乳痈；发病而与妊娠、哺乳无关的，名不乳儿乳痈。其中以外吹乳痈最为常见，尤以初产妇女产后 3～4 周易患罹此疾。因此期患乳痈与产褥关系密切，故列为本篇讨论之主要范畴。

【溯源】

《诸病源候论》称外吹乳痈为“妒乳”，病因为新产后或断乳之时，“皆令乳汁蕴积，与血气相搏”，症见“壮热大渴引饮，牵强掣痛”，初应“以手助捻去其汁，并令傍人助嗍引之”，以消肿散积，若不排出乳汁，就将“成疮有脓，其热势甚则成痈”。巢氏之论最早，分析亦颇为得当。

《经效产宝》在前论基础上，对产后乳房结硬坚肿疼痛者，另称为“乳结痈”，“若成脓者”名“垢乳”。书中除载有外治方数个外，拟方连翘汤（连翘、升麻、芒硝、玄参、芍药、白蔹、汉防己、射干、大黄、甘草、杏仁）“利下热毒”以治之，再以升麻、白蔹、大黄、芒硝等以疗乳肿，其治法已有较多变化。

《妇人大全良方》指出产后“因儿饮口气所吹，令乳汁不通、蕴结肿痛”之“吹乳”，与“因儿未能饮，余乳蓄结……以致肿痛”之“妒乳”皆可致痈。描述乳痈之症为“乳房忽壅肿痛，结核色赤，数日之外，焮痛胀溃，稠脓涌出，脓尽而愈”。其据乳头属足厥阴肝经，乳房属足阳明胃经之理，证明乳痈乃“肝胃热毒，气血壅滞”之故。除辨明乳痈初起至脓成，以及不同的见证而详立治法外，附方神效瓜蒌散（瓜蒌、生粉草、当归、乳香、没药）治“乳痈及一切痈疽初起，肿痛即消，脓成即清，脓出即愈”。

《丹溪心法》论述忿怒郁闷为其病因，最常见的为哺乳期乳汁瘀积，日久内酿成脓。其乳子“膈有滞痰，口气焮热，含乳而睡，热气所吹”，亦令乳汁凝滞成块，不治必成痈肿之见，发展了乳痈的病因病理。

《医学入门》仍宗丹溪之说，以“饮食厚味，忿怒忧郁，以致胃火上蒸乳房，汁化为浊脓。肝经气滞乳头，窍塞不通”为乳痈发病原因。但在治法上强调初起“切忌刀针”，确是中肯之见，至今仍为临床所遵循。

其后，《济阴纲目》在广泛总结前人经验的基础上，收集内服、外治方三十余首，杂方（单、验方）二十余首，从而使乳痈的治法、方药更为丰富。

《沈氏女科辑要笺正》更明确指出：“产后患此，多是积乳，先当消散，早投煎药，乳痈已成，则内有脓矣，非针之使溃，尚何有退消之法。”

外吹乳痈自《诸病源候论》始，历代医家所称病名有“妒乳”“乳结痈”“垢乳”“吹乳”“乳痈”等不同。综前贤之见，其发病原因乃乳汁蓄积，郁结化热，阻滞肝胆胃三经的疏泄通降功能，日久蕴结，化生热毒，导致气血壅滞之故。

在治疗上，强调肿胀疼痛脓未成者，当以消散结块为要；若脓已成，应决以刀针。除内服汤药外，均重视外治法的使用。从其制方、单方的数量之多来看，外吹乳痈不仅常见，而且为减轻乳痈患者的痛苦，各医家进行了大量的临床实践。这些宝贵的历史文献为乳痈的论治奠定了良好基础。

【采撷与体会】

临床上，乳痈常见于初产妇女产后3～4周或哺乳期间，出现乳房红肿，开始范围较小，疼痛，可伴发热，或产后乳汁排泄不畅，乳房部出现肿胀疼痛，触之坚硬或有肿块；进而乳房肿块增大，皮肤焮红发热，并有持续性跳痛；继则硬块中央渐软，蕴瘀成脓，或脓熟溃后，热退肿消。亦可在溃后脓出未尽，仍见发热、肿痛不减；乳汁排出不畅，或有脓液流出；恶寒发热或壮热不退；胸闷恶心，口渴呕吐。舌苔薄黄或黄腻，脉弦数。

乳痈临床上一般分为郁乳期、蕴脓期及溃脓期。如乳房肿硬疼痛，乳汁排泄不畅，恶寒发热，胸闷呕吐，舌苔薄黄，脉弦数者，属郁乳期；如乳房肿块增大，焮红疼痛，持续性跳痛，壮热不退，硬块中央应指，或乳头内有脓液流出，苔黄腻，脉弦数者，则属蕴脓期；如脓液排出，肿胀疼痛与发热减轻，逐渐愈合，或虽排脓，其发热、肿痛仍不减退，或脓液从乳头、疮口溢出，此属溃脓期。

乳痈发生的主要机制是肝胆经气机不畅，郁结成热，木旺则乘土，导致郁结之热壅滞阳明胃经。其证候有虚有实，实者因乳汁阻塞乳管，或外邪入侵而表现为实证、热证；虚者因部分产后患者仍未复原，有气虚、血虚的表现。但总以实证、热证为多见。

辨证上主要根据症状和体征，按病程分初起、成脓、溃破三个阶段，分期辨证。乳痈初起，乳房部出现红肿热痛，甚则化脓溃烂，并伴有恶寒发热者，如能及时治疗，则可消散，或脓液排净，亦可逐渐愈合。若排脓不畅，则脓液可波及其他乳络而成传囊乳痈，或破溃后穿入乳管，脓液自乳头流出，或乳汁从疮口流出形成乳漏，收口缓慢。

乳痈的发生，多因产后乳汁淤积，化热酿脓，或肝胆失疏、胃热壅阻，气滞血壅而成。造成乳汁淤积的原因较多，如初产妇女，乳头皮肤娇嫩，乳儿吸吮发生破裂;乳儿含乳而睡,咬破乳头发生破裂,吸吮乳头裂口疼痛,乳母畏痛而不能使乳儿吸尽乳汁,致乳汁淤积。或乳头畸形与内陷,影响婴儿吮吸乳汁,或乳多吮少,或初产妇乳络不通,或断乳后乳汁壅滞,或乳头裂口处结痂致使乳汁流出受阻等,均能形成乳汁淤积,日久乳汁蕴滞化热成脓,甚而破溃。此外,乳头破裂处失于清洁,或乳儿口腔不洁,致使邪毒直经裂口入侵乳脉,则火热毒邪化脓极速。

胆郁胃热多因产妇不懂哺乳期卫生所致,其次为饮食不节、过食膏粱厚味,或七情失调,导致心、肝、胆、胃郁热,热郁本经,终致乳房成痈。所谓"厥阴之气不行,故窍不得通,而汁不得出,阳明之血沸腾,故热盛化脓"。

乳头属足厥阴肝经,乳汁的分泌、乳脉的通畅均受肝气调节。若乳母情绪抑郁,肝经气机滞塞、乳脉不畅,则乳汁淤积,肝郁化火,积乳被火热所腐而化脓成痈。乳房属足阳明胃经,因其多气多血,化而为乳汁,若过食肥甘厚味,脾胃运化失职,酿生湿热,胃热蕴滞,气滞血壅,经络阻塞,热盛内腐而成脓。

治疗方面,本病应分期论治:郁乳期,宜疏肝清胃,消肿散结;蕴脓期,宜清热解毒,托里透脓;溃脓期,宜排脓生肌,清解余毒。

乳痈治疗各期均应与患处局部的外治法相结合,以利清热解毒,消肿散结,排脓生肌。尤其脓熟以后,切开排脓为重要的治疗手段。患病后当用三角巾或内衣托起患乳,脓未成时可减少疼痛,破溃后可促使脓液畅流。

【处方与用药】

1. 初期(郁乳期)多属气滞热壅证,症见乳汁瘀积结块,皮色不变或微红,肿胀疼痛。伴有恶寒发热,头痛,周身酸楚,口渴,便秘。苔薄,脉数。

临床经验方与体会:

(1)瓜蒌牛蒡汤(《医宗金鉴》)加减:牛蒡子、瓜蒌、天花粉、黄芩、陈皮、生栀子、金银花、青皮、柴胡、连翘、皂角刺、甘草。本方疏肝清胃,通乳消肿,适用于郁乳期火热偏盛之乳痈。方中青皮、陈皮、柴胡疏肝行滞;黄芩、生栀子清肺胃而泻火;银花、甘草清热解毒;瓜蒌、牛蒡子、连翘、天花粉、皂角刺清热消肿散结。如肿痛甚,加乳香、没药、赤芍;大便不通者加生大黄、玄参、厚朴;产后恶露未净者,加益母草、川芎活血化瘀;乳汁壅滞者,酌加鹿角霜、漏芦、王不留行、路路通等以通脉下乳;乳房红肿痛甚者,加丹参、赤芍、穿山甲活血消肿；壮热不退者，加生石膏、知母、生地清胃泻火保阴；呕恶者，加川楝、竹茹、藿香清肝化湿；无须哺乳者，加蒲公英、生麦芽、生谷芽、神曲以回乳消肿。

（2）青皮、橘叶、郁金、柴胡、黄芩、刺蒺藜、丝瓜络、橘络、通草、瓜蒌、蒲公英。本方通乳散结、清热疏解，适用于郁乳期而偏肝气郁滞之乳痈。

（3）当归、白芷、小青皮、浙贝母、天花粉、蒲公英、僵蚕、银花、甘草。方中当归活血散肿，白芷、浙贝母、天花粉、僵蚕消肿散结，银花、蒲公英、甘草清热解毒。本方适用于郁乳期而乳积较甚之乳痈。便秘者可加生大黄、决明子。

（4）金银花、连翘、蒲公英、瓜蒌、当归、橘叶、青皮、陈皮、乳香、没药、甘草，黄酒为引。本方治疗乳痈初起，红肿疼痛，尚未成脓者。

（5）金银花、蒲公英、浙贝母、乳香、没药、生甘草、皂角刺、当归尾、青皮、老鹿角、连翘、赤芍、蒲公英、全瓜蒌、生香附、橘叶、王不留行。本方治乳痈初中期，以发热疼痛为主，伴脓将成者。

（6）银花、蒲公英、黄芩、黄连、柴胡、丹皮、生石膏、制军、瓜蒌、生甘草、穿山甲。本方用于乳痈初起，红肿热痛，口苦、口臭、便坚、身热者。大便干结者，改制大黄为生大黄，以泻（肺）热通（大肠）便。

2. 郁乳期火热偏盛之乳痈，症见乳房肿块增大，焮红疼痛，壮热不退，舌红，苔黄腻，脉弦数。

临床经验方与体会：

（1）瓜蒌、丝瓜络、青皮、野菊花、郁金、银花、黄芩、黄连、山栀、蒲公英、皂角刺、金橘叶、浙贝母、柴胡、通草。本方疏肝清胃，消肿散结。方中银花、黄芩、黄连、山栀、野菊花清泻三焦伏热，蒲公英、青皮、橘叶、郁金、柴胡疏肝解郁，丝瓜络、通草通络下乳，瓜蒌、浙贝母清热散结。本方适用于郁乳期而偏肝气郁滞之乳痈。

（2）仙方活命饮加减：银花、牛蒡子、青皮、蒲公英、天花粉、菊花、黄芩、白芷、浙贝母、皂角刺、王不留行、通草、瞿麦、穿山甲。另可用全蝎3g研末服，每日 1 次，同时外敷仙人掌、生大黄、芒硝，三味等分研末，以凉开水调匀外用，每日 2 次。

（3）银花、连翘、牛蒡子、浙贝母、黄芩、天花粉、皂角刺、蒲公英、紫花地丁、生军、丹皮、生甘草。本方清热解毒，泄热通便，散结软坚，治疗乳痈初中期红肿热盛而脓未成者，效果确切。其中，大黄用量是治疗本病的重点，务使患者大便通畅，移热下行。

3. 如病情发展至酿脓期（成脓期），此时热毒壅集于乳房局部，焮红灼热跳痛，壮热不退，口渴便秘，舌红，苔黄或黄腻，脉洪数。乳痈成脓期，初起症状未消失反加重，热象明显，以跳痛明显为主要辨证依据。此阶段治疗则宜清热解毒，托里透脓。

（1）透脓散（《外科正宗》）加减：生北黄芪、炮山甲、当归、川芎、皂角刺。热重加蒲公英、金银花、连翘；便秘加生大黄、玄参、瓜蒌仁；肿痛甚加赤芍、路路通、三棱、莪术；火热内盛可加入生石膏、知母、生甘草。

（2）托里散（《沈氏女科辑要》）加减：银花、连翘、大黄、赤芍、当归、芒硝、皂角刺、生石膏、丹皮、柴胡、黄芩。方中银花、石膏、连翘、黄芩清热解毒，大黄、赤芍、当归、丹皮清热凉血活血，芒硝软坚散结，柴胡疏肝解郁，皂角刺排脓消肿。全方共收清热解毒、托里透脓之效。体虚者，加党参、黄芪以补虚托脓。如脓熟后则可切开排脓。

4. 溃后恢复期为正虚毒恋阶段，临床可见溃脓后乳房疼痛减轻，红肿消退，全身症状好转，此为顺证。溃脓或切开排脓后引流不畅，红肿热痛不消，出现"传囊乳痈"；或乳汁从创口而出，出现乳漏，此为逆证。辨证要点在于溃后脓是否引流通畅，以患者表现出的症状和体征为主要依据。

临床经验方与体会：

（1）托里消毒散（《医宗金鉴》）加减：生黄芪、党参、川芎、白术、茯苓、当归、赤芍、白芍、金银花、白芷、生甘草、皂角刺、桔梗。此方益气和营托毒。结块明显者，加王不留行、石见穿、生鸡内金、半枝莲、半边莲以通络散结；头晕乏力者，加红枣、鸡血藤以健脾益气养血；不思饮食者，加炒神曲、厚朴以行气消滞开胃。

（2）老鹿角、连翘、赤芍、蒲公英、麦芽、全瓜蒌、皂角刺、丹参、丹皮、赤芍、香附、橘叶、莲房、王不留行。初期红肿疼痛发热，可配合内服仙方活命饮，乳痈初起以通络为主，终止哺乳以回乳为主。

5. 虽溃脓未全净，身似壮热，则还宜清热解毒，托里排脓。

（1）银花、银花藤、连翘、制军、生石膏、蒲公英、王不留行、穿山甲、黄芩、浙贝母、生甘草、当归。

（2）当归、黄芪、白芷、皂角刺、党参、白术、柴胡、橘皮、麦芽、山楂。本方清热益气、托里扶正，治溃后日久，脓液大体已尽，或脓汁已稀。

6. 本病愈后，气血已虚，常可见患者神倦困乏、精神倦怠、面色无华等邪去正虚体征。此时宜以补气养血、健脾等法，扶正善后，处方不外八珍汤、十全大补汤、归脾汤及人参养荣丸之属。

第四节　不孕症

凡生育年龄的妇女，配偶身体健康、生殖功能正常，婚后夫妇同居两年以上，未避孕而未怀孕者，或曾有孕育，而又两年以上再未怀孕者，称为不孕症。前者称为原发性不孕，古称“全不产”“无子”，后者称为继发性不孕，古人称为“断绪”。

【溯源】

历代医籍中均有对人类生命起源有关内容的记载。《易经》有“天地氤氲，万物化醇，男女构精，万物化生”的论述，并注意到“妇人不育”“妇三岁不孕”对嗣续传代的影响，并当求药治疗。“男女同姓，其生不蕃”，则更强调近亲结婚对宗族延续的害处。《素问·骨空论》亦有：“督脉者……此生病……其女子不孕。”

张仲景《金匮要略·血痹虚劳病脉证并治》中有关于男性不育的最早记载：“男子脉浮弱而涩，为无子，精气清冷。”并从脉象上判断其不孕原因为精寒。

皇甫谧《针灸甲乙经》云：“女子绝子，衃血在内不下，关元主之。”认识到女子不孕，有血块凝聚在腹内不能泄下，提出血运不畅而致瘀血不孕的病因。

巢元方《诸病源候论》说：“然妇人夹疾无子，皆由劳伤血气，冷热不调，而受风寒，客于子宫，致使胞内生病，或月经涩闭，或崩血带下，致阴阳之气不和，经血之行乖候，故无子也。”巢氏认为不孕的内因是劳伤气血，外因是风寒之气客于胞宫，其中“调经为要”“调经种子”的立论为后世治疗本病提供了辨证方向。

孙思邈《备急千金要方》云：“凡人无子，当为夫妻俱有五劳七伤，虚羸百病所致，故有绝嗣之殃。夫治之法，男服七子散，女服紫石门冬丸，及坐药荡胞汤，无不有子也。”提出了男方不育的观点。

陈自明《妇人大全良方》云：“然妇人无子，或劳伤血气，或月经闭涩，或崩漏带下。右尺浮则为阳绝，或尺微涩，或少阴脉浮紧，或尺寸俱微弱者，皆致绝产。若调摄失宜，饮食失节，乘风袭冷，结于子脏，亦令无子也。”陈氏所言，基本上是宗巢氏之说。

《圣济总录》言：“妇人所以无子者，冲任不足，肾气虚寒也，《内经》谓女子二七天癸至，任脉通，太冲脉盛，阴阳和，故能有子。若冲任不足，肾气虚寒，不能系胞，故令无子。”是言肾阳虚不能温煦胞宫，提出了肾虚宫寒而致不孕的著名论点。

《丹溪心法》：“若是肥盛妇人，禀受甚厚，恣于酒食之人，经水不调，不能成胎，谓之躯脂满溢，闭塞子宫，宜行湿燥痰。”丹溪首倡痰湿不孕的观点，为后人提供了治疗方向。

薛立斋《校注妇人良方》认为：“妇人之不孕，亦有因六淫七情之邪，有伤冲任；或宿疾淹留，传遗脏腑；或子宫虚冷，或气旺血衰，或血中伏热。又有脾胃虚损，不能营养冲任。更当察其男子之形质虚实如何，有肾虚精弱，不能融育成胎者；有禀赋微弱，气虚血损者；有嗜欲无度，阴精衰惫者，各当求其原而治之。”薛氏全面论述了不孕的病因，认识到不孕的原因是多方面的、复杂的。他还说：“大率治病先论其所主，男子调其气，女子调其血，气血者，人之神也。然妇人以血为本，苟能谨于调护，则气血宣行，其神自清，月水如期，血凝成孕。若脾胃虚弱，不能饮食，荣卫不足，月经不行，肌肤黄燥，面无光泽，腹难子息。”提出了调理气血对不孕不育的重要性。

张景岳《景岳全书》云：“妇人所重在血，血能构精，胎孕乃成，欲察其病，唯于经候见之，欲治其病，惟于阴分调之……凡此皆真阴之病也。真阴既病，则阴血不足者不能育胎，阴气不足者不能摄胎，凡此摄育之权，总在命门。正以命门为冲任之血海，而胎以血为主，血不自生而又以气为主，是皆真阴之谓也。所以凡补命门，则或气或血，皆可谓之补阴。而补阴之法即培根固本之道也……是以调经种子之法，亦惟以填补命门，顾惜阳气为之主。然精血之都在命门，而精血之源又在二阳心脾之间，亦无非补阴之源也；使不知本末先后而妄为之治，则又乌足以言调经种子之法。”景岳从妊娠生

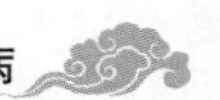

理、病理全面论述不孕之理，并强调命门的作用，提出了治疗不孕症的两大法则。

万全《广嗣纪要》云："……五种不宜，一曰螺，阴户外纹如螺蛳样，旋入内；二曰文，阴户小如箸头大，只可通，难交合，名曰石女；三曰鼓花头，绷急似无孔；四曰角花头，尖削似角；五曰脉，或经脉未及十四而先来，或十五六而始至，或不调，或全无。此五种无花之器，不能配合太阳，焉能结仙胎也哉。"万氏认识到五种有先天生理缺陷之人是不能怀孕的，首先提出女性胞宫先天发育异常所致不孕。

陈士铎《辨证录》言："妇人有腰酸背楚，胸中胀闷，腹内生瘕，日日思寝，朝朝欲卧，百计求子，不能如愿。人以腰肾之虚，谁知任、督之困乎。夫任脉行于前，督脉行于后，然皆从带脉上下而行也。故任、督脉虚，而带脉坠于前后，虽受男子之精，必多小产。况任、督之间有疝瘕之症……"陈氏提出了奇经八脉的功能正常在受孕上的重要性。

【采撷与体会】

中医认为，不孕的致病之因大致有：肾虚、气血不足、肝郁、瘀阻、痰浊等五类。

若由肾虚所致者，多先天禀赋不足，肾精不充，先天肾气不足，阳虚不能温养胞宫；或冲任、胞宫虚寒；或房事不节、反复流产；或大病久病，穷必及肾；或年事已高，肾气渐衰；或寒湿伤肾。若肾气虚，则冲任虚衰；肾阳亏虚，命门火衰，或阴寒内盛于冲任、胞宫，均不能摄精成孕；若肾阴亏虚，精亏血少，天癸不足，冲任亏虚，子宫干涩，或阴虚生内热，热扰冲任、胞宫，亦不能摄精成孕。更为严重者，是肾－天癸－冲任－胞宫四者之间的失调，导致月经失调、闭经或崩漏而导致不孕；如天癸不能按时而至或至而不盛，冲任脉虚，胞宫失于温煦而失养，不能摄精成孕。若由真阳不足，命门火衰，不能化气行水，寒湿注于胞中，以致宫寒不孕。正如陈士铎《辨证录》所谓："夫寒冰之地，不生草木；重阴之渊，不长鱼龙。今胞宫既寒，何能受孕？"又有房室不节，精血耗散，胞失煦濡，亦不能成孕。

若体质素弱，阴血不足或脾胃虚损，化源衰少，营血不足，或久病失血伤津，导致冲任血虚，胞脉失养，血少则不能摄精成孕。即如朱丹溪《格致余论》所言："阳精之施也，阴血能摄之，精成其子，血成其胞，胎孕乃成。今妇人无子者，率由血少不足以摄精也。”《女科经纶》引何松庵说：“有瘦弱妇人，不能成胎者，或内热多火，子宫血枯，不能凝精。”

如因七情六欲所致不孕，则多见于患者世事纷争繁杂、忧思不定、喜怒无常，致使肝失条达，气机郁滞，肝气郁结，疏泄失常，则气滞血瘀；气为血帅，血赖气行；郁而不舒，气血失和，冲任不能相资，胞宫血海不宁，月事不调，难以受孕。正如陈修园《女科要旨》所言：“妇人无子，皆由经水不调。经水所以不调者，皆由内有七情之伤，外有六淫之感，或气血偏盛，阴阳相乘所致。”

痰湿成因，关乎脾肾两脏，脾肾阳虚，运化失调，水精不能四布，滞留为饮，聚而成痰，痰饮黏滞，纯属阴邪，最易阻滞气机，痰湿阻滞，气机不畅，冲任二脉不通，生化功能不足，月事不调，故致不孕。又有见素体肥胖或饮食不节，膏粱厚味而致痰湿内生，气机不畅，胞脉受阻，如《医宗金鉴》所说：“或因体盛痰多，脂膜壅塞胞中而不孕。”

如由血瘀阻滞于胞中而致不孕者，多因七情内伤，气机郁结，气滞则血瘀，或因经期产后，余血未净，继感外邪入侵胞脉，致使宿血停滞，壅塞胞脉，月事不调，不能摄精成孕。

不孕症的治疗原则，可根据《黄帝内经》“肾气盛……天癸至，任脉通，太冲脉盛……阴阳和，故有子”的理论，治法应以补肾气、益精血、养冲任、通血脉、调月经为总原则。古人认为月经不调和不孕有密切关系，林佩琴在《类证治裁》中说：“经不准，必不受孕。”而楼全善《医学纲目》说：“求子之法，莫先调经。”即所谓“调经种子”之法。但由于证有虚实，且虚者又有阴阳之异，实者亦有痰湿、瘀血、肝郁之别，又有虚中夹实者，均当详审。既不能拘泥于肾虚，一味温补，亦不可拘泥于血虚，专事兼阴。诚如《景岳全书·妇人规》所言：“种子之方本无定轨，因人而药，各有所宜，故凡寒者宜温，热者宣凉，滑者宜涩，虚者宜补，去其所偏，则阴阳和而生化著矣。”同时，除药物治疗外，尚需情志舒畅，房事有节，起居有常。

笔者认为，治疗不孕宜于经后加强滋肾养血，选加枸杞子、肉苁蓉、山萸肉、龟甲；经间加淫羊藿、熟附子、丹参、桃仁以补肾活血促排卵；经前加强疏肝解郁，选用郁金、合欢皮、青皮之属。各有侧重地与月经周期肾的阴阳消

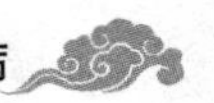

长转化和气血盈亏的规律相呼应，如此调经种子，有较好疗效。临床观察，高泌乳素血症者多以肝郁型多见，黄体不健者则以肾虚肝郁多见，可以结合有关检查随证加减。此外，肝郁型必须配合心理疗法。

【处方与用药】

1. 因肾虚，或原本先天肾气不足，阳虚不能温养胞宫而致宫寒不孕者，此在临床上常见婚久不孕，月经迟发，或月经后推，或经闭，经色淡暗，性欲淡漠，小腹冷，带下量多，清稀如水；或子宫发育不良。兼症：腰酸膝软，夜尿多；眼眶暗，面部暗斑，或环唇暗；舌质淡暗。治则应重在补肾，温肾暖宫，调补冲任。

临床经验方与体会：

（1）生黄芪、熟地黄、山药、枸杞、黄芪、淡附片、肉桂、鹿角胶、杜仲、川断、桑寄生、菟丝子。本方以右归丸加减而成，为治疗肾中阳气不振而致不孕的常用方。从理论上讲，本方专治“元阳不足，或先天禀衰，或劳伤过度，以致命门火衰，不能生土，而为脾胃虚寒”，或“寒在下焦”“阳衰无子”等胞宫虚寒不孕证。本方“益火之源，以消阴翳”，以培补肾之元阳为主。又宗“阴阳互根”“阴中求阳”之义，佐以滋阴填精益血之品，使阳得阴助，则生化无穷。方中制附子与熟地黄相配，调补肾中阴阳，使之平衡协调，已有学者研究只此二味中药即能促排卵。

（2）毓麟珠（《景岳全书》）：人参、白术、茯苓、白芍、当归、川芎、熟地黄、炙甘草、菟丝子、杜仲、鹿角霜、川椒。本方原治妇人气血俱虚，经脉不调，瘦弱不孕。方中八珍汤双补气血，温养冲任；菟丝子、杜仲、鹿角霜温养肝肾，调补冲任；川椒温肾助阳。诸药合用，能温补先天肾虚以生精，又能培补后天脾胃以生血，使精血充足，冲任得养，胎孕可望。在临床使用中，常去川椒，而加枸杞子、仙灵脾以增强温阳暖宫之力。

（3）菟丝子、覆盆子、肉苁蓉、枸杞子、桑寄生、熟地黄、当归、人参、黄芩、地骨皮、丹皮。本方是笔者从五子衍宗丸加减而成，为临床常用自拟方药。主治脾肾阳虚，火不暖土，症见面浮肢肿，四肢不温，胸闷痰多，婚久不孕，月经量少，经期延后，经色暗而质清，伴腰膝酸软，小腹冷坠，白带清稀，小便清长，舌淡、苔薄白，脉沉细或沉迟等。

（4）人参、黄芪、白术、阿胶、老鹿角、补骨脂、菟丝子、川断、桑寄生。本方温阳补肾，养血调经。

（5）补肾种子方（广州中医药大学经验方）加减：砂仁、党参、熟地、制首乌、枸杞子、金樱子、菟丝子、淫羊藿、桑寄生。本方金樱子（笔者在临床使用时常不用，而改用生黄芪）、菟丝子、淫羊藿、桑寄生温阳补肾，熟地、制首乌、枸杞子养血调经，党参益气补中，砂仁芳香醒脾。如小腹冷甚，腰痛如折，小便不禁者，可加用巴戟天、肉桂、制附片等增强温补肾阳之功；如带下清稀、量多，加鹿角霜固涩止带；如月经后期、量少，加当归、香附、川芎、怀牛膝养血；如阴虚有热者，加旱莲、白芍、女贞子、桑椹子等养阴；若见肝气郁结者，可酌加香附、郁金、佛手、乌药等疏肝理气。

（6）菟丝子、杜仲、巴戟天、淫羊藿、当归、党参、炙甘草、枸杞子、附子、熟地黄。临床上，本方常在月经第 3～4 天起开始服用，连服 12～14 剂以温肾暖宫，可增加加受孕机会。可参入黄芩、知母，兼清虚热以防碍胎。

2. 治元阳不足，先天禀赋不足，以致命门火衰之不孕。

临床经验方与体会：

（1）仙灵脾、仙茅、紫石英、川芎、川续断、川牛膝、五味子、菟丝子、枸杞子、香附、当归、白芍、丹皮。本方可温肾暖宫促孕，适于命门火衰，肾虚宫寒之不孕。

（2）杜仲、桑寄生、紫河车、菟丝子、枸杞子、肉苁蓉、鹿角霜、砂仁、艾叶、茯苓、当归、山药、乌药、制香附、车前子。上药按患者具体体质情况调整用药剂量，共研细末，炼蜜为丸，每丸重 3～5g，早晚各服 1 丸，从月经第 1 周开始，温开水送服，有促进受孕之作用。本方常用于偏于肝肾阴虚所致不孕患者，临床常表现为婚久不孕，月经先期，量少色红，或经前点滴出血，或月经后期量少，或闭经，形体消瘦，腰酸耳鸣，头晕眼花，五心烦热，少眠，口干便秘，性情急躁，舌红苔少，脉细。

（3）养精种玉汤（《傅青主女科》）合六味地黄丸（《小儿药证直诀》）加麦冬、石斛、地骨皮、黄柏、肉苁蓉、知母、龟甲。治先天不足、肾阴亏损之不孕。

（4）左归丸加制首乌、肉苁蓉、桑椹子、地骨皮、黄芩、白芍、赤芍、丹皮、旱莲草、女贞子、柴胡。本方补肾阴，佐以活血泄热，以促孕，宜从月经开始即服用，至月经中期（即排卵前服用，时间为月经周期第3～11天）。

（5）菟丝子、淫羊藿、鹿角胶、龟甲胶、覆盆子、桃仁、红花、丹参、当归、泽兰、陈皮、桃仁、丹参、紫河车。本方温肾暖宫、煦养奇经而促孕，是临床常用经验方。月经周期第12～18天服用，可诱发排卵。

（6）淫羊藿、桑寄生、杜仲、川断、杞子、菟丝子、黄芪、白术、当归、黄芩、地骨皮、知母、香附。月经第19～28天服用。

以上三方为笔者临床治疗女性不孕的常用方，合成一个月经周期，连用4个月为一疗程，其间于月经周期的第12、14、16天或14、16、18天嘱咐交替进行同房。

（7）人参、白术、茯苓、白芍、当归、川芎、熟地黄、炙甘草、菟丝子、杜仲、鹿角霜、柴胡、枸杞子。本方以益气、温肾、暖宫、促孕为主。

3. 因肾阳虚寒，火不暖土，而致脾肾阳虚，面浮肢肿，四肢不温，胸闷痰多，舌淡暗胖，脉沉。伴有素体虚弱或久病耗血，以致冲任血虚，胞失血养而不孕。常见症状为婚后无子，月经后期，量少色淡，面色萎黄，皮肤不润，形体瘦弱，头晕目眩，舌淡苔薄，脉细弱。

临床经验方与体会：

（1）加减苁蓉菟丝子丸（《中医妇科治疗学》）：菟丝子60g，覆盆子30g，肉苁蓉60g，枸杞子20g，桑寄生30g，熟地黄60g，当归30g，紫河车30g，焦艾30g。上药共为小丸，每服10g，早晚各1次，温开水送下，亦可作汤剂，用量按比例酌定。

（2）五子衍宗丸（《证治准绳》）加减：菟丝子、枸杞子、覆盆子、茺蔚子、蛇床子、淫羊藿、当归、黄芪、肉桂、制香附、炙黄芪、怀山药、制首乌。随证加味用于治疗无排卵性不孕患者，此方可较长时间（3～5个月）服用。

（3）调经种玉汤加鹿角胶、菟丝子、炒杜仲，并参入四物汤加减变化。本方为养血滋肾调经方，若血虚脾弱，面浮肢肿，食欲欠佳者宜健脾益气，用异功散加怀山药、糯稻根益气养神，当归、白芍养血调经，使其脾胃健，化源足，营血充，血海满，月经调，自能成孕。

4. 偏于肾阴亏损之不孕患者，以滋阴补肾固冲为治。如因肾虚兼有肝郁，临床常可见婚久不孕，经来先后不定，量少色淡暗，有血块，或腰骶酸痛，头晕耳鸣，或有胸胁、乳房、少腹胀痛，胸闷不舒，心绪繁杂，喜叹息，舌淡暗，苔薄白，脉弦细，尺弱。

临床经验方与体会：

（1）熟地黄、山药、川续断、桑寄生、怀牛膝、山萸肉、白芍、杜仲、菟丝子、龟甲。本方温养奇经，暖宫促孕。

（2）菟丝子、白芍、当归、山药、熟地、茯苓、荆芥穗、柴胡、制香附、陈皮、肉苁蓉、桑寄生。本方经后使用可加强滋肾养血作用，调理冲任而促孕；经前使用，可加强疏肝理气活血作用，调理肝肾功能。

5. 因情志不畅，肝郁气血不宣，影响胞宫受孕者，即如《景岳全书》所言“情怀不畅则冲任不充，冲任不充则胎孕不受”。叶天士也指出：“求子心愈切，得之愈难。”如若精神紧张，情怀不畅，百想经心，内伤五脏，外损姿颜，容易抑制或干扰，导致不孕。傅青主有“嫉妒不孕”之说，并创制“开郁种玉汤”，开创从郁论治之法。

临床经验方与体会：

（1）丹皮、山栀、柴胡、白芍、赤芍、茯苓、白术、黄芩、地骨皮、生地。本方为临床常用促孕方，尤其对肝郁气滞血热导致的不孕效果明显。便坚者可参入四逆散，月经量多者，加益母草、地榆炭。

（2）开郁种玉汤（《傅青主女科》）：当归、白芍、白术、茯苓、天花粉、牡丹皮、丹参、香附。本方有疏肝理脾，调经种子之功。原书批注云：“方似平平无奇，然却能解妒种子，不可忽视。”此方为逍遥散变方，以香附理气中之血，入肝经，代柴胡，加丹参凉血活血、天花粉生津。其中丹皮用量宜大，以起凉血、疏肝、解郁、调经之功。

（3）百灵调肝汤（《百灵妇科》）：当归、赤芍、牛膝、通草、川楝子、瓜蒌、皂刺、枳实、青皮、甘草、王不留行。本方为治肝郁不孕，系著名老中医韩百灵经验方。全方疏通气机，调经通络助孕，但笔者在临床上使用甚少。

（4）定经汤加减：菟丝子、白芍、当归、大熟地、山药、茯苓、荆芥穗、柴胡。傅山说：“此方疏肝肾之气，非通经之药也；补肝肾之精，非利水之品也。肝肾之气舒而精通，肝肾之精旺而水利。”

6. 若因痰湿内阻，素体脾虚，或劳倦思虑过度，饮食不节伤脾，或肝木犯脾，或肾阳虚不能温脾，脾虚则健运失司，水湿内停，湿聚成痰；或嗜食膏粱厚味，痰湿内生，躯脂满溢，闭塞胞门，不能摄精成孕者，朱震亨首倡痰

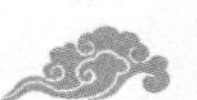

湿不孕，明确指出了本证型的病因、病机、症状，并提出了行湿燥痰的治法及方药。傅山在《傅青主女科》中对此也有详细论述："妇人有身体肥胖，痰涎甚多，不能受孕者……乃脾土之内病……不知湿盛者多肥胖，肥胖者多气虚，气虚者多痰涎，外似健壮而内实虚损也……夫脾本湿土，又因痰多，愈加其湿，脾不能受，必浸润于胞胎，日积月累，则胞胎竟变为汪洋之水窟矣！且肥胖之妇，内肉必满，遮隔子宫，不能受精，此必然之势也。"症见月经不调，常以逾期稀发为主，带下量多，色白如涕，倦怠乏力，身体偏于肥胖，因脾虚水湿不运而生痰湿，流于下焦，滞于冲任，阻于胞宫而成不孕。

临床经验方与体会：

（1）黄芪、茯苓、法半夏、薏仁、泽泻、柴胡、陈皮、甘草、苍术、藿香、香附、胆南星、枳壳、益母草、红花、生姜、神曲。本证乃本虚标实，临证时常加重黄芪用量，以补气温中化湿。本方常用于肥胖湿阻之不孕，亦可用于于多囊卵巢综合征导致的不孕、肥胖、闭经等。如见月经过少等月经失调，治以补肾化痰或补肾化痰活血为主，后者还可加入活血化瘀药，诸如丹皮、赤芍、三七粉等，前者在上述方药的基础上，可加皂角刺、白芥子、露蜂房、牡蛎化痰软坚。

（2）启宫丸（经验方）：法半夏、苍术、香附、茯苓、神曲、陈皮、川芎。何松庵说："有肥白妇人不能成胎者，或痰滞血海，子宫虚冷，不能摄精，尺脉沉滑而迟者，当温其子宫，补中气消痰为主。"指出了以脾肾虚为本，痰湿为标的病机。

7. 因肾虚痰凝胞宫所致不孕者，临床常可见婚久不孕，月经后期，量少色淡，或经闭不行，带下量多，色白、质清稀，形体肥胖，喉中痰多，毛发较浓，神疲少动，胸闷呕恶，嗜卧懒言，头晕腰酸，形寒怕冷，便溏浮肿，舌淡胖，苔白腻，脉细滑。

临床经验方与体会：肾气丸合苍附导痰汤，加仙灵脾、仙茅、党参、黄芪、丹参。此类患者大都偏于本虚标实，除肾虚外，常见脾虚。脾为生痰之源，痰凝阻滞冲任、胞脉，影响气机升降，以致血液运行迟缓而成瘀，瘀痰互结，加重病情。或因七情内伤，气机郁结，气滞血瘀，或因经期产后，余血未净，继感外邪，入侵胞脉，致使宿血停滞，壅塞胞脉，月事不调，不能摄精成孕。

8. 瘀滞胞宫证是目前临床上最常见的女性盆腔炎及输卵管阻塞造成不孕症的主要证型。中医认为其主要病因是肝郁气滞，瘀血阻络，不能摄精成孕。引起血瘀，可因人工流产术后，或其他妇科手术创伤，伤及脏腑、经络、气血，使气血运行不畅；又可因经期产后摄生不慎，感受寒邪，血遇寒凝而成瘀；或感受热邪，血受热灼为瘀；或经期、产后余血未尽而同房，感染邪毒为瘀，或浊精与余血相结为瘀。亦常见素性忧郁，加之七情内伤，肝气郁结，气滞血瘀，瘀阻冲任者。多为继发性病因病机，其病机本质是：瘀阻冲任、胞脉、胞宫，终致不能摄精而成孕。

临床经验方与体会：四逆散（《伤寒论》）合桂枝茯苓丸（《金匮要略》）加减。王不留行、皂角刺、炮山甲、柴胡、枳实、芍药、炙甘草、桂枝、茯苓、牡丹皮、桃仁。本方治气滞瘀阻性不孕，故治法上注重在疏肝理气，化瘀通络。

9. 如属因寒凝瘀滞所致不孕者，临床可见婚久不孕，或继发不孕，月经后期量少，或经行腹痛，经来色暗、有血块，带下量多质稀，少腹冷痛，得温则舒等症状。

临床经验方与体会：

（1）川桂枝、赤芍、肉桂、川芎、半夏、丹皮、干姜、延胡索、小茴香、大枣、甘草。本方温经散寒，祛瘀通络而促孕。

（2）少腹逐瘀汤合琥珀散加减：小茴香、桃仁、红花、三棱、莪术、丹皮、桂枝、延胡索、刘寄奴、当归、赤芍、熟地、琥珀。痛经明显者，加丹参、土鳖虫、石楠藤、炮山甲、王不留行。

10. 由肾虚血瘀所致不孕者，症见继发不孕，或婚久不孕，月经量多或淋漓不净，色淡暗，有血块，神疲乏力，腰膝酸软，面色晦暗，头晕目眩，有时少腹隐痛。

临床经验方与体会：

（1）二仙路路通汤（《中国现代名中医医案精华》）加减：丹参、赤芍、仙茅、淫羊藿、路路通、紫石英、肉苁蓉、巴戟肉、制香附、肉桂（兼有胞脉不畅者，可改用桂枝）、枸杞子、菟丝子、荆芥穗、防风、越鞠丸（包煎）、丹参、赤芍。本方补肾益气，活血祛瘀。月经净后始服，服至下次月经来潮前，经期停服，疗程 3～5 个月。治疗证属肾阳虚、宫寒任冷、肝气不疏血瘀之

不孕者。

（2）宽带汤（《傅青主女科》）加减：三棱、莪术、王不留行、炮山甲、白术、巴戟肉、补骨脂、杜仲、熟地黄、肉苁蓉、白芍、当归、五味子。本方肾、肝、脾、胃同治，为傅山治“少腹急迫不孕”之方。加活血通络之品，对因肾虚血瘀所致输卵管阻塞或不畅者有一定疗效。

（3）生地黄、枸杞子、巴戟天、丹参、骨碎补、牡丹皮、三棱、莪术、徐长卿、菟丝子、浙贝母、生牡蛎、炙甘草。

11. 如因湿热瘀阻而见不孕者，症见婚久不孕，月经先期，或经期延长，量多，质稠，色鲜红或紫红，夹有血块，带下黄浊量多，伴异味，腰骶酸痛，少腹疼痛，或有少腹灼热感，经行尤甚，面红身热，口苦咽干，小便短赤，大便干结，舌红，苔薄黄或黄腻，脉弦数或滑数。

临床经验方与体会：解毒活血汤（《医林改错》）加减。败酱草、薏苡仁、泽泻、皂角刺、蒲公英、忍冬藤、连翘、葛根、柴胡、枳壳、当归、赤芍、生地黄、红花、桃仁、甘草。本方清热祛湿，活血调经。

12. 免疫性不孕症的中医药治疗，主要证型是肾虚血瘀、气滞血瘀、痰瘀互结等。

（1）肾虚血瘀证：临床见证为婚久不孕，或曾有多次人工流产史而继发不孕，月经推后或先后不定，经量少，经色暗，头晕耳鸣，腰酸膝软，下腹痛，舌暗红，脉细数。

临床经验方与体会：

1）偏肾阴虚者：①左归丸加赤芍、丹参、桃仁等。②固阴煎《景岳全书》加桃仁、丹参、赤芍、麦冬。③熟地黄、山药、山萸肉、菟丝子、人参、五味子、远志、炙甘草、桃仁、丹参、赤芍、麦冬。④滋阴抑抗汤（《中医临床妇科学》）：当归、赤芍、白芍、山萸肉、怀山药、甘草、苎麻根、柴胡、山楂、泽泻。

2）偏肾阳虚或阴阳俱虚：①五子衍宗丸或归肾丸，药用黄芪、鹿角片、丹参、赤芍、白芍、五灵脂、淫羊藿、怀山药、川续断。②通任种子汤（《中医妇科经验方》）加减：丹参30g，当归10g，连翘12g，香附、薏苡仁、赤芍、白芍、红花、络石藤各9g，川芎、小茴香、炙甘草各6g。温经通络，活血促孕。

（2）气滞血瘀证

1）偏于肝郁血瘀者，用少腹逐瘀汤合启宫丸加水蛭、九香虫等。

2）化瘀抗体汤：萆薢、赤芍、牡丹皮、茯苓、车前子、忍冬藤、生甘草、薏苡仁、金银花。带下增多加椿根白皮、白槿花；大便秘结加制军、黄连、川厚朴；气虚加黄芪、党参、怀山药；大便溏薄加白扁豆、莲子肉；月经过多加仙鹤草；偏肾阴虚加龟甲、生地黄；腰酸加桑寄生、狗脊。

（3）痰瘀互结证：方用二陈汤合桃红四物汤加减。

13. 血瘀引起的不孕症，临床上可以分别选用王清任的逐瘀汤三方或张仲景的当归芍药散、桂枝茯苓丸，或配合外治法。少腹逐瘀汤、血府逐瘀汤和膈下逐瘀汤分别适用于血瘀偏寒、偏热、偏气滞三种情况；当归芍药散养血活血，健脾祛湿，桂枝茯苓丸是治疗妇科血瘀癥瘕的代表方。盆腔炎、附件炎导致不孕者，多选用膈下逐瘀汤、当归芍药散，抓住瘀、湿、热的不同进行加减。如瘀阻较甚，加入丹参、川桂枝、土鳖虫、刘寄奴、红花、三棱、莪术、田七和理气之品。湿重带下量多，加苍术、忍冬藤、白术、车前子。热甚者，配入败酱草、蒲公英、白花蛇舌草、连翘。若输卵管不通，加入穿山甲、王不留行、路路通、地龙、全蝎等通络之品，配合外敷活血化瘀的中药制剂，或用药渣外敷下腹部。中药保留灌肠可增其效。治疗初期常反使腹痛加重或局部有感觉，此是药到病所之故。

14. 如少腹冷痛，经闭不行，属寒凝血瘀者，治宜温经散寒，活血通经，方用温经汤加艾叶。方中人参益气，当归养血，川芎行血中之气，桂心温经散寒，莪术、丹皮、牛膝活血行滞，白芍、甘草缓急止痛，艾叶温经散寒。

15. 如小腹胀痛，有灼热感，经色暗红，质稠有块，经行不畅，带下黄稠，属湿热内蕴，胞脉瘀阻，又当清热除湿，化瘀通络，方用银甲丸。

16. 有的癥瘕包块，如子宫肌瘤、卵巢囊肿等，如非药力所及者，又当手术治疗。

17. 如盆腔广泛粘连，输卵管伞端阻塞，经治无效时，则须手术处理，之后继续化瘀通络，疏肝理气。

18. 如属子宫内膜异位症引起的不孕，多采用补肾活血、软坚散结、调经助孕等方法。一般按经后分阴虚、阳虚，以左、右归丸为基础，配合琥珀散加减用药，受孕即停药，或给予安胎方，预防流产。如为子宫肌瘤引起的不孕，视肌瘤大小、部位以及月经情况综合治疗。需手术剔除者，应手术为先，如无须手术，可服用罗元恺经验方橘荔散结丸加减：橘核、荔枝核、延胡索、

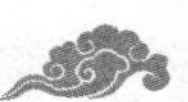

赤芍、丹皮、川续断、小茴香、台乌药、川楝子、海藻、岗稔根、莪术、制首乌、党参、生牡蛎、益母草。随证加减应用，或用桂枝茯苓丸加减。孕后要及早安胎，预防发生自然流产。

附录　拾得方

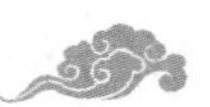

1976年前后，笔者在苏州玄妙观街角一旧书地摊上偶得一方药手抄本，前后共七十条左右，其间有少许残缺，观其用药用量颇合章法，临床之际对症选用其中方药，原先只是随意试用，但却往往收到不错的疗效。渐常结合辨证应用于妇科临床，其中部分处方确有一定效果。虽然在处方理论和诊断上过于简略，但理论须服务于实践，一张临床有效的方剂必是有其合理的内核，这也是本人重视的原因所在。故现稍加整理，附于书末，供同道参考研究，望能去芜存菁，发扬光大。方书因偶然拾得于书摊，故取名曰《拾得方》。

1. 月经失调，时有畏寒发热，经来腹胀痛，量偏少有块，辨证为肝气失畅，气滞血失其运，先有气滞后致血滞者。

当归12g，川芎9g，白芍12g，白术12g，黄芩12g，柴胡12g，橘红12g，制半夏10g，青皮12g，香附12g，槟榔9g，三棱9g，莪术9g，红花10g。

2. 月经失调，腹痛喜温，带下多而稀，面苍，辨证为血虚气寒，胞宫失于温煦者。

干姜9g，肉桂1.5g，艾叶6g，丹皮9g，当归9g，延胡索12g，香附12g，陈皮12g，白芍15g，川芎12g，云苓20g，柴胡10g。

3. 月经失调，以逾期为主，色暗有块或量少，经来下腹刺痛，甚则可有癥瘕，辨证为气血瘀滞者。

木香9g，赤芍15g，琥珀6g，制军6g，川芎9g，桃仁12g，当归15g，肉桂10g，延胡索15g，夏枯草12g，刘寄奴12g。

4. 月经不调，平时白带多，经来色暗，情志失畅，辨证为肝气失和，气血运行不畅所致者。

当归15g，川芎6g，艾叶3g，郁金6g，白芍6g，香附12g，木香10g，桃仁6g，柴胡10g，益母草10g，陈皮6g，玫瑰花6g。

5. 月经失调，双目时见红肿干涩，辨证为肝郁血热，肝热上冲者。

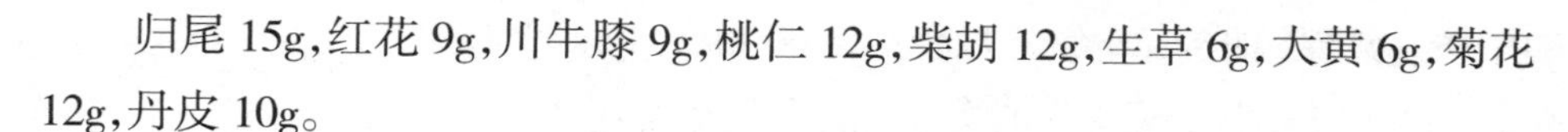

归尾 15g，红花 9g，川牛膝 9g，桃仁 12g，柴胡 12g，生草 6g，大黄 6g，菊花 12g，丹皮 10g。

6. 月经失调，心烦意躁，腹痛，舌红，辨证为肝郁化热者。

当归 12g，熟地 12g，白芍 12g，延胡索 15g，丹皮 12g，北沙参 15g，柴胡 12g，橘红 15g。

7. 月经先期，时感发热、口渴，辨证为血热，肝气失疏者。

当归 12g，生地 12g，白芍 15g，丹皮 12g，天麦冬各 12g，柴胡 9g，黄芩 12g，天花粉 15g，阿胶（烊化）12g。

8. 经无定期，辨证为肾虚肝郁者。

菟丝子 20g，白芍 20g，熟地 15g，当归 12g，山药 12g，云苓 20g，柴胡 12g，荆芥穗 10g。

9. 经水不利，逾期而行，或来则量少，血化为水，流注四肢，肿满诸证者。

人参 15g，当归 9g，大黄 6g，桂心 9g，瞿麦 15g，赤芍 12g，云苓 30g，益母草 30g。

10. 经来量多，月经不止，辨证为气虚摄血乏力者。

人参 9g，白术 12g，黄芪 15g，当归 12g，阿胶（烊化）15g，棕榈炭 12g，地榆炭 12g，茜草 9g，炒蒲黄 15g，血余炭 12g；兼肾气虚者加菟丝子 15g，川断 12g，杜仲 12g；见胃虚者加砂仁 6g，橘红 12g。

11. 月经过多，时期日久而量多，色鲜红有微痛，辨证为血热妄行者。

当归 9g，白芍 20g，地黄炭 20g，阿胶珠（烊化）15g，乌贼骨 20g，黄芩炭 20g，贯众炭 20g，侧柏炭 20g，仙鹤草 30g。

12. 月经来潮，淋漓不断，辨证为血瘀夹热，胞宫不宁者。

生地 20g，白芍 20g，花蕊石 15g，阿胶（烊化）12g，丹皮 15g，黑荆芥 15g，炒蒲黄 9g，柏叶炭 12g，大小蓟炭 20g，旱莲草 30g，女贞子 20g。

13. 经行不按时，淋漓不断，辨证为气滞肝郁兼有血瘀者。

柴胡 12g，佛手 15g，木香 9g，青皮 12g，黄芩 12g，丹皮 15g，益母草 30g，制军炭 20g，黄柏炭 20g，荆芥炭 20g。

14. 行经淋漓不断，时多时少，色淡，困乏神倦，辨证为肾虚，藏精无力，不能固摄者。

龟甲 20g，制首乌 10g，鹿角霜 20g，杜仲 15g，熟地 15g，五味子 10g，山萸肉 15g，桑螵蛸 15g，乌梅炭 12g，益母草 30g。

15. 经行不止，量多色偏红，辨证为阴亏血热者。

四物汤加生地炭 20g，阿胶珠（烊化）15g，地榆炭 20g，棕炭 20g，黄芩炭 20g，荆芥炭 20g。

16. 经来不止者。

当归 12g，白芍 30g，三七 6g。

17. 月经过多，辨证为七情繁杂，心神暗耗者。

黄芪 12g，党参 12g，白芍 12g，当归 9g，茯神 12g，枣仁 15g，桂圆肉 12g，远志 6g，白术 12g，麦冬 12g，五味子 12g，贯众炭 15g。

18. 月经过多，偏于血热者。

生地 20g，黄芩 20g，阿胶（烊化）15g，旱莲草 30g，栀子炭 12g，侧柏炭 15g；甚者加煅龙牡各 20g。

19. 月经过多，虚实不明显，时间亦长，先以固涩治标。

当归炭 20g，丹皮炭 20g，煅牡蛎 20g，白芍 20g，天花粉 12g，煅龙骨 15g，海螵蛸 15g，花蕊石 15g，补骨脂 15g，亦可加百草霜 20g。

20. 月经过多，体质尚可，稍偏于血热者。

黄芩 30g，乌贼骨 20g，茜草 15g，益母草 40g，五味子 15g，制军 5g。

21. 妇女经期拖后，腹痛胀，腰部重垂感明显，辨证为气滞而致血运不畅，水湿滞留者。

当归 15g，赤芍 9g，白芍 15g，丹参 15g，香附 15g，郁金 12g，青皮 6g，制半夏 10g，川芎 10g，枳壳 4g。

22. 痛经，属于气滞血瘀者。

当归 12g，白芍 15g，川芎 9g，白术 15g，云苓 12g，泽泻 12g，丹参 12g，檀香 6g，砂仁 6g，延胡索 12g，五灵脂 9g。

23. 因血瘀致经来腹痛者。

当归 12g，川芎 10g，赤芍 12g，香附 12g，延胡索 15g，五灵脂 9g，红花 10g，桃仁 10g，小茴香 10g，炒杜仲 12g，生蒲黄 12g，肉桂 9g，甘草 6g，延胡索 15g，当归 15g，益母草 30g，红糖 30g。

24. 经来疼痛，向肛门放射者。

牛膝 15g，桂心 6g，赤芍 10g，桃仁 10g，延胡索 15g，归身 15g，丹皮 12g，

川芎 15g,木香 10g,三棱 12g,莪术 12g。

25. 经来腹痛,月经错前错后,以气滞为主者,经期开始服用。

当归 15g,白芍 15g,丹皮 12g,栀子 12g,白芥子 6g,柴胡 12g,香附 20g,郁金 12g,酒芩 10g,制乳香 10g,制没药 6g,甘草 10g。

26. 痛经,气滞血瘀基础方。

延胡索 20g,郁金 12g,五灵脂 12g,生蒲黄 12g,黄酒 20g。

27. 经来腹痛,虽有血瘀,但兼有血虚者。

川芎 6g,当归 12g,白芍 15g,阿胶(烊化)15g,艾叶 6g,白术 12g,制没药 6g,制乳香 6g,苏木 3g,炙川楝子 10g。

28. 经来腹痛,一切气血失调性疼痛者。

红花 10g,桃仁 12g,肉桂 9g,木香 12g,胡椒 9g,延胡索 20g,五灵脂 12g,干姜 6g,赤芍 12g,香附 12g,生地 9g,当归 12g,槟榔 12g,川芎 10g,熟地 15g,白芍 12g,小茴香 9g。

29. 痛经,平素下腹部时见隐痛者。

盐 500g,生姜 50g,檀香 20g,葱头 49 个,共研末,捣,炒热敷痛处。

30. 经后腹痛,属血虚肾寒者。

当归 15g,白芍 15g,山药 15g,白术 12g,山萸肉 12g,巴戟天 15g,甘草 6g。

31. 经行后腹痛,寒凝腹痛,或全身疼痛者。

当归 15g,川芎 12g,白芍 12g,熟地 15g,茯苓 20g,桂枝 12g,附片 6g,甘草 6g。

32. 闭经通用方。

木通 10g(慎用),牛膝 12g,红花 10g,生地 12g,延胡索 20g,刘寄奴 15g,瞿麦 15g,当归 12g,桂心 6g,延胡索 12g,白芍 15g,血竭 6g,炒蒲黄 6g,黄酒 20g。

33. 闭经日久,无因可查。

蚕沙 30g,黄酒 1 斤,酒煎蚕沙,装瓶,每服 1 杯,每日 3 次。

34. 经闭。

卷柏 12g,瓦松(烧灰存性)9g,当归 9g,黄酒送服。

35. 室女经闭成痨。

炒柏子仁、炒牛膝、卷柏、泽兰各 30g,蜜丸如梧桐子大,每服 30 丸,每日 3 次。

36. 室女经闭。

白鸽1只，去内脏及毛，血竭30g，研末，血竭纳鸽内，黄酒水各半煮熟，连汤服用。

37. 倒经，经来衄血，偏于血热者。

当归10g，川芎10g，白芍20g，生地20g，黄芩20g，黄连5g，大黄6g，丹皮15g，白茅根60g。伴眩晕者加钩藤12g，旱莲草15g；血热明显加生地炭20g，炒蒲黄12g，炙黄芪20g（编者按：如热甚应去之，亦可能为黄柏之误），棕炭12g，阿胶珠（烊化）6g，荷叶蒂6g，姜炭5g；血热加地榆炭20g。

38. 血崩。

当归12g，白芍15g，川芎12g，生地炭20g，艾叶6g，地榆12g，炒蒲黄10g，煅龙骨20g，煅牡蛎15g，仙鹤草30g，甘草6g。

39. 崩漏、淋漓不止。

当归12g，川芎12g，白芍20g，地榆12g，阿胶（烊化）15g，棕榈炭12g，党参12g，茯苓15g，甘草6g。血热甚者加黄芩20g，侧柏叶12g，小蓟12g；血寒者加炮姜6g，艾叶炭10g。

40. 血崩，漏下黑血块。

炙龟甲12g，白芍15g，黄芩10g，黄柏10g，香附10g，椿根白皮12g，鹿胶12g，三七粉（冲）3g。

41. 血崩久下不止，偏于肾虚者。

生地炭12g，川断15g，阿胶（烊化）15g，龟甲15g，艾叶9g，地榆12g，煅牡蛎15g，赤石脂20g。虚甚者加高丽参9g，鹿茸3g。

42. 血崩。

黄芪20g，当归15g，炮姜6g，阿胶（烊化）15g，小蓟炭6g，白芍15g，川芎9g。

43. 血崩，见于心脾两亏者。

党参12g，黄芪15g，熟地15g，茯苓20g，龙眼肉12g，远志6g，五味子12g，当归10g。煎水送血见愁末3g，三七末3g。

44. 血崩、漏下通用方。

棕榈炭12g，百草霜20g，血余炭12g，棉花子炭12g。

45. 血崩、血出不止，阴阳俱虚者。

当归12g，阿胶珠（烊化）15g，片姜炭6g，侧柏炭12g，代赭石20g，花蕊石

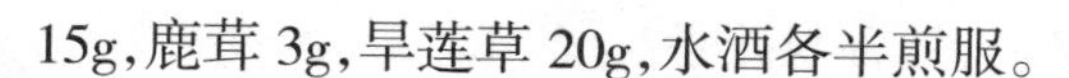

15g,鹿茸 3g,旱莲草 20g,水酒各半煎服。

46. 血崩,固涩止血法。

龙骨 20g,牡蛎 20g,生地 15g,石榴皮 12g,乌梅 12g,山药 15g,京墨 15g,阿胶(烊化)15g,百草霜 12g,棕榈炭 12g。

47. 气虚神倦,漏下日久不愈者。

黄芪 20g,红参 6g,旱莲草 30g,鳖甲 12g,龟甲 12g,生地炭 20g,五味子 15g,禹余粮 15g,补骨脂 15g,花蕊石 12g。

48. 崩漏日久,色淡红,体力衰弱,腹不疼或微痛者。

炙龟甲 15g,鹿角胶(烊化)15g,地黄炭 15g,当归 15g,阿胶珠(烊化)15g,党参 12g,黄芪 15g,枣仁 15g,茯苓 15g,煅牡蛎 20g,白芍 20g,黑荆芥 15g。

49. 血崩虚脱者。

红参 20g,五味子 15g,山萸肉 20g,炮姜炭 6g,龙骨 20g,牡蛎 20g,黄芪 30g,阿胶(烊化)15g,附片 12g,久煎服用。

50. 血崩,心腹及腰疼痛,头昏头晕眼花者。

熟地 20g,生地炭 20g,焦地榆 20g。

亦可用下方:党参 12g,白术 12g,黄芪 12g,当归 12g,茯神 12g,枣仁 15g,阿胶(烊化)15g,杜仲 15g,焦侧柏 12g,棕榈炭 15g,巴戟天 15g,焦荆穗 12g,焦地榆 15g。

51. 月经漏下。

党参 15g,禹余粮 12g,白术 12g,黄芪 15g,当归 12g,桂圆肉 15g,山药 15g,枣仁 15g,熟地炭 20g,乌贼骨 20g,鹿胶 12g,益母草 30g,红鸡冠花 15g。

52. 血崩并见中焦不运者。

白术 12g,地榆 15g,槐花 15g,黄芪 15g,党参 12g,当归 12g,棕榈炭 15g,贯众炭 15g,砂仁 6g,陈皮 10g,大枣 15g。便坚加制军炭 30g。

53. 血崩。

生贯众 30g,贯众炭 30g。

54. 房事过度出血不止者。

当归 15g,黄芪 20g,桑叶 20g,百草霜 15g,血余炭 20g,三七粉(冲)3g。

55. 带下清稀神倦者。

白术 12g,阿胶(烊化)12g,黑驴胎盘粉 10g,黄酒小杯。

56. 产后恶露冲心，腹中积留瘀血，头昏眼花者。

大黄 10g，研末，同醋 100g 煎熬如膏，分两次服。

57. 肢麻，时见搐麻不仁者。

鸡蛋连壳 1 个，全虫 6g，木耳 9g，炒焦研末，黄酒冲服。

58. 宫寒不孕者。

雄蚕蛾 500g，鹿茸 30g，肉苁蓉 30g，山药 30g，研末，每日 2 次，每次 6g，口服。

59. 宫小不孕，月经稀少者。

胎盘一具(焙干)，西红花 20g，研末，每次 6g，黄酒冲服，每日 2 次。

60. 小儿先天不足，站立、走路迟缓者。

虎骨(现已禁用，狗骨代)、鹿茸、龟甲、龙骨、熟地、制首乌、山萸肉、旱莲草、鸡内金、陈皮等分研末，每日 3 次，每次 3g。